国家卫生和计划生育委员会"十二五"规划教材

全国中等卫生职业教育教材

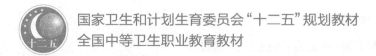

供药剂专业用

药品调剂技术

主　编　区门秀

副主编　延君丽　丁　丽　周素琴

编　者（按姓氏笔画排序）

丁　丽（河南省焦作卫生医药学校）

区门秀（广东省江门中医药学校）

卢楚霞（广东省新兴中药学校）

任鹏飞（郑州大学第三附属医院）

延君丽（成都大学继续教育学院）

孙　玺（广东省深圳技师学院）

欧阳若水（广东省江门中医药学校）

周素琴（珠海市卫生学校）

袁章林（江西省赣州卫生学校）

廖可叮（柳州医学高等专科学校附属中等卫生学校）

人民卫生出版社

图书在版编目（CIP）数据

药品调剂技术 / 区门秀主编 . —北京 : 人民卫生出版社，
2015

ISBN 978-7-117-20530-6

Ⅰ. ①药…　Ⅱ. ①区…　Ⅲ. ①调剂学 – 中等专业学校 –
教材　Ⅳ. ①R942

中国版本图书馆 CIP 数据核字（2015）第 069799 号

| 人卫社官网　www.pmph.com | 出版物查询，在线购书 |
| 人卫医学网　www.ipmph.com | 医学考试辅导，医学数据库服务，医学教育资源，大众健康资讯 |

药品调剂技术

主　　编：区门秀
出版发行：人民卫生出版社（中继线 010-59780011）
地　　址：北京市朝阳区潘家园南里 19 号
邮　　编：100021
E - mail：pmph @ pmph.com
购书热线：010-59787592　010-59787584　010-65264830
印　　刷：保定市中画美凯印刷有限公司
经　　销：新华书店
开　　本：787 × 1092　1/16　印张：17　插页：2
字　　数：424 千字
版　　次：2015 年 6 月第 1 版　2022 年 6 月第 1 版第14次印刷
标准书号：ISBN 978-7-117-20530-6/R·20531
定　　价：37.00 元
打击盗版举报电话：010-59787491　E-mail：WQ @ pmph.com
（凡属印装质量问题请与本社市场营销中心联系退换）

为全面贯彻党的十八大和十八届三中、四中全会精神，依据《国务院关于加快发展现代职业教育的决定》要求，更好地服务于现代卫生职业教育快速发展的需要，适应卫生事业改革发展对医药卫生职业人才的需求，贯彻《医药卫生中长期人才发展规划（2011—2020 年）》《现代职业教育体系建设规划（2014—2020 年）》文件精神，人民卫生出版社在教育部、国家卫生和计划生育委员会的领导和支持下，按照教育部颁布的《中等职业学校专业教学标准（试行）》医药卫生类（第一辑）（简称《标准》），由全国卫生职业教育教学指导委员会（简称卫生行指委）直接指导，经过广泛的调研论证，成立了中等卫生职业教育各专业教育教材建设评审委员会，启动了全国中等卫生职业教育第三轮规划教材修订工作。

本轮规划教材修订的原则：①明确人才培养目标。按照《标准》要求，本轮规划教材坚持立德树人，培养职业素养与专业知识、专业技能并重，德智体美全面发展的技能型卫生专门人才。②强化教材体系建设。紧扣《标准》，各专业设置公共基础课（含公共选修课）、专业技能课（含专业核心课、专业方向课、专业选修课）；同时，结合专业岗位与执业资格考试需要，充实完善课程与教材体系，使之更加符合现代职业教育体系发展的需要。在此基础上，组织制订了各专业课程教学大纲并附于教材中，方便教学参考。③贯彻现代职教理念。体现"以就业为导向，以能力为本位，以发展技能为核心"的职教理念。理论知识强调"必需、够用"；突出技能培养，提倡"做中学、学中做"的理实一体化思想，在教材中编入实训（实验）指导。④重视传统融合创新。人民卫生出版社医药卫生规划教材经过长时间的实践与积累，其中的优良传统在本轮修订中得到了很好的传承。在广泛调研的基础上，再版教材与新编教材在整体上实现了高度融合与衔接。在教材编写中，产教融合、校企合作理念得到了充分贯彻。⑤突出行业规划特性。本轮修订紧紧依靠卫生行指委和各专业教育教材建设评审委员会，充分发挥行业机构与专家对教材的宏观规划与评审把关作用，体现了国家卫生计生委规划教材一贯的标准性、权威性、规范性。⑥提升服务教学能力。本轮教材修订，在主教材中设置了一系列服务教学的拓展模块；此外，教材立体化建设水平进一步提高，根据专业需要开发了配套教材、网络增值服务等，大量与课程相关的内容围绕教材形成便捷的在线数字化教学资源包，为教师提供教学素材支撑，为学生提供学习资源服务，教材的教学服务能力明显增强。

人民卫生出版社作为国家规划教材出版基地，获得了教育部中等职业教育专业技能课教材选题立项 24 个专业的立项选题资格。本轮首批启动了护理、助产、农村医学、药剂、制药技术专业教材修订，其他中职相关专业教材也将根据《标准》颁布情况陆续启动修订。

药剂、制药技术专业编写说明

　　药剂、制药技术专业是 2014 年教育部首批发布的 14 个专业类的 95 个《中等职业学校专业教学标准（试行）》中的两个专业。新版教学标准与以往相比做了较大调整，在课程的设置上更加注重满足产业发展和就业岗位对技能型劳动者职业能力的需求，打破了过去"以学科体系为引领、以学科知识为主线"的框架，向"以解决岗位问题为引领、以实际应用和能力提高为主线"转变。根据这一发展要求，并综合考虑目前全国中等卫生职业教育药品类专业的办学现状，我们规划并启动了本轮教材的编写工作。

　　本轮药剂、制药技术专业规划教材涵盖了《标准》课程设置中的主要专业核心课和大部分专业（技能）方向课，以及部分专业选修课。同时，为兼顾当前各院校教学安排实际情况，满足过渡时期的教学需要，在《标准》的基础上增加了《天然药物学基础》、《天然药物化学基础》、《医院药学概要》和《人体解剖生理学基础》等 4 种教材。

　　本轮教材的编写特别强调以中职学生认知发展规划为基础，以"宽基础，活模块"的编写模式为导向，既保证为今后的继续学习奠定必要的理论基础，又充分运用各种特色功能模块，将大量的实际案例、技能要点等贯穿其中，有效形成知识传授、能力形成的立体教材框架。教材中设置了"学习目标"、"导学情景"、"知识链接"、"课堂活动"、"案例分析"、"学以致用"、"点滴积累"、"目标检测"、"实训／实验"等模块，以力求教材内容的编排体现理论知识与工作任务之间的清晰关系，使学生在获取知识的过程中始终都与具体的职业实践相对应。

　　本系列教材将于 2015 年 6 月前全部出版。

5

全国中等卫生职业教育"十二五"规划教材目录

护理、助产专业

序号	教材名称	版次	主编		课程类别	所供专业	配套教材
1	解剖学基础 *	3	任 晖	袁耀华	专业核心课	护理、助产	√
2	生理学基础 *	3	朱艳平	卢爱青	专业核心课	护理、助产	
3	药物学基础 *	3	姚 宏	黄 刚	专业核心课	护理、助产	√
4	护理学基础 *	3	李 玲	蒙雅萍	专业核心课	护理、助产	√
5	健康评估 *	2	张淑爱	李学松	专业核心课	护理、助产	√
6	内科护理 *	3	林梅英	朱启华	专业核心课	护理、助产	√
7	外科护理 *	3	李 勇	俞宝明	专业核心课	护理、助产	√
8	妇产科护理 *	3	刘文娜	闫瑞霞	专业核心课	护理、助产	√
9	儿科护理 *	3	高 凤	张宝琴	专业核心课	护理、助产	√
10	老年护理 *	3	张小燕	王春先	老年护理方向	护理、助产	√
11	老年保健	1	刘 伟		老年护理方向	护理、助产	
12	急救护理技术	3	王为民	来和平	急救护理方向	护理、助产	√
13	重症监护技术	2	刘旭平		急救护理方向	护理、助产	
14	社区护理	3	姜瑞涛	徐国辉	社区护理方向	护理、助产	√
15	健康教育	1	靳 平		社区护理方向	护理、助产	
16	解剖学基础 *	3	代加平	安月勇	专业核心课	助产、护理	√
17	生理学基础 *	3	张正红	杨汎雯	专业核心课	助产、护理	√
18	药物学基础 *	3	张 庆	田卫东	专业核心课	助产、护理	√
19	基础护理 *	3	贾丽萍	宫春梓	专业核心课	助产、护理	√
20	健康评估 *	2	张 展	迟玉香	专业核心课	助产、护理	√
21	母婴护理 *	1	郭玉兰	谭奕华	专业核心课	助产、护理	√

续表

序号	教材名称	版次	主编	课程类别	所供专业	配套教材
22	儿童护理 *	1	董春兰　刘 俐	专业核心课	助产、护理	√
23	成人护理（上册）—内外科护理 *	1	李俊华　曹文元	专业核心课	助产、护理	√
24	成人护理（下册）—妇科护理 *	1	林 珊　郭艳春	专业核心课	助产、护理	√
25	产科学基础 *	3	翟向红　吴晓琴	专业核心课	助产	√
26	助产技术 *	1	闫金凤　韦秀宜	专业核心课	助产	√
27	母婴保健	3	颜丽青	母婴保健方向	助产	√
28	遗传与优生	3	邓鼎森　于全勇	母婴保健方向	助产	
29	病理学基础	3	张军荣　杨怀宝	专业技能课	护理、助产	√
30	病原生物与免疫学基础	3	吕瑞芳　张晓红	专业技能课	护理、助产	√
31	生物化学基础	3	艾旭光　王春梅	专业技能课	护理、助产	
32	心理与精神护理	3	沈丽华	专业技能课	护理、助产	
33	护理技术综合实训	2	黄惠清　高晓梅	专业技能课	护理、助产	√
34	护理礼仪	3	耿 洁　吴 彬	专业技能课	护理、助产	
35	人际沟通	3	张志钢　刘冬梅	专业技能课	护理、助产	
36	中医护理	3	封银曼　马秋平	专业技能课	护理、助产	
37	五官科护理	3	张秀梅　王增源	专业技能课	护理、助产	√
38	营养与膳食	3	王忠福	专业技能课	护理、助产	
39	护士人文修养	1	王 燕	专业技能课	护理、助产	
40	护理伦理	1	钟会亮	专业技能课	护理、助产	
41	卫生法律法规	3	许练光	专业技能课	护理、助产	
42	护理管理基础	1	朱爱军	专业技能课	护理、助产	

农村医学专业

序号	教材名称	版次	主编	课程类别	配套教材
1	解剖学基础 *	1	王怀生　李一忠	专业核心课	
2	生理学基础 *	1	黄莉军　郭明广	专业核心课	
3	药理学基础 *	1	符秀华　覃隶莲	专业核心课	
4	诊断学基础 *	1	夏惠丽　朱建宁	专业核心课	
5	内科疾病防治 *	1	傅一明　闫立安	专业核心课	
6	外科疾病防治 *	1	刘庆国　周雅清	专业核心课	
7	妇产科疾病防治 *	1	黎　梅　周惠珍	专业核心课	
8	儿科疾病防治 *	1	黄力毅　李　卓	专业核心课	
9	公共卫生学基础 *	1	戚　林　王永军	专业核心课	
10	急救医学基础 *	1	魏　蕊　魏　瑛	专业核心课	
11	康复医学基础 *	1	盛幼珍　张　瑾	专业核心课	
12	病原生物与免疫学基础	1	钟禹霖　胡国平	专业技能课	
13	病理学基础	1	贺平则　黄光明	专业技能课	
14	中医药学基础	1	孙治安　李　兵	专业技能课	
15	针灸推拿技术	1	伍利民	专业技能课	
16	常用护理技术	1	马树平　陈清波	专业技能课	
17	农村常用医疗实践技能实训	1	王景舟	专业技能课	
18	精神病学基础	1	汪永君	专业技能课	
19	实用卫生法规	1	菅辉勇　李利斯	专业技能课	
20	五官科疾病防治	1	王增源	专业技能课	
21	医学心理学基础	1	白　杨　田仁礼	专业技能课	
22	生物化学基础	1	张文利	专业技能课	
23	医学伦理学基础	1	刘伟玲　斯钦巴图	专业技能课	
24	传染病防治	1	杨　霖　曹文元	专业技能课	

药剂、制药技术专业

序号	教材名称	版次	主编	课程类别	适用专业
1	基础化学 *	1	石宝珏　宋守正	专业核心课	制药技术、药剂
2	微生物基础 *	1	熊群英　张晓红	专业核心课	制药技术、药剂
3	实用医学基础 *	1	曲永松	专业核心课	制药技术、药剂
4	药事法规 *	1	王蕾	专业核心课	制药技术、药剂
5	药物分析技术 *	1	戴君武　王军	专业核心课	制药技术、药剂
6	药物制剂技术 *	1	解玉岭	专业技能课	制药技术、药剂
7	药物化学 *	1	谢癸亮	专业技能课	制药技术、药剂
8	会计基础	1	赖玉玲	专业技能课	药剂
9	临床医学概要	1	孟月丽　曹文元	专业技能课	药剂
10	人体解剖生理学基础	1	黄莉军　张楚	专业技能课	药剂、制药技术
11	天然药物学基础	1	郑小吉	专业技能课	药剂、制药技术
12	天然药物化学基础	1	刘诗泆　欧绍淑	专业技能课	药剂、制药技术
13	药品储存与养护技术	1	宫淑秋	专业技能课	药剂、制药技术
14	中医药基础	1	谭红　李培富	专业核心课	药剂、制药技术
15	药店零售与服务技术	1	石少婷	专业技能课	药剂
16	医药市场营销技术	1	王顺庆	专业技能课	药剂
17	药品调剂技术	1	区门秀	专业技能课	药剂
18	医院药学概要	1	刘素兰	专业技能课	药剂
19	医药商品基础	1	詹晓如	专业核心课	药剂、制药技术
20	药理学	1	张庆　陈达林	专业技能课	药剂、制药技术

注：1. ＊为"十二五"职业教育国家规划教材。

2. 全套教材配有网络增值服务。

前　言

《药品调剂技术》是根据《国务院关于加快发展现代职业教育的决定》要求,围绕"立德树人,以就业为导向,以能力为本位,以实践为中心,以职业需求为标准,培养学生具有从事临床调剂活动的技能,熟悉药品的常用剂型的摆放,掌握药物在临床应用与调剂过程的注意事项等专业知识"的目的而组织编写的。在整个编写过程中,编者始终坚持"易懂、够用、实用"的三大原则。充分考虑学生的实际能力,降低知识的难度和起点;选择最基本的内容进行教学,就业需要什么,就让学生学什么;所选内容紧密结合工作实际,为未来工作岗位服务。

全书共分三部分十二章,总论部分包括绪论、药房概述、处方的管理应用、药品剂量与用法;上篇西药房调剂部分包括化学药品与中成药的合理应用、化学药品与中成药的调剂、特殊药品的调剂使用、常用非处方药的使用指导;下篇中药房调剂部分包括中药调剂的相关基础知识、中药的合理应用、中药饮片调剂、中药煎煮技术。书后附有与各章内容相关的实训内容,各章的目标检测参考答案。全书编写风格上力求实用、易学、好学,设置有学习目标、导学情景、案例分析、知识链接、课堂活动、边学边练、技能赛点、学以致用、点滴积累等栏目。每章有目标检测,供学生课后复习,融会教师的"教"与学生的"学"。本课程是一门专业技能课,适用于中等职业学校药剂专业临床调剂方向的学生学习使用。

根据分工:区门秀编写第一章、第九章;延君丽编写第四章;丁丽编写第十一章;周素琴编写第二章;任鹏飞编写第六章、第七章;袁章林编写第五章;廖可叮编写八章;卢楚霞、区门秀合编第三章;欧阳若水编写第十章;孙玺编写第十二章;任鹏飞、张璐璐为本书提供行业咨询。

在教材编写的过程中,得到各编委所在单位领导的大力支持和指导,人民卫生出版社的编辑也为本书的编写付出了辛勤的劳动,在此表示感谢。

我们真心实意地希望编写一本便于教师教、学生学的好教材,但由于编者水平有限,书中出现错误和不足之处在所难免,恳请广大师生批评指正。

编　者
2015 年 5 月

目 录

总 论

上篇 西药房调剂

下篇　中药房调剂

总　论

第一章　绪　论

学习目标

1. 掌握药品调剂的基本概念。
2. 熟悉药物的常用剂型以及药品调剂的性质和内容。
3. 了解药品调剂的发展。
4. 具有严谨求学,积极向上的态度。

导学情景

情景描述:

　　药剂专业的小王被分配在一家社会药房实习,有一天妈妈拿着医师开具的中药处方,到小王实习的药房抓药。为了证明自己的能力,小王接过妈妈的处方,但站在中药调剂台前,看着处方,他有点茫然,大脑思考着:下一步该怎么办? 突然他想起曾在药品调剂技术这门课程中学习过中药调剂的程序,于是小王按着中药调剂的程序为妈妈顺利地抓完药,经带教老师复核无误,小王把药交给了妈妈,看到妈妈甜蜜、赞许的微笑,小王更加自信了。

学前导语:

　　药品调剂技术是药剂工作的一项重要技能,是一门职业技能课程,它集专业理论与操作实训于一体。本章将会带领大家走进学习药品调剂技术的大门。

一、药品调剂的概念、内容与药品常见剂型

(一) 药品调剂的概念

　　药品调剂是药剂学的重要组成部分之一,曾经是指医院药品及制剂的调配与配制,随着社会的发展与需求,现在药学部的药品调剂技术工作仅指关于调配这一方面的工作,主要是指配方发药,是药房药学专业技术人员按照注册的执业医师和执业助理医师(以下简称医师)处方的要求,将药物调配成供临床服用的药剂的过程。包括对社会药房与门诊药

房的中、西药处方,急诊处方和住院药房的中、西药医嘱处方的调配,要求药学工作者必须掌握一定的制剂工艺、药物性质特点等知识。处方调配程序分为收方、划价、调配、复核和发药五个环节,是集专业性、技术性、管理性、法律性、事务性、经济性于一体,需要药师、医师、注册的执业护士(以下简称护士)、患者或患者家属、会计等相互配合共同完成的社会活动。

药品调剂是药学部工作的重要组成部分,具有临方调配的特点,地区不同、患者病情不同、患者个体差异和医师的用药习惯不同,调剂人员在调配时就会遇到不同的问题。如化学药品存在一个药品具有多个商品名,而中药材则存在一物多名或同名异物的现象,稍不注意,极易出差错。用药的目的是防治疾病,只有对症用药才能达到防治疾病的目的。而药品作用具有双重性,即防治作用与不良反应,世界上没有完全无害的药物,若药物使用不当,则可能危害到患者的身体健康。因此在药品调配的过程中,一定要认真核对处方相关内容,药学专业技术人员必须要养成细心、严谨、务实的工作作风。

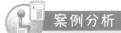 **案例分析**

案例

患儿周某,6岁,因恶心、呕吐、腹泻而就诊。经医师检查,诊断为急性肠炎,给予颠茄合剂,一次10ml,口服,一日3次,由于该医师开处方时,与人谈话,没集中注意力,误将"颠茄合剂"写成颠茄酊。药师审方时问护士:"怎么开这么大剂量?"护士说:"是某某医师开的。"药师未再追问,就按方发药。患者回家后服药3次出现心悸、烦躁、极度兴奋、精神失常,急送医院抢救才脱险。

分析

颠茄合剂与颠茄酊虽然都含颠茄,但由于剂型不同,有效成分也有所不同,所以适应证和用法也不同。

颠茄合剂适用于胃肠平滑肌痉挛性疼痛,可治疗恶心、呕吐、胃酸分泌过多、胆肾绞痛等。口服,饭前服用,一日3次,一次10ml。

颠茄酊适用于胃及十二指肠溃疡,胃肠道、肾、胆绞痛等。口服,一日3次,常用量,一次0.3~1ml,一日1~3ml;极量,一次1.5ml,一日4.5ml。

由于医生工作疏忽,药师工作缺乏严谨性,发现问题不及时反馈导致严重后果。

(二)药品调剂技术的内容

药品调剂的内容相对比较广泛,除了要掌握药品调剂的操作技能之外,还要把药物的适应证、不良反应、药物毒性、药物相互作用、药物剂型、药物的性味与归经、功能与主治、配伍禁忌、用药指导和药物的服用方法、使用剂量等方面的知识运用到药品调剂工作中,是集中药学、药剂学、药理学、药物化学等各门专业知识的综合课程。药学专业技术人员需要认真学习这门课程,提高自身的职业技能水平,培养优良的专业素养和服务态度,为日后在调配工作中准确快速、确保患者用药安全有效、为患者提供优质服务奠定扎实基础。

药品调剂工作内容主要包括以下几方面:

1. 医疗机构药品调剂工作　医疗机构药品调剂工作大体可分为门诊调剂(包括急诊调剂)、住院药房调剂、中药房调剂和库房管理工作。

(1)调剂工作的内容主要有以下几个点:①根据医师处方为患者提供合格药品,同时按处方要求指导患者合理使用药品以及出现不良反应的简单处理方法;②介绍药品知识与提供药品供应信息;③加强与临床科室的联系,积极筹划抢救危重患者的用药;④收集患者用药不良反应资料,及时上报;⑤负责定配中心的肠外营养、抗菌及抗肿瘤药等静脉药物的配制。

(2)库房管理是负责临床科室的请领单的配发,协助各科室做好药品的管理与合理用药;为了确保患者安全、有效、经济和及时使用药物,必须严格按照相关法规操作,包括:①领药计划要尽可能全面和适量,避免药品积压或缺药;②凭领药申请单到药库领取药品,在填写药品请领单时,字迹要清晰明了;③领药时应仔细核对药库发出的药品(材料),领取的药品及时点验,检查质量和有效期,核实品种、规格和数量等,如发现有问题的药品应及时联系药库予以解决,防止不合格的药品或材料进入药房;④及时将领回来的药品上架归位,同时告知相关人员;⑤临床上特殊需要、抢救和急用药品时与药库及时联系,确保患者应用;⑥麻醉药品、精神药品的领用按照有关规定进行请领和管理;⑦监督并协助各部门做好药品的管理以及合理使用工作。

2. 社会药房调剂工作　社会药房药品调剂工作可分为:①按"四查十对"的要求做好中西药处方的调配工作;②做好药品的补货、打价、退换货等工作;③做好药品的陈列与标价、药品的清点、药品盘点、记账、门店单据报表、下班前药品的补充与交接以及清洁卫生等工作。

3. 药学服务有关的工作　药学服务是药学专业技术人员运用药学专业知识向公众(包括医护人员、患者及家属)提供直接的、负责任的、与药物使用有关的服务,以期提高药物治疗的安全性、有效性和经济性。提供药学服务的药学专业技术人员应具备较高的交流沟通能力以及一定的投诉应对能力和技巧,包括:①药学专业技术人员与患者之间的顺畅沟通是建立和保持良好药患关系、审核药物相关问题和治疗方案、检测药物疗效以及开展患者健康教育的基础,可使患者获得用药有关指导,利于疾病的治疗,提高用药的有效性、依从性和安全性,减少药疗事故的发生;解决患者在治疗过程中的问题;增加患者对治疗的满意度;提高公众对药师的认知度;②药学专业技术人员在交流沟通时应认真聆听、注意语言表达、注意非语言的运用以及关注特殊人群;③药学专业技术人员应对所提供的药品可能具有的不良反应有比较清晰的了解和掌握,特别是对药品的严重不良反应更应熟知。对患者详细说明药品的正确使用方法和可能引起的不良反应特别是严重不良反应,尽量避免药品的不良反应对人体的可能损害。

课堂活动

1. 同学们在药品请领时,该如何填写请领单,在填写时应注意哪些问题?
2. 在日后的调剂工作中,若发现了失效药品该如何处理?

(三)药物剂型的分类

1. 按剂型形态分类　可分为固体、半固体、液体和气体剂型,具体如下:①固体剂型包括散剂、颗粒剂、丸剂、片剂和胶囊剂等;②半固体剂型包括内服的煎膏剂(膏滋)、外用软膏剂与乳膏剂、糊剂等;③液体剂型包括汤剂、合剂、口服液剂、糖浆剂、酒剂、酊剂、露剂和注射液等;④气体剂型包括气雾剂等。药库是按照此分类方法将药品进行分类贮藏,有的医院药房或社会药房则是按此法摆药品上架。

2. 按临床给药途径分类　主要包括：①经胃肠道给药的剂型：溶液剂、糖浆剂、乳剂、混悬剂、散剂、颗粒剂、片剂、胶囊剂和丸剂等；②经直肠给药的剂型：灌肠剂和栓剂等；③经呼吸道给药的剂型：吸入剂、气雾剂等；③经黏膜给药的剂型：滴眼剂、滴鼻剂、含漱剂、舌下片、含片、口颊片剂、栓剂和口腔膜剂等；④经皮肤给药的剂型：外用溶液剂、洗剂、搽剂、硬膏剂、软膏剂、糊剂、贴膏剂、涂膜剂和离子透入剂等；⑤经注射给药剂型：注射剂和输液等。这类分类方法与临床用药结合较紧密，并能反映给药途径与方法对剂型制备的特殊要求，有的医院药房或社会药房是按照此法摆药品上架。

 知识链接

中药剂型种类

传统剂型有汤剂、丸剂（蜜丸、水丸、糊丸、蜡丸、浓缩丸）、散剂、膏剂（膏滋、软膏、膏药）、丹剂、酒剂、糖浆剂、浸膏剂、锭剂、露剂、胶剂、茶剂、钉剂、棒剂、栓剂、曲剂、糊剂、糕剂、洗搽剂、油剂、线剂（药线）、条剂（药捻）、熨剂、灸剂、烟剂、药香等；现代创新制剂有片剂、颗粒剂、袋泡剂、口服液、胶囊剂、滴丸剂、合剂、酊剂、气雾剂、灌肠剂、膜剂（薄膜剂）、眼用制剂（洗眼剂、滴眼剂、眼用软膏）、鼻用制剂（滴鼻剂、喷鼻剂）、海绵剂（灭菌止血）、针剂等，共 40 多种，其中汤剂、丸剂、散剂、膏剂、丹剂、酒剂、颗粒剂、口服液剂、胶囊剂、片剂、注射剂等最为常用。

二、药品调剂技术的性质、任务和特点

（一）药品调剂技术的性质

药品调剂技术以职业需求为标准，训练学生具有从事临床药品调剂工作的技能，要求熟悉临床药品常用剂型的摆放，掌握药物在临床应用与调剂过程中的注意事项，是一门重要的专业技能课程。

（二）药品调剂技术的任务

药品调剂是药学部的重要工作之一，调剂人员直接与患者接触，实践性强，学好这门学科可以从源头上阻止不合理用药现象的发生，同时也能更好地指导医护人员科学合理使用药物，可有效减少药物的不良反应，预防药源性疾病的发生，提高患者的临床治疗效果。

（三）药品调剂技术的特点

药品调剂具有随机性，药品调剂直接服务于患者，其工作量可随患者的数量、疾病种类等情况的变化而改变。药品调剂具有一定的规律性，在每个地区，不同季节，疾病的发生有一定的规律。药学专业技术人员根据所在地药房的规模大小、所处地理位置、患者的固定流量等因素，可通过调查研究，根据相关数据制定合理的工作安排。药品调剂具有紧急性和咨询服务性，为加强用药安全的合理性，必须"以人为本"提供相应的药学服务，咨询服务在药品调剂工作中占有越来越重要的位置。药学专业技术人员在发药时要做好用药指导，随时收集药物的不良反应，为合理用药工作打下奠基。

三、药品调剂的起源与发展

药品调剂的起源可追溯到商汤时期。商代宰相伊尹总结了劳动人民在长期烹调中所积

累的汤液治疗作用的经验,著《汤液经》,其中记载了汤液的制备方法与使用方法,同时也描述了汤液的优点,如较易发挥疗效和服用方便等。我国现存最早的医方书《五十二病方》则有处方与剂型的记载。如"疽病方",以乌头14颗,用淅米水及淅醋磨成汁,缚裹可止痛。我国最早的医学专著《黄帝内经》记载了简单方剂13首。如"秫米半夏汤",秫米一升,制半夏五合,煎煮,用于治疗胃不和的失眠症。西汉时期,我国第一部药物专著《神农本草经》在序录中对调剂、制剂等有概括的论述。如"药性有宜丸者、宜散者、宜水煮者、宜酒渍者、宜膏煎者、一物兼宜者,亦有不可入汤酒者,并随药性,不可违越"。后汉时期,张仲景在《伤寒杂病论》中论述到汤剂的调剂方法,如煎煮的火候、溶媒、煎法、用法、用量和禁忌等,用药方法提出有温服、分服与顿服。南北朝梁代,《本草经集注》序录中以"合药分剂"论述了有关调剂的内容,如配合丸散,"凡丸散药,亦先切细乃捣之,有各捣者,有合捣者,并随","若逢阴雨,微火烘之"。唐代,《千金方》记载了药品调剂使用到的工具,如秤、斗、升、合、铁臼、绢纱的箩筛、刀、玉槌和磁钵等。明代,《本草蒙荃》记载了有关药物调剂中的药物的配伍、禁忌以及服药方法等。

新中国成立前,药品调剂局限于调配处方的简单传统阶段。新中国成立后,党和政府非常关心人民的医药卫生保健工作,1949年11月,国家卫生和计划生育委员会召集在北京的医药专家研讨编纂《药典》的问题;1953年,第一部《中华人民共和国药典》问世,祖国的医药事业得到了很大的发展。从药品调剂运作模式分析,20世纪60年代以前,调剂工作承担一定量的药物制剂任务,如:根据处方在医疗机构药品制剂室制备某些合剂、散剂、膏剂等临时性的配制工作,来满足临床的需要。随着制药工业的发展,片剂、颗粒剂、胶囊剂等普通剂型大量生产,控释剂、靶向制剂等各种新剂型成功应用,以往调剂工作中的配制逐渐由药厂和医院制剂室来承担。从目前的发展形势来分析,药品的调剂工作逐渐趋向三大任务,即"领"、"分"、"发"。"领"是指从药库领取药品;"分"是指根据合格处方分装调配药品;"发"是指发药。从药品调剂工作核心分析,20世纪80年代,临床药学的兴起,药品调剂的工作模式由"以药品为中心"转向了"以患者为中心",合理用药成为核心的服务型行业理念。20世纪90年代,Hepler教授与Strand教授明确了药品服务定义,药品调剂的工作模式又由"以患者为中心"转到"以人为本"服务理念阶段。理念的转变充分体现了药品调剂的发展方向,同时也代表了药品调剂技术的逐渐成熟。

学以致用

工作场景

药剂班小琪陪不小心弄伤脚的爷爷到镇上卫生院看病,医师诊断爷爷为开放性外伤,并开具了处方,经过一系列药品调剂程序后,小琪拿到了药物,但细心的小琪发现其中有两瓶青霉素G钠粉针剂刚过了有效期两天,小琪把药品交回药房,并要求药房重新发药。

知识运用

药品到了失效期,就不能使用了。因为药品到了失效期,有效成分已降低或者已产生了大量的毒性物质,使用后不但不能起到防治作用,甚至还有可能危及生命健康。

点滴积累

1. 药品调剂是指配方发药,是药房药学专业技术人员按照医师处方的要求,将药物调配成供临床服用的药剂的过程。
2. 处方调配程序分为收方、划价、调配、复核和发药五个环节。
3. 药品调剂具有随机性、规律性、紧急性和咨询服务性。

 目标检测

一、单项选择题

1. 制定调剂室领发制度的最重要的目的是(　　　)。
    A. 保证药品供应,药品无误　　　　　　B. 保证药品供应,账目清楚
    C. 保证药品供应,账目无误　　　　　　D. 满足药品供应,账目无误
2. 药品调剂的起源是(　　　)
    A.《汤液经》　　　　B.《伤寒杂病论》　　C.《黄帝内经》　　　D.《神农本草经》
3. 药品调剂的工作必须要求(　　　)专业的人员参与。
    A. 医学　　　　　　B. 会计学　　　　　C. 药学　　　　　　D. 营销学
4. 下列哪一项不属于药品调剂的特点?(　　　)
    A. 咨询服务性　　　B. 适应性　　　　　C. 规律性　　　　　D. 随机性
5. 现药品调剂的工作模式已发展到哪个阶段?(　　　)
    A. 以药品为中心　　B. 以患者为中心　　C. 以服务为主　　　D. 以人为本

二、是非判断题

1. 药品调剂是指配方发药,是药房按照医师处方的要求,将药物调配成供临床服用的药剂的操作。(　　　)
2. 药品调剂工作是一项规律性的工作。(　　　)
3. 小张在药品调剂工作发药时,发现处方中某药缺货,就用了另一种功效相当的药物替代发给了患者,小张非常机灵,能及时解决问题。(　　　)
4. 药品调剂后,要及时把处方还给患者。(　　　)
5. 药品调剂的起源来自《伤寒杂病论》。(　　　)

(区门秀)

第二章 药房概述

学习目标

1. 掌握社会药房(店)和医院药房的中药斗谱排列原则及方法。
2. 熟悉社会药房(店)和医院药房的基本布局及其主要设施,医院药房的岗位与工作规程。
3. 了解药房中药品调剂的有关规定。
4. 具备药房工作人员的基本专业素养。

导学情景

情景描述:

晚饭后,妈妈让小李去买点胃苏颗粒,小李边走边想着:我应该去哪里买这个药呢?哪里才可以买到质量正宗的药?是去超市?医院?药店?超市是以经营普通的商品为主,不专业;医院需要医生的处方才能买到药,太麻烦;还是去药店吧。

学前导语:

药房是主要销售(或调配)西药、中药、中成药等各种药品,以方便人民群众购买药品的场所,利于人民群众健康。对于药房的工作人员,国家和医疗国家卫生和计划生育委员会门都有明确的规定,并且制定了相关的规章制度和从业要求。

第一节 社会药房(店)

《药品管理法实施条例》对药品零售企业的定义是"指将购进的药品直接销售给消费者的药品经营企业"。也就是指以一定地区为范围,面向广大群众,以销售非处方药和普通药品为主的零售药品商店,又称为社会药房(店)。目前主要有零售药店和零售连锁药店两种类型。

一、社会药房(店)的基本布局和设施

国家的相关法规对药房的布局和设施都提出了具体的要求,社会药房外在的布局原则应与公共大环境相协调,设在方便顾客及患者购买药品的地理位置。药房内部要具备合适的操作空间,既要有足够的场地摆放设施设备和销售药品,又要有宽敞的通道便于操作和运送药品。

(一)社会药房(店)外在布局

1. 合理、合法、科学选址 一个药店的地理位置、环境和交通等直接影响着企业的社会

7

效益和经济效益。药店经营特殊商品,选址上应该在合理合法的前提下,选择客流量大、交通便利、商圈优势明显、可满足不同消费者需求的位置,尽可能同时达到社会和经济效益。避免医药门店过于集中,恶性竞争不断,给门店带来不必要的经济损失。

知识链接

零售药店布局的相关法规

《药品管理法》第十四条第三款规定:药品零售企业布局应遵循合理布局和方便群众购药的原则。《药品管理法实施条例》第十二条规定:受理申请的药品监督管理机构应当自收到申请之日起 30 个工作日内,依据国务院药品监督管理部门的规定,结合当地常住人口数量、地域、交通状况和实际需要进行审查,作出是否同意筹建的决定。

2. 药店外部装潢应突出特色　一个药店的外部装潢设计,让人一眼就能看出该店提供商品和服务质量的高低。店铺的外部装潢可以说是药店的"长相",顾客或路过的人会因为美而特别的长相被吸引进入,即使未进入,也会产生好的印象。顾客对药店的第一印象或许就决定了今后光顾的次数。药店外部装潢应该突出招牌、橱窗和出入口等方面的设计,注重传统与现代结合,体现企业文化与行业特点的统一。

(二) 社会药房(店)内部布局

随着现代人的文化生活水平的提高,消费者对其所在的消费环境和提供的服务也有了更高的要求。药店的竞争除了位置、商品质量、价格和服务等因素,购物环境设施也成为医药企业不可忽视的问题,那么药店的内在布局显得尤其重要。

药店的店堂布局具有较强的促销与宣传功能,要求做到美观大方、使用合理、整洁明亮,通风、照明和调温等配套设施齐全,让顾客和从业人员置身于舒适优美的环境中从而为企业获取更大的经济效益。药店内在布局原则上要求:①具备符合《药品经营质量管理规范》要求的营业面积,包括:大型零售企业营业场所面积不低于 100 平方米,中型零售企业营业场所面积不低于 50 平方米,小型零售企业营业场所面积不低于 40 平方米。②使用科学的手段吸引顾客进店,比如优良的品种、品牌或其他合法的荣誉牌。③营业区、办公区、生活区等区域必须分开或隔离。④可使用科学合理的方法延长顾客在店内的停留时间,并能最快找到自己需要的药品。

药店内部空间按使用对象不同可划分为药品空间、店员空间、顾客空间三部分;按其功能不同划分为营业区、服务区、工作准备区、办公和其他区等。主要布局要求见表2-1。

表2-1　社会药房(店)内部布局和要求

功能区	主要组成	要求
营业区	中成药柜组、西药柜组、中药饮片柜组、医疗器械组、非药品柜、收银台等	标志醒目、实用、美观,陈列符合要求
服务区	导购台、药师服务台、存包处、顾客休息区	方便顾客、安全合理、出入通畅
办公区	经理室、会计室、质量管理办公室、采购办公室等,小型药店可不设该区	整洁、安静、信息设备完整通畅
准备区	更衣室、个人物品存放处、卫生间等	与营业区分开,安全

（三）社会药房（店）的基本设施和设备

按《药品经营质量管理规范》(GSP)的要求,社会药房（店）营业场所须具有如下设施设备,药房工作人员都要熟悉其功能,并能熟练使用。社会药房（店）主要设备有:

1. 营业设备

（1）货架和柜台。

（2）监测、调控温度的设备（如温度计、湿度计、除湿机、加湿器、空调等）。

（3）经营中药饮片的药房,有存放饮片、处方调配、临方炮制的设备（如戥秤、电子秤、冲臼、粉碎机、切片机等）。

（4）经营冷藏药品的药房,有专用冷藏设备（如冰箱、冷藏柜等）。

（5）经营第二类精神药品、毒性中药品种和罂粟壳的药房,必须有符合安全规定的专用存放设备。

（6）药品拆零销售所需的调配工具、包装用品。

（7）防火、防盗、防虫、防鼠、防霉变等设备。

（8）人性化服务设施设备（如血压计、体重秤、存包柜、椅凳等）。

2. 药品的电子监管设备　建立能够符合经营和质量管理需求的计算机系统（如电脑、打印机、收银机等）。

3. 社会药房（店）设置库房的应按照《药品经营质量管理规范》及细则要求执行。

课堂活动

1. 分组讨论:对零售药店的选址及外部装潢设计的想法。

2. 自由发言:零售药店应该有哪些设施设备？如何让它更显人性化？

3. 如果你想新开一间药店,你对药店内部布局有何想法？

二、社会药房（店）的基本组织与特点

（一）社会药房（店）的组织结构

我国社会药房（店）的组织结构属于直线型组织结构类型,其机构设置如图 2-1 所示:

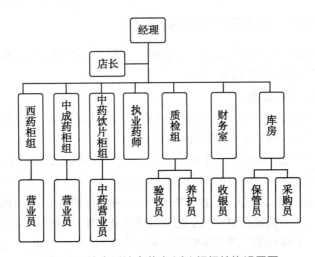

图 2-1　综合型社会药房（店）组织结构设置图

（二）社会药房（店）的特点

1. 具有企业性质，要承担投资风险。

2. 社会药房数量较多、分布广。

3. 社会药店经营商品多样化，我国药品管理法规定，药品经营企业分专营企业和兼营企业，后者除药品外还可经营其他商品。

三、社会药房（店）的类型

社会药房（店）的分类方法多样，形成了各种类型的药店。我国的社会药房（店）有以下几种类型：

1. 按照组织形式可分为单体零售药店和零售连锁药店。其中单体零售药店又可分为普通单体零售药店和卖场式药店，零售连锁药店又分为直营店和加盟零售连锁药店，近年来还出现药品专柜（又称为店中店）、网上药店等形式的药店。

2. 按照销售的药品种类可分为处方药房和非处方药房，中药房和西药房。

3. 按照所有制的形式可分为国有制、股份制和私有制药店。

4. 按照销售模式可分为定点零售药店和非定点零售药店。

 知识链接

网 上 药 店

1. 开办网上药店的条件 《药品电子商务试点监督管理办法》中规定，可以在药品电子商务网站上从事药品交易的药品经营企业须符合以下条件：①具合法证照；②具相应的药品配送系统；③具与经营业务相适应的药学技术人员。药品电子商务网站负责对上述条件进行审核。此外，药品经营企业还须在网页上公布经营许可证、营业执照、咨询电子信箱、电话以及向药品监督管理部门投诉的途径。

2. 网上药店的经营范围 《药品电子商务试点监督管理办法》第十五条明确规定：在药品电子商务试点网站从事药品交易的零售企业只能在网上销售国家食品药品监督管理总局公布的非处方药。

四、社会药房（店）的中药斗谱排列方法

中药柜即装中药饮片的斗架，又称"百眼橱"、中药斗，主要用于分装饮片供调剂中药处方使用，是中药调剂不可缺少的设备之一。

（一）中药柜的组成和设置

传统的中药柜规格一般高约 2 米，宽约 1.4~1.7 米，厚约 0.6 米。每组药柜配备 60~68 个斗格成"横七竖八"或"横八竖八"排列（图 2-2）。

每个斗格又分为 2 格、3 格或不分格的大斗。格内分别装 2 种、3 种或仅装 1 种饮片的大斗。每个"斗格"内的饮片都要在中药抽屉的"正脸"标示出来。按照传统的方法，一个抽屉有 3 个"斗格"时（图 2-3），前"斗格"标示在正上方，中"斗格"标示在抽屉的右方，后"斗格"标示在抽屉的左方。一个抽屉有 2 个"斗格"时（图 2-4），前"斗格"标示在正上方。后"斗格"标示在左右双方。一个抽屉有一个"斗格"时，标示贴（写）在中上方。

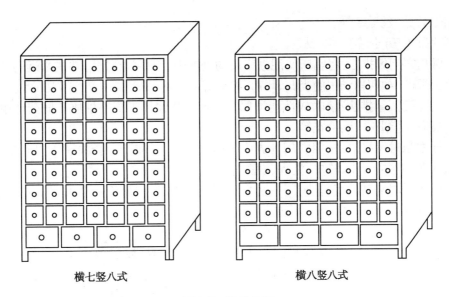

横七竖八式　　　　　　　　　横八竖八式

图 2-2　饮片斗架

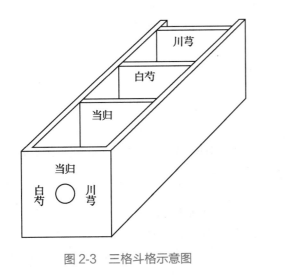

图 2-3　三格斗格示意图　　　　　　　　图 2-4　二格斗格示意图

(二) 中药斗谱的编排原则及方法

中药工作者通过实践,总结出一套存放调剂中药饮片顺序的科学规律,即"斗谱"。"斗谱"的设置既方便调剂操作、减轻劳动强度、易于统计盘点,又避免差错事故,提高调剂工作效率,为确保患者用药安全发挥重要作用。

1. 斗谱编排的基本原则

(1) 常用药物存放于斗架中、下层斗格内,如当归、川芎、生地、熟地、白芍、党参、黄芪、白术、苍术、银花、连翘、黄连、黄芩、黄柏等。

(2) 质地轻、用量少的饮片存放于斗架高层斗格中,如月季花、凌霄花、绿萼梅、五加皮、地骨皮等。

(3) 质地重的矿石、贝壳及易污染其他药材的饮片,存于斗架较下层斗格中,如石决明、珍珠母、大黄炭、地榆炭、艾叶炭等。

(4) 质地松泡且用量较大饮片,宜存放于斗架底层的大药斗中,如车前草、金钱草、芦根、白茅根、竹茹、丝瓜络等。

2. 常用的中药斗谱编排方法

（1）常用方剂编排法：将临床使用频率高的处方中药,存放在同一斗或邻近药斗的不同格内,方便调配。如四物汤中的当归、川芎、熟地等。

（2）性能类似编排法：将功效性能类似的中药饮片编排于同一抽屉不同药斗中。如生地、玄参;银花、连翘;桑叶、菊花等。

（3）处方药对编排法：按照常用处方中的药对编排,同放于一个抽屉不同药斗中,如苍术、白术;天冬、麦冬;青皮、陈皮;乳香、没药等。

（4）同药不同炮制品编排法：同一药物不同炮制品,常同放于一个抽屉不同药斗中,如生地、熟地;甘草、炙甘草;山楂、焦山楂等。

（5）药用部位编排法：如根、茎、叶、花、果实、种子、动物、矿物等,分类装入相同斗或邻近的斗格,如:桑叶、苏叶;龙骨、牡蛎;金银花、菊花等。

通常在调剂工作中以上中药斗谱编排法选择性几种结合使用,以便提高中药调剂工作效率,减少失误。

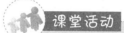

课堂活动

1. 分组讨论:供销售用的中药饮片是如何存放的?

2. 调配处方时如何又快又准确地找到所需的中药饮片?

五、社会药房（店）的调剂

（一）社会药房（店）调剂的任务

社会药房（店）调剂岗位的任务是根据医师处方为顾客（患者）提供优质的药品及服务,同时按处方要求向顾客（患者）说明每种药品的用法用量、使用中需要注意的事项、可能出现的常见不良反应以及出现常见不良反应的简单处理。

（二）社会药房（店）调剂的特点

1. 随机性　药店调剂直接服务于顾客（患者）,工作随顾客的数量、气候、地理位置等情况不同而发生变化。顾客（患者）来源的随机性产生了社会药房调剂工作的随机性。

2. 规律性　每个地区、每个季节疾病的发生都有一定的规律,因此调剂用药具有规律性。

3. 终端性　社会药房（店）是诊断后采用药物治疗的最后一个环节,具有终端的性质,其工作质量缺少外部监督机制,发现调配差错时往往对患者已造成了危害,所以社会药房（店）应有严格完整的规章制度,严格的操作规程,严防差错事故的发生。

4. 咨询服务性　药品调剂工作已逐渐从药品供应服务型向技术服务型转型,咨询服务在社会药房（店）工作中已占有越来越重要的地位。

此外,社会药房（店）的中药调剂工作不仅要对调配的药物品种和数量负责,而且对药品的真伪优劣、炮制是否得当,以及医师处方有无配伍禁忌、毒性中药剂量和煎服方法正确与否等均负有责任。故社会药房中中药调剂对审方、配方工作的要求更高。(详见本教材第十一章内容)。

（三）社会药房（店）主要岗位的职责

1. 社会药房（店）店长的岗位职责

（1）执行国家有关法规和方针政策,落实上级主管领导和部门下达的各项质量、责任目标。协助上级领导完成质量监督、账务、核算、促销等标准化作业及日常事务管理。

（2）对药品的补货、打价、退换货、理货等流程进行管理。负责药品陈列检查、清洁卫生检查及门店单据报表等领发审核。

（3）处理协调好员工、部门之间的工作关系，调动和发挥员工的工作积极性，做好上级和部门的业务沟通。

（4）负责对营业员进行标准、流程作业，销售技巧的培训。对药店营业状况、服务质量、药店作业规范化负责。

2. 药店营业员的岗位职责

（1）在分管经理、店长、组长领导下，执行国家药品管理相关法规和相关规章制度，全面完成质量管理目标和经济指标。

（2）接待顾客主动热情、仪表端庄，诚实地向顾客推介药品，熟悉精通业务。经商文明、礼貌，上岗穿工作服、戴工作帽、服务证，做到服务优良规范。

（3）认真做好中西处方调剂工作，严格执行"接方、审方、划价、收费、调配、复核、包装、发药"等系列调配工作程序及操作规程，做到"四查十对"。

（4）做好柜台药品陈列，明码标价和补货、清洁、货物清点、盘货、记账、交接等工作，保持柜（组）药品账货相符。

点滴积累

1. 社会药房（店）销售的药品是特殊商品，它与用药者的生命息息相关，所以经营药品的场所与普通超市有一定的区别，国家对药品的经营场所及设施设备有着相关规定。
2. 中药斗谱的编排原则及方法是有规律可循的。

第二节 医院药房

医院药房是集管理、技术、经营、服务等于一体的综合性科室，又称为医疗机构的药剂科，是医疗机构中从事预防、诊断、治疗疾病所用药品的供应、调剂、配制制剂、提供临床药学服务的部门。根据医院的规模，药剂科的名称又有所更新，如称为医院药学部（科）、药局等。医院药房又分西药房和中药房，设有门诊药房和住院药房两类。

门诊药房：门诊药房担负着请领、调剂发药、保管及对门诊患者进行药学咨询服务的任务，对提高临床疗效和医院综合水平有着重要的作用。

住院药房：住院药房是药房调剂的一个组成部分，承担着住院患者用药调配及管理的任务。依据法规调配住院患者处方和临床科室紧急用药请领单，保证住院患者用药准确无误。

一、医院药房的性质与任务

（一）医院药房的性质

1. 专业技术性 药房的工作要求医院药师能解释和调配处方；能评价处方和处方调配中的药物；掌握配制制剂的技术并有建立制剂条件的能力；能承担药物治疗监护工作；能解

答患者和医护人员有关处方中药物的各方面问题。《药品管理法》明确规定药房必须配备依法认定资格的药学技术人员，非药学技术人员不得直接从事药剂工作。

2. 工作服务性　药剂工作中既有大量行政职能科室性质的工作，又有很多技术性很强的业务工作，既要管人，又要管技术，更重要的是要做好药学服务工作，保证医院诊治工作的用药需要和用药安全。

3. 信息指导性　药学信息是医院药学工作中最基本、最活跃的因素，药剂人员充分运用掌握的专业知识和各种药学情报资料，向医护人员和患者提供药学情报及咨询服务，参与临床工作，提出合理用药建议，以提高医院的用药水平。

4. 综合性　医院药房既有专业技术性，同时又具有经济效益性，还具有对药品质量检查、抽查的监督性。

（二）医院药房的任务

药剂科的基本任务是根据《药品管理法》和药政法规的有关规定，监督、检查本院各科室合理使用药品，防止滥用和浪费，及时准确地为医疗、科研、教学提供各种质优的药品和制剂，为患者服务，配合医疗积极开展临床药学和科研工作，为临床当好参谋。其具体任务如下：

1. 根据本院医疗、科研和教学的需要，按照本院制定的《基本用药目录》采购药品，做好药品的保管、供应及账卡登记。

2. 及时准确地调配处方，按临床需要制备制剂及加工炮制中药材。

3. 做好用药咨询，配合临床做好合理用药、加强药物不良反应监测工作，及时向国家药品不良反应监测中心报告并提出需要改进或淘汰药物品种的意见。

4. 加强药品的质量管理，建立健全药品质量监督和检验制度，对药品质量进行全面的控制，保证临床用药安全有效。

5. 结合临床需要，积极研制医院自制制剂。

6. 开展临床药学、用药监护工作，做好药物咨询、治疗药物监测、药效学、药代动力学研究，确保患者用药安全、有效、经济。

7. 承担医学院校学生的教学任务、在职人员培训和基层单位的技术指导等工作。

二、医院药房的基本布局和设施

药房应该设在方便患者和临床取药的位置，利于为患者和临床提供优质服务。

（一）医院西药房的布局

门诊药房外面应设有环境舒适的患者等候区，配备座椅等方便患者的设施及用药宣传栏。调配区与发药区分开，保持调配区安静。发药区应设置相对隔离的咨询台或药学服务处，便于与患者交流、指导用药和保护患者隐私。

住院药房应设置在病区的中心位置，方便与各病区的业务联系及药品的出入搬运，方便取药。

1. 医院门诊药房布局原则

（1）以患者为中心，方便患者就医。

（2）便于药品请领、调剂、发药，提高工作效率。

（3）卫生、整洁、光线充足、水电正常。

（4）与其他诊疗科室相对隔离、保证药品供应。

（5）室内卫生、布局合理、药品摆放科学。

（6）做到签方、划价、调配、发药流向一致。

2. 医院门诊药房的位置设置要求

（1）多设于门诊楼一层大厅中心走廊两侧，与各诊室相对较近（图2-5）。

（2）与收费、划价相邻，便于交费取药。

（3）发药划价窗口明亮、卫生。

（4）急诊、传染病、医保患者单设窗口。

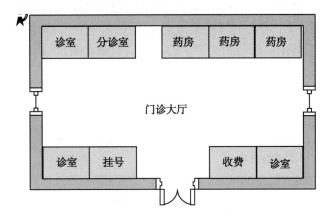

图 2-5 医院西药房位置平面示意图

3. 医院住院药房的布局原则

（1）环境安静、卫生、无污染。

（2）建筑、色调、指示牌符合要求。光线充足，水电气正常，温、湿度及调剂场所面积符合要求。

（3）发药窗口设计可采用柜台式，上方安装大面积透明玻璃，利于调剂和沟通。

（4）室内调剂、分装、电脑操作紧凑合理。

（5）药品按规定合理定位，存放于药架及操作台上。

4. 医院住院药房的设置要求

（1）宜设在病区中心位置。

（2）便于医护人员取药。

（3）室内布局根据工作性质，分若干个室，连贯相连，如储藏室、分装室、取药室、核对室等。

（二）医院西药房的主要设施设备

医院西药房在整个医疗过程中，担负着救死扶伤、治病救人的重要任务，药房必须具备完善并能保证药房工作正常运作的设施设备，药学工作者必须熟练掌握设施设备的管理和使用。医院药房的基本配置如下：

1. 通用设备　药架、配药台、特殊药品柜（保险柜）、冰箱和冷藏柜、分装药品的包装和器具、温度计、湿度计和必要的办公设施。

2. 信息系统　通讯设备，至少设置一部固定电话，建议向社会公布咨询电话号码，方便患者联系。网络信息系统、专业软件和终端设备。

3. 专业设备　为患者个体化配方服务需要的临时调剂设备，如净化工作台、天平、量筒、乳钵或粉碎机、加热装置、单剂量调配设备。

4. 安全设备　灭火器、消防设施、防盗安全监视和报警系统设备等。

（三）医院中药房的布局与设施

医院中药房的主要任务是调配本院的中医处方以及为患者煎药。

1. 医院中药房的布局

（1）外在布局：中药房的位置应以方便患者、便于管理、提高效率并与医院整体布局协调为原则。保持与各诊室、中药贮存室、煎药室、收费室相通便于工作，窗口的设计应体现人性化、地域性和医院个性等特点。中药房外应有环境舒适的患者候药区，有的中药房外候药区还配备座椅等方便患者，增设中药相关知识宣传栏，如利用多媒体设备将中药煎煮知识、名贵中药材辨别知识、其他中医药相关知识的视频资料滚动播放，让患者在候药的过程中了解常用的中医药知识。

（2）内在布局：医院中药房的面积须符合工作量的要求，符合中药处方的调配人员流动（图2-6）。

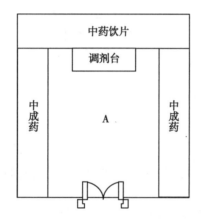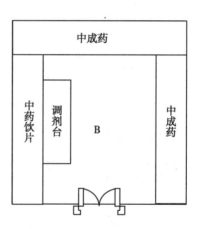

图 2-6　医院中药房内在布局示意图

2. 医院中药房的主要设施设备　中药房的设备（器具）应当与医院的规模和业务需求相适应，主要设备有：

（1）中药存放及调剂设备：药斗（架）、药品柜、调剂台、称量用具（药戥、电子秤等）、粉碎用具（铁碾、铜缸或小型粉碎机）、切药刀、包装袋（纸）、冷藏柜或冷库、除尘设备（可根据实际情况选配）、贵重药品柜、毒麻药品柜、除湿机和通风设备等。

（2）中药煎煮设备（器具）：煎药用具（煎药机或煎药锅）、包装机（与煎药机相匹配）、饮片浸泡用具、冷藏柜和储物柜等。

（3）其他设备：通讯设备、网络、计算机、打印机和办公用品等。

课堂活动

1. 请去过中医院取中药的同学描述中药房外在布局的特殊性。

2. 在候药区有否看到中药相关知识宣传栏？

3. 列举几种中药房特殊的设备。

三、医院药房的岗位与工作规程

(一) 医院药房的组织架构

医院药房应根据医院规模不同设置岗位,一般药房应设置行政管理岗位、药品调剂、制剂、采购、保管与养护、临床药学研究、药学信息收集、药物研究等岗位(图 2-7)。

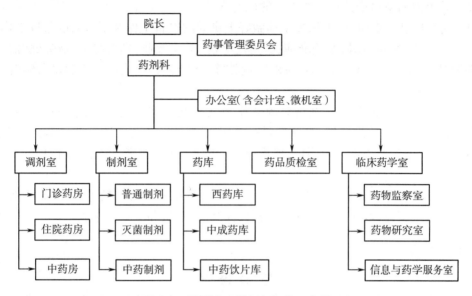

图 2-7　医院药房的组织架构示意图

(二) 医院药房调剂岗位的特点

1. 住院药房调剂岗位的特点　①住院药房面向的住院患者病情重、病程长、病种复杂,用药情况比较复杂。大输液、血液制品、麻醉药、贵重药、抗感染药等消耗量大,因此加强贵重药品、特殊药品的管理尤为重要。②住院部药房配备工作技术性强,要求调剂人员的专业技术理论和实践水平高、业务知识全面。③调剂人员完成调剂工作的同时,抽时间深入病房进行用药调查,为安全有效合理用药提供保障。

2. 门诊药房调剂岗位的特点　①门诊药房调剂工作随门诊患者的数量、病种等情况变化而变化,门诊药房调剂工作有一定的随机性。②每个地区、每个季节患者的发病率都有一定的规律,门诊调剂用药也有一定的规律性。③门诊药房在保证供应合格药品前提下,还要为患者提供用药咨询服务,咨询服务或即将成为医院药学工作的主流。

课堂活动

医院药学从药品供应服务型向技术服务型转型,药学咨询服务成为医院药学的主流,这对医院药学从业人员的素质提出了什么要求?

3. 中药调剂岗位特点　一般综合性医院仅设一个中药房,中药调剂岗位担负着门诊和住院中药调剂的职责。故具有门诊和住院药品调剂的特点。此外,由于中药处方复杂,要求中药调剂岗位人员不仅要对调配的药物品种和数量负责,而且对药品的真伪、炮制方法、处方配伍禁忌、毒性中药注意事项、煎服法等均负有责任,所以中药调剂岗位技术性更强。

（三）医院药房的工作规程

医院药房工作人员必须具备良好的职业素养,严格遵守科室的工作制度和各自岗位职责。

1. 药房工作人员的职业素养　药房工作人员通过窗口为患者服务,通过一次次药品的传递,给患者带来精神上的安慰和战胜疾病的信心,使患者通过窗口看到医院整体形象。下面就以下几个方面来讨论药房工作人员的职业素养:

（1）面对自己要求做到:①积极主动做好上班前的准备工作及下班后的整理工作;②仪容仪表端庄大方,精神饱满,举止文明;③遵纪守法,爱岗敬业,勤奋好学,业务熟练,药学工作者必须具备丰富的业务知识和熟练的职业技能,才能为临床或消费者提供科学合理的用药指导。

（2）面对患者要求做到:①礼貌对待患者,耐心解释患者的问题,为患者提供专业、优质的服务;②急人所难,救死扶伤,对患者要有深切的同情心,竭尽全力为患者服务,实行革命的人道主义;③做到对患者一视同仁,尊重患者的隐私,注意保密,建立相互信任的良好医患关系。

（3）面对同行要求做到:①同行之间互助互爱,重视团队合作精神;②虚心听取同行的建议,相互合作、交流,取长补短,不断提高自身的综合素质和实际工作能力。

 知识链接

> ## 药师誓言
>
> 　　此时此刻,我庄严宣誓,加入药学职业,将我的职业生涯奉献给为人类服务。我将以减轻人类痛苦,维护社会安宁为首任。我将以我的知识和经验,尽我最大能力,为公众和其他卫生专业人员服务。
>
> 　　在我的药学职业生涯中,我将尽最大努力与发展同步,保持专业能力。我将遵守药学实践的法律法规,并促进其实施。我将保持道德和伦理操行的最高标准。
>
> 　　我已充分认识公众赋予我的信任和责任,谨此自愿立誓。
>
> （美国药学院校协会 1983 年制定）

2. 医院药房的工作制度　为规范医院药房的管理,保证所供应的药品质量,医疗机构制定了医院药房的各项工作制度(包括调剂室工作制度、药品供应保管工作制度等)。其中医院药房调剂室工作制度包括以下内容:

（1）收方后应对处方内容、病员姓名、年龄、药品名称、剂型、服用方法、禁忌等,详加审查后方能调配。

（2）配方时有关处方事项,应遵照"处方制度"的规定执行。

（3）遇有药品用量用法不妥或有禁忌处方等错误时,由配方人员与处方医师联系更正后再调配。

（4）配方时应细心谨慎,严格遵守调配技术常规和药剂科规定的操作规程,称量准确,不得估计取药,调配西药方剂时禁止用手直接接触药物。

（5）散剂及胶囊的重量差异限度及检查方法按照有关规定办理。

（6）含有毒药、限剧药及麻醉药的处方调配按《毒、限剧药管理制度》及国家有关管理麻醉药的规定办理。

（7）配方时必须使用符合药用规格的原料及辅料,遇有发生变质现象或标签模糊的药品,需询问清楚或鉴定合格后方可调配。

（8）中药方剂需行煎、后下、冲服等特殊煎法的,应按照医疗要求进行加工,以保证中药汤剂的质量。

（9）处方调配好后应经严格核对后方可发出,调剂室要有二人以上值班,处方配好应经另一人核对,由发药人核对,处方调配人及核对检查人均须在处方上共同签字。

（10）投药瓶的容量要准确,瓶及瓶塞要干净,包装要结实、清洁、美观。

（11）发出的药品,应将服用方法详细写在瓶签或药袋上。凡乳剂、混悬剂及产生沉淀的液体方剂,必须注明"服前摇匀",外用药应注明"不可内服"等字样。

（12）发药时应耐心向患者说明服用方法及注意事项,不得随意向患者介绍药品性质及用途,避免给患者增加不必要的顾虑。

（13）急诊处方必须随到随配,其余按先后次序配发。

（14）调剂室内储药瓶补充药品时,必须细心核对,做到准确无误。

（15）调剂台及储瓶等应保持清洁,并按固定地点放置。用具使用后立即洗刷干净,放回原处。

（16）其他人员非公不得进入调剂室。

3. 医院药房主要岗位职责　医院药房的各个岗位有各自的职责,包括药剂科主任、副主任、主管药师、药品采购人员、药库保管员、调剂员等岗位职责。其中药房调剂员岗位职责包括以下内容:

（1）本岗位工作应由具有一定理论知识和实际操作能力的药士以上药学专业技术人员担任。在本室负责人的领导下进行工作并接受上一级技术人员的指导。

（2）认真执行有关药事法规和门诊、急诊、住院药房的各项规章制度,严格执行麻醉药品、精神药品、医疗用毒性药品的管理制度以及处方管理制度。

（3）坚守岗位不得擅离职守。无特殊原因不得自行换班和无故缺勤,违反者按有关规定处理。必须离开时,应经负责人批准并安排人员代班。

（4）药品调配时认真必须做到"四查十对"制度,查处方,对科别、姓名、年龄;查药品,对药名、规格、数量、标签;查配伍禁忌,对药品性状、用法用量;查用药合理性。对错误和不规范的处方拒绝调配并及时与处方医生联系,说明错误原因进行更改,杜绝差错事故。

（5）药品发出前应认真复核。调配人与核对人在处方上签名后方可发药。发药时应主动向患者或家属交代药品用法及注意事项、饮食禁忌。

（6）加强与各临床科室的联系。对新增药品和紧缺药品,应主动、及时地通知临床科室并介绍新药和代用品,为临床提供用药咨询;做好医师合理用药的参谋,注意及时地纠正临床用药中的不合理。

（7）工作时间着装整洁,挂牌服务,不会客、聊天和做私事。下班前应做好药品补充和清洁卫生工作。认真做好交接班工作,麻醉药品、精神药品、医疗用毒性药品、贵重药品,要当面点清,填写好交班簿。

四、医院药房中药斗谱排列方法

医院药房中药斗谱排列方法同社会药房(店)的中药斗谱排列方法(见第二章第一节)。

点滴积累

1. 医院药房是医疗机构中从事诊断、治疗疾病所用药品的供应、调剂、配制制剂、提供临床药学服务、监督检查药品质量等工作的部门。
2. 医院药房的性质和任务、内外布局和设施设备。
3. 医院药房工作人员的职业素养和岗位职责。

第三节　药房中药品调剂的有关规定

一、医院临床合理用药的管理办法

案例分析

案例

张医师的隔壁邻居李大爷兴冲冲地走进医生办公室,悄声对张医师说:"小张,能不能用我的医保卡在我这张处方上加上些消炎药,方便家里人用。"张医师很委婉地拒绝了。

分析

李大爷的要求违反了医院临床合理用药之因病施治、对症下药、所用药物有相应适应证的规定。

各医院为促进临床合理用药,保障临床用药安全、经济、有效,全面提高医疗质量,依据《药品管理法》《医疗机构药事管理暂行规定》《抗菌药物临床应用指导原则》《国家卫生和计划生育委员会办公厅关于抗菌药物临床应用管理有关问题的通知》《医院处方点评管理规范(试行)》等法律、规章和指南,制定本院临床合理用药的管理办法,同时须经本院药事管理委员会、院长办公会研究通过并执行。其主要包括以下内容:

1. 成立临床合理用药管理督导组和临床合理用药管理专家组,负责全院的合理用药监督管理工作,并制定相关职责。

2. 确定合理用药检查范围与判断标准,用药完全符合安全、有效、经济的原则为合理。具体要求如下:①因病施治,对症下药,所用药物有相应适应证;②药物选择适当;③药物剂量、给药方法、时间及疗程适当;④符合处方管理办法规定;⑤符合抗菌药临床应用指导原则及分级使用管理原则、麻醉药品临床应用指导原则、一类精神药品临床应用指导原则及相应管理办法。

3. 采用分级管理制度:其中药剂科负责监控全院用药情况,并定期将结果汇总上报。临床药师必须对处方用药进行适宜性和合理性审核,发现不合理用药情况告知开具处方的医师,情况严重的应拒绝调配并向医院临床合理用药管理督导组报告。

二、药品包装的管理规定

药品包装包括直接接触药品的包装材料和容器、药品的运输包装。药品包装分为内包装和外包装,内包装指直接与药品接触的包装如安瓿、大输液瓶、胶囊与片剂的泡罩、铝箔等。内包装以外的包装为外包装,由里向外分为中包装和大包装。我国《药品管理法》对药品包装问题做了专门规定。2004 年颁布的《直接接触药品的包装材料和容器管理办法》也有详细的规定。其主要内容如下:

1. 直接接触药品的包装材料和容器,必须符合药用要求,符合保障人体健康、安全的标准,并由药品监督管理部门在审批药品时一并审批。

药品生产企业不得使用未经批准的直接接触药品的包装材料和容器。

对不合格的直接接触药品的包装材料和容器,由药品监督管理部门责令停止使用。

2. 药品包装必须适合药品质量的要求,方便储存、运输和医疗使用。

发运中药材必须有包装。在每件包装上,必须注明品名、产地、日期、调出单位,并附有质量合格的标志。

3. 药品包装必须按照规定印有或者贴有标签并附有说明书。

标签或者说明书上必须注明药品的通用名称、成分、规格、生产企业、批准文号、产品批号、生产日期、有效期、适应证或者功能主治、用法、用量、禁忌、不良反应和注意事项。

4. 麻醉药品、精神药品、医疗用毒性药品、放射性药品、外用药品和非处方药的标签,必须印有规定的标志。

 知识链接

> **实施注册管理的药包材产品目录**
>
> ①输液瓶(袋、膜及配件);②安瓿;③药用(注射剂、口服或者外用剂型)瓶(管、盖);④药用胶塞;⑤药用预灌封注射器;⑥药用滴眼(鼻、耳)剂瓶(管);⑦药用硬片(膜);⑧药用铝箔;⑨药用软膏管(盒);⑩药用喷(气)雾剂泵(阀门、罐、筒)和药用干燥剂。

三、药品标签的管理规定

药品的标签是指药品包装上印有或者贴有的内容,分为内标签和外标签。药品内标签指直接接触药品的包装的标签,外标签指内标签以外的其他包装的标签。为规范药品标签的管理,根据《中华人民共和国药品管理法》和《中华人民共和国药品管理法实施条例》,经国家食品药品监督管理局局务会审议通过《药品说明书和标签管理规定》,于 2006 年 3 月 10 日公布,2006 年 6 月 1 日起实施。要求在中华人民共和国境内销售的药品,其标签应当符合本规定的要求并由国家食品药品监督管理局予以核准。本规定对药品标签中的内容、文字、药品名称、注册商标、有效期的标注格式等方面均作了明确的规定。

(一) 文字的管理

1. 药品说明书和标签应当使用国家语言文字工作委员会公布的规范化汉字,增加其他文字对照的,应当以汉字表述为准。

2. 药品说明书和标签的文字表述应当科学、规范、准确。非处方药说明书还应当使用容易理解的文字表述,以便患者自行判断、选择和使用。

3. 药品说明书和标签中的文字应当清晰易辨,标识应当清楚醒目,不得有印字脱落或者粘贴不牢等现象,不得以粘贴、剪切、涂改等方式进行修改或者补充。

（二）内容的管理

1. 药品的内标签应当包含药品通用名称、适应证或者功能主治、规格、用法用量、生产日期、产品批号、有效期、生产企业等内容。包装尺寸过小无法全部标明上述内容的，至少应当标注药品通用名称、规格、产品批号、有效期等内容。

2. 药品外标签应当注明药品通用名称、成分、性状、适应证或者功能主治、规格、用法用量、不良反应、禁忌、注意事项、贮藏、生产日期、产品批号、有效期、批准文号和生产企业等内容。适应证或者功能主治、用法用量、不良反应、禁忌、注意事项不能全部注明的，应当标出主要内容并注明"详见说明书"字样。

3. 用于运输、储藏的包装的标签，至少应当注明药品通用名称、规格、贮藏、生产日期、产品批号、有效期、批准文号和生产企业，也可以根据需要注明包装数量、运输注意事项或者其他标记等必要内容。

4. 原料药的标签应当注明药品名称、贮藏、生产日期、产品批号、有效期、执行标准、批准文号和生产企业，同时还需注明包装数量以及运输注意事项等必要内容。

5. 同一药品生产企业生产的同一药品，药品规格和包装规格均相同的，其标签的内容、格式及颜色必须一致；药品规格或者包装规格不同的，其标签应当明显区别或者规格项明显标注。

同一药品生产企业生产的同一药品，分别按处方药与非处方药管理的，两者的包装颜色应当明显区别。

（三）有效期的标注方法的管理

药品有效期是指在规定储存条件下，药品能保证质量合格的期限。药品标签中的有效期应当按照年、月、日的顺序标注，年份用四位数字表示，月、日用两位数表示。其具体标注格式为"有效期至 ×××× 年 ×× 月"或者"有效期至 ×××× 年 ×× 月 ×× 日"；也可以用数字和其他符号表示为"有效期至 ××××.××."或者"有效期至 ××××/××/××"等。

（四）药品名称的管理

1. 药品说明书和标签中标注的药品名称必须符合国家食品药品监督管理总局公布的药品通用名称和商品名称的命名原则，并与药品批准证明文件的相应内容一致。

2. 药品通用名称应当显著、突出，其字体、字号和颜色必须一致，并符合以下要求：

（1）对于横版标签，必须在上三分之一范围内显著位置标出；对于竖版标签，必须在右三分之一范围内显著位置标出。

（2）不得选用草书、篆书等不易识别的字体，不得使用斜体、中空、阴影等形式对字体进行修饰。

（3）字体颜色应当使用黑色或者白色，与相应的浅色或者深色背景形成强烈反差。

（4）除因包装尺寸的限制而无法同行书写的，不得分行书写。

（5）药品商品名称不得与通用名称同行书写，其字体和颜色不得比通用名称更突出和显著，其字体以单字面积计不得大于通用名称所用字体的二分之一。

（五）注册商标的管理

注册商标是指国家工商行政管理局商标局依法定程序核准注册的商标。注册商标具有排他性、独占性、唯一性的特点，属于注册商标所有人独占，受法律保护，任何企业或个人未经注册商标所有权人许可或授权，不得自行使用，否则将承担侵权责任。

药品标签中禁止使用未经注册的商标以及其他未经国家食品药品监督管理局批准的药

品名称。

药品标签使用注册商标的,应当印刷在药品标签的边角,含文字的,其字体以单字面积计不得大于通用名称所用字体的四分之一。

 案例分析

案例

某药厂在生产复方氨基酸注射液(18AA)的过程中,擅自更改当地药监部门核准备案的标签、说明书的内容和样式,在同一种药品上使用了三种不同内容、格式、颜色的标签,未经批准使用了三种不同的注册商标,并在说明书上标注"合作生产:日本×××制药集团公司"、"香港×××医药发展有限公司"、"代理商:医药集团(香港)有限公司"等字样,而真正的生产企业的字体却非常小,肉眼几乎看不见。

分析

该药厂片面追求经济利益而人为擅自制造一药多名现象的行为,严重违反了《药品包装、标签和说明书管理规定》(暂行)有关规定,误导了消费者。

四、药品说明书的管理

为了确保人民用药安全,一方面要保证药品质量合格,另一方面要遵守用药规范。对于一种药物的使用规范,最具法律效应的参考资料是药品说明书。药品生产企业供上市销售的最小包装必须附有说明书。

药品说明书在用药过程中起重要作用,包括:①科学严谨,实事求是地介绍药品的特性;②帮助医生和患者严格、准确地掌握药物的适应证、用药方法、不良反应、注意事项、配伍禁忌等,指导其合理、安全使用药品;③科学、合法的药品说明书不仅增加患者的用药知识,还提高用药的安全性;④世界各国将药品说明书置于法规的管理下,并在医疗事故的处理中,将其作为裁判的依据。保护了医师,减少了医疗纠纷。

 案例分析

案例

患者胡某因患偏头痛到医院就诊,医生开处方让其服用某药品生产企业生产的"散痛片"。胡某遵医嘱服药2日后,出现全身皮肤瘙痒难忍。患者在服药前和服药期间多次仔细看过说明书,未见不良反应中有"过敏反应"内容,故继续服药,随后身体突然出现烦躁不安,面色苍白,大汗淋漓,呼吸浅快,心率增快,脉搏微弱,血压明显降低,神志出现障碍。送往医院急诊抢救,诊断为"散痛片"引起的过敏性休克,经抢救患者脱离危险。

患者找到药品"散痛片"生产厂家所在地食品药品监督局对该药进行核查,经过查询发现该药厂擅自删除了"散痛片"说明书中应写明的5项不良反应。

分析

药品说明书应当充分包含药品不良反应信息,详细注明药品不良反应。上述厂家违反了《药品说明书和标签管理规定》。

为规范药品说明书的管理,于 2006 年 3 月 10 日公布《药品说明书和标签管理规定》,2006 年 6 月 1 日起实施。本规定对药品说明书的文字、内容等方面均作了明确的规定。

（一）文字管理

同药品标签的文字管理。

（二）内容管理

1. 药品说明书应当包含药品安全性、有效性的重要科学数据、结论和信息,用以指导安全、合理使用药品。药品说明书的具体格式、内容和书写要求由国家食品药品监督管理总局制定并发布。

2. 药品说明书对疾病名称、药学专业名词、药品名称、临床检验名称和结果的表述,应当采用国家统一颁布或规范的专用词汇,度量衡单位应当符合国家标准的规定。

3. 药品说明书应当列出全部活性成分或者组方中的全部中药药味。注射剂和非处方药还应当列出所用的全部辅料名称。

药品处方中含有可能引起严重不良反应的成分或者辅料,应当予以说明。

4. 药品说明书应当充分包含药品不良反应信息,详细注明药品不良反应。药品生产企业未根据药品上市后的安全性、有效性情况及时修改说明书或者未将药品不良反应在说明书中充分说明的,由此引起的不良后果由该生产企业承担。

（三）更改药品说明书的管理

1. 药品生产企业应当主动跟踪药品上市后的安全性、有效性情况,需要对药品说明书进行修改的,应当及时提出申请。

根据药品不良反应监测、药品再评价结果等信息,国家食品药品监督管理总局也可以要求药品生产企业修改药品说明书。

2. 药品说明书获准修改后,药品生产企业应当将修改的内容立即通知相关药品经营企业、使用单位及其他部门,并按要求及时使用修改后的说明书和标签。

3. 药品说明书核准日期和修改日期应当在说明书中醒目标示。

 知识链接

《药品说明书和标签管理规定》的分析

2006 年版《药品说明书和标签管理规定》突出了以下几方面的管理:①督促药品生产企业收集不良反应信息;②药品说明书必须注明全部活性成分;③药品说明书或标签将加注警示语;④禁止强化药品商品名弱化通用名;⑤增加商标的使用要求。

 点滴积累

1. 医院药临床用药的管理要点。
2. 药品包装管理的有关规定。
3. 药品标签管理的有关规定。
4. 药品说明书管理的有关规定。

第四节　药品调剂前的有关工作

一、药品请领

药房中药品调剂用的中西药品储存于药品的中心仓库,调剂所用的药品均应定时向药库领取。

(一) 西药和中成药的领取

1. 药房应有专人(每周或每天一次)定时对药品架、橱、柜内现存的药品进行检查,根据药品的消耗情况、季节变化,登记所需补充或增领药品的品种和数量,填写药品请领单,提前交给药库保管员。

2. 对缺项药品,应根据药库通知及时更改品种或作其他处理。库房将可发药品备好核对后,按规定时间送至领用部门。

3. 特殊药品应单独编号列单领取,以符合特殊药品管理有关规定和要求。

(二) 中药饮片的领取

为保证中药调剂工作的正常进行,通常有专门人员定时查看药斗中中药饮片的存量,以便保证供应,又避免积压。

1. 对药斗的中药饮片进行盘存和清斗　查看药斗中药物的存量,以确定应该重新领取补充的中药饮片数量。盘存同时对斗内的中药饮片进行质量鉴别,及时清除变质药品和杂质。

2. 领料与复核　领料员提前将填写好的领料单交与药库保管员,并将药库发放好的药物逐项核对,复核无误后,将药物及时运送到调剂室。

3. 装斗　调剂室人员将领取的药物核实无误后,按要求加入规定的药斗中。

二、药品核对

严格执行领药复核制度,复核人员对领取的药品要按领用单所列品种、数量逐一进行核对、清点。复核完毕后,药库发药人员、药房领药人员及复核人员均应在药品领取单所规定项下签名,以示责任。

三、药品入库

验收人员应根据随货同行单进行药品数量清点、包装检查、标签说明书检查、注册商标检查、批准文号核实、生产批号及效期检查、检验报告或合格证检查、外观性状检查等步骤进行验收,合格药品方可入库,并做好入库验收记录;对数量、质量有疑问的,拒绝收货。

四、药品摆放

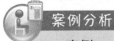
案例分析

案例

小王实习所在的药店,是一家大型的连锁药房,店里处方药和非处方药是分开陈列的。非处方药一般开架陈列供应,顾客可以自选或者咨询药师后选择;而处方药品则在柜台后。另外,非处方药是根据疗效来陈列的,分类包括止痛、感冒、胃痛、维生素等,但柜台后面的处方药则是按照药名拼音字母顺序排列的。对于这样的陈列方式,小王的带教老师说,这样安排最能节省顾客时间,因为购买非处方药时,人们往往根据自己的情况"对症下药",也就是说患者知道哪里有问题,但不知道具体需要什么药,所以要将这一类药放在一起供患者选择;但处方药都由医生开好了,药名在处方上写得很清楚,药剂师只需要根据药名的第一个字母,就能很快从柜台上找出药品来了。

分析

药房中药品的摆放很有学问可言,不但体现科学性、专业性,而且体现了人性化。虽然药品摆放只是个小细节,但这家药店在这方面可谓精益求精,而这种严谨的做法也让患者觉得十分温暖。

药方中药品的摆放又称药品陈列,药品的摆放不仅讲究美观、整洁、科学高效,在药店的陈列展示要做到有效利用资源创造理想的销售空间,以便更好地服务于顾客,实现销售功能和效益最大化。

知识链接

《药品经营质量管理规范》第七十七条规定:药品应按剂型或用途以及储存要求分别陈列和储存。药品与非药品、内服药与外用药应分开存放,易串味的药品与一般药品应分开存放。处方药与非处方药分柜摆放。特殊管理的药品应按照国家的有关规定存放。此外,中药饮片装斗前应做质量复核,不得错斗、串斗,防止混药。

(一)西药与中成药的摆放基本方法

1. 西药按药理作用分类摆放　如泌尿系统用药、呼吸系统用药、抗感染用药等,可以在此基础上再细分。

2. 中成药按功能主治摆放　如按科别:儿科用药、妇科用药、五官科用药、骨伤科用药等;按功能:解表类、清热类、补虚类等。

3. 按剂型分类摆放　常采用丸剂、散剂、片剂、颗粒剂、胶囊剂、口服液、注射液等剂型分类摆放,品种数量多的应注意留有空间余地。

4. 按使用频率摆放　将"热门货"摆放在显眼易取的位置,提高工作效率、降低劳动强度、方便消费者。

5. 其他分类摆放法　药品与非药品、内服与外用药都要实行分类摆放,并且贴上醒目的标示。

6. 按处方药与非处方药摆放　按处方药(RX)和非处方药(OTC)标示来分别摆放,在分区分类后再按照前分类方法细分摆放。

(二)中药饮片的摆放基本方法

1. 常用普通中药饮片摆放于中药柜的格斗内,摆放方法见中药斗谱的排列方法(详见第二章第一节)。

2. 贵重中药材设配有防盗、防变质的专柜(如细料柜)摆放。

3. 特殊管理的药品（如毒性中药饮片）应按照国家的有关规定存放。

点滴积累

1. 药品调剂前的准备工作：请领、核对、入库、摆放。
2. 药品的摆放可以按照药理作用、功效主治、剂型、使用频率摆放。

目标检测

一、单项选择题

1. 依照国家对药品标签、说明书管理的要求，药品标签、说明书必须用中文显著标示药品的（　　）

  A. 通用名称   B. 商品名称   C. 别名   D. 化学名称

2. 药品商品名称须经哪个部门批准后才可以在标签上标注（　　）

  A. 国家工商行政管理部门   B. 国家卫生行政管理部门

  C. 国家质量监督管理部门   D. 国家食品药品监督管理部门

3. 药品说明书有效期表述正确的是（　　）

  A. 有效期至××××年××月××日

  B. 有效期至××月

  C. 失效期至××年××月

  D. 有效期至×年×月

4. 为树立企业形象，营业员上班时间要求一律佩戴（　　）

  A. 戒指   B. 耳环   C. 工牌   D. 项链

5. 下列斗谱不属于"药对"编排法的是（　　）

  A. 猪苓、茯苓   B. 青皮、陈皮

  C. 麦冬、天冬   D. 当归、白芍

二、是非判断题

1. 社会药房（店）的地理位置、环境、交通等不直接影响着企业的社会效益和经济效益。（　　）

2. 药店门面设计要考虑传统文化与现代元素相结合。（　　）

3. 中药斗谱的编排方法和原则是有规律可循的。（　　）

4. 一般常用的中药饮片存放在斗架的中上层。（　　）

5. 社会药房（店）的内在布局基本原则是尽量缩短顾客在店内的停留时间。（　　）

6. 药品领取时，如果发药员与领药人工作繁忙，可以不经过复核进行发药。（　　）

7. 药品销售时应以药品使用说明书为依据，正确介绍，不得误导消费者。（　　）

8. 药品标签中的有效期应当按照年、月、日的顺序标注，年份用四位数字表示，月、日用两位数表示。（　　）

9. 未经注册的药包材不得生产、销售、经营和使用。（　　）

10. 药品标签的内容可以超出说明书的内容。（　　）

11. 药品说明书应当列出全部活性成分或者组方中的全部中药药味。注射剂和非处方药还应当列出所用的全部辅料名称。（　　）

12. 药品生产企业应当主动跟踪药品上市后的安全性、有效性情况。(　　　)

13. 药品说明书应当充分包含药品不良反应信息,详细注明药品不良反应。(　　　)

14.《药品经营质量管理规范》实施细则规定,小型零售企业营业场所面积不小于20平方米。(　　　)

15. 药房营业员接待顾客应主动热情、诚实地向顾客推介药品。(　　　)

(周素琴)

第三章　处方的管理应用

 学习目标

1. 掌握处方的分类、组成与常见的外文缩写及其含义。
2. 熟悉处方的定义、意义、书写规则、处方的有关管理。
3. 了解引起处方差错的因素及防范措施。
4. 学会处方的识读。
5. 具有认真细心，工作严谨、实事求是，爱岗敬业的职业操守。

 导学情景

情景描述：

小青是某药房的药学专业技术人员，有一天，一个大叔拿处方抓药，临床诊断为冠心病、心绞痛，并开具处方如下：

Rp：肠溶阿司匹林片　0.1g×12

　　Sig　0.1g　q.d.po

　　酒石酸美托洛尔片　50mg×6

　　Sig　50mg　b.i.d.po

大叔问小青，q.d.po、b.i.d.po是什么意思，小青解释，q.d.po表示一天口服四次，b.i.d.po表示一天口服二次。

学前导语：

处方知识是药房调剂工作的基础，是药品调剂工作中医师与药师的桥梁，读懂处方才能审方，才能按规定进行调配和发药，否则没法完成调剂工作。本章节主要介绍处方基本知识以及差错处方的防范与处理。

第一节　处方的概述

一、处方的概念与类别

（一）处方的概念

处方是药品生产企业、医院制剂室药剂制备或药房调配的一项重要书面文件。本书的处方是指由注册的执业医师或执业助理医师（以下简称医师）在诊疗活动中为某一特定患者预防、治疗或其他需要而开具的用药指令,由执业药师或取得药学专业技术职务任职资格的药学专业技术人员(以下简称药师)审核、调配,并作为患者用药凭证的医疗文书,包括医疗机构病区用药医嘱单。

(二)处方的类别

常见的处方主要有:法定处方、医师处方和协定处方,此外还有民间的验方、单方和秘方。

1. 法定处方　指《中华人民共和国药典》、国家食品药品监督管理总局颁布标准所收载的处方,具有法律约束力。药品生产企业、医院制剂室生产制剂必须遵照法定处方的规定。

2. 医师处方　是医师对个别患者诊断、治疗和预防疾病的书面文件。是本章讲解的主要内容。

3. 协定处方　是医院药剂科与临床医师根据日常医疗用药的需要,共同协商所制定的处方。医疗机构经相关部门批准,并取得批准文号,可以大量配制和储备,便于提高工作效率,减少患者取药等候的时间。协定处方配制的医疗机构制剂仅限于本单位使用。

知识链接

验方、单方和秘方

验方:又叫偏方,是历代文献未收载,而在民间长期积累流行的经验处方,简单有效。

单方:是比较简单的验方,只有一两味中药,

秘方:有一定的独特疗效,秘而不宣,是世代传内不传外的千古奇方。

二、医师处方

医师处方作为一种传递信息的特殊医疗文件,把医师对患者用药信息传递给药师,以便药师按医师的意图为患者调配药品及讲解药品的使用方法。医师处方既体现了医师的用药要求,又是药学专业技术人员调剂工作的凭证和依据。医师处方的调配、使用技能,与患者的安全用药、合理用药、有效用药、经济用药息息相关,贯穿药品调剂工作的每个环节,是药品调剂工作的重要内容。药学专业技术人员只有掌握处方管理应用的具体要求,才能完成药品调剂工作,防范差错处方,保证合理调配药品,保障患者的权益与用药安全。

(一)意义

处方具有法律性,因开具处方或调配处方所造成的医疗差错或事故,医生和药师需分别承担相应法律责任。医师具有诊断权和开具处方权,但无处方调配权;药师具有审核处方权和处方调配权,但无诊断权和开具处方权。因此要求医师和药师在处方上签字,以表示负责任。处方具有技术性,开具或调配处方者都必须经医药院校系统专业学习,并取得专业职业任职资格的医疗卫生技术人员承担。医师对患者做出明确的诊断后,根据医疗、预防、保健需要,按照诊疗规范、药品说明书中的药品适应证、药理作用、用法、用量、禁忌、不良反应和注意事项等,在安全、有效、经济的原则下,开具处方,处方记载了医师用药的名称、剂型、规格、数量。是药学技术人员审方、调配、发药,指导患者合理用药的依据。处方具有经济性,处方是药房统计医疗药品消耗及经济收入结账的凭证,是预算采购药品原始依据,是成本核算的资料;也是表明患者已交费,在治疗疾病过程中用药报销、查核(包括事故查核)的真实

凭证。

（二）种类

根据 2007 年 5 月 1 日实行的国家国家卫生和计划生育委员会颁布的《处方管理法》,目前处方可分为普通处方(白色,标有"普通"字样)、急诊处方(淡黄色,右上角标注"急诊")、儿科处方(淡绿色,右上角标注"儿科")、麻醉药品和第一类精神药品处方(淡红色,右上角标注"麻、精一")、第二类精神药品处方(白色,右上角标注"精二)和医疗保险处方(白色,标有"医疗保险处方"字样)。

（三）处方内容

处方标准由卫计委统一规定,处方格式由省、自治区、直辖市卫生行政部门统一制定,由医疗机构按规定的标准和格式印制。处方内容主要由前记、正文和后记三部分组成。

1. 前记 包括医疗机构名称、处方编号、患者姓名、性别、年龄、住址、科别、临床诊断、处方开具日期等。麻醉药品和第一类精神药品处方还应当包括患者身份证明号或委托人姓名、身份证号。

2. 正文 以 Rp 或 R(拉丁文 Recipe,"请取"的缩写)标示,是处方的重要组成部分,包括药品名称、剂型、规格、数量、用法用量。

3. 后记 医师签名或加盖专用签章,药品金额以及审核、调配、核对、发药、药师签名或者加盖专用签章。

三、处方的书写与监管保存

（一）处方书写的基本要求

1. 处方应该用蓝色或黑色钢笔或圆珠笔书写,应清晰、完整地填写患者一般情况,患者年龄应填写实足年龄,新生儿、婴幼儿写日、月龄,必要时要注明体重;应当注明临床诊断,特殊情况下,如一些诊断对心理产生影响的疾病、涉及患者隐私的疾病等,可使用国际疾病编码,并与病历记载一致。每张处方限一名患者使用。若需修改,必须在修改处签名并注明修改日期。

2. 药品名称可使用药品通用名称(监督管理部门批准并公布)、新活性化合物专利药品名称(只准首创(原研开发)企业使用专利药品名称,并应在中国申请有专利保护)、复方制剂药品名称,不能使用自行编制的药品缩写名称或者代号;书写药品名称、剂量、规格、用法、用量要准确规范,药品的用法可用规范的中文、英文、拉丁文或者缩写体书写,但不得使用"遵医嘱"、"自用"等含糊不清的字句。药品剂量与数量用阿拉伯数字书写(详见第四章第一节)。

3. 西药和中成药可以分别开具处方,也可以在同一张处方,中药饮片应当单独开具处方。开具西药、中成药处方时,每一种药品应当另起一行,每张处方不得超过 5 种药品;中药饮片处方一般按照"君、臣、佐、使"的顺序排列,调剂、煎煮要求注明在药品右上角或右下角,并加括号,如包煎、先煎、后下等;对饮片的产地、炮制有特殊要求的,应当在药品名称之前写明。

4. 药品用法用量应当按照药品说明书规定的常规用法用量使用,特殊情况需要超剂量使用时,应当注明原因并再次签名。

5. 开具处方后的空白处划一斜线以示处方完毕。

6. 处方医师的签名式样和专用签章应当与院内药学部门留样备查的式样相一致,不得任意改动,否则应当重新登记留样备案。

7. 医师利用计算机开具普通处方时,需同时打印纸质处方,其格式与手写处方一致,打印处方经签名才有效。

(二) 用量

普通处方一般不得超过 7 日用量;急诊处方一般不得超过 3 日用量;对于某些慢性病、老年病或特殊情况,处方用量可适当延长,但必须由医生注明理由。麻醉药品、精神药品、医疗用毒性药品、放射性药品的处方用量应当严格执行国家有关规定:

1. 门(急)诊患者开具的麻醉药品注射剂,每张处方为一次常用量;控缓释制剂,每张处方不得超过 7 日常用量;其他剂型,每张处方不得超过 3 日常用量。

2. 第一类精神药品注射剂,每张处方为一次常用量;控缓释制剂,每张处方不得超过 7 日常用量;其他剂型,每张处方不得超过 3 日常用量。哌甲酯用于治疗儿童多动症时,每张处方不得超过 30 日常用量。

3. 第二类精神药品一般每张处方不得超过 7 日常用量;对于慢性病或某些特殊情况的患者,处方用量可以适当延长,医师应当注明理由。

4. 为门(急)诊癌症疼痛患者和中、重度慢性疼痛患者开具的麻醉药品、第一类精神药品注射剂,每张处方不得超过 3 日常用量;缓控释制剂,每张处方不得超过 15 日常用量;其他剂型,每张处方不得超过 7 日常用量。

5. 为住院患者开具的麻醉药品和第一类精神药品处方应当逐日开具,每张处方为 1 日常用量。对于需要特别加强管制的麻醉药品,如盐酸二氢埃托啡处方为一次常用量,仅限于二级以上医院内使用;盐酸哌替啶处方为一次常用量,仅限于医疗机构内使用。

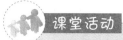 课堂活动

若现在拿一张处方给大家看,能看明白吗?想想我们看不明白的原因主要是什么呢?

处方中常见的外文缩写及其含义见表 3-1。

表 3-1　处方中常见的外文缩写及其含义

外文缩写	中文含义	外文缩写	中文含义
		名词	
aa	各、各个	Liq.	液,溶液
Add.	加至	NS	生理盐水
Ad.	加	O.D.	右眼
Aq.	水,水剂	O.S.	左眼
aq.dest	蒸馏水	O.L.	左眼
Prim.vic.No2	首剂加倍	O.U.	双眼
Dos.	剂量	Sig.	标记(标明用法)
Co.	复方的,复合的	M.D.S.	混合,给予,标记
Dil.	稀释的,稀释	Sol.	溶液
a.u.a	用前振摇	No	数目
IU	国际单位	D.t.d.	给予同量
MFD	生产日期	D.s	给予,标记

续表

外文缩写	中文含义	外文缩写	中文含义
剂型			
gtt	滴、量滴、滴剂	Ue.ext.	外用
Amp.	安瓿	NS	生理盐水
Mist.	合剂	Cap.	胶囊（剂）
Tab.	片剂	Ung.	软膏剂
Gutt	滴眼液	Ocul	眼药膏
Syr	糖浆剂	Ini.	注射剂
Ol.	油剂	Emuls	乳剂
Supp	栓剂	Pil	丸剂
Tinct	酊剂	Pulv	散剂
Sol.	溶液剂	Neb.	喷雾剂
Gard	含漱剂	Lot.	洗剂
给药途径			
i.h	皮下注射	i.m	皮内注射
im.	肌内注射	A.s.t.!	皮试
i.v.	静脉注射	p.o.	口服
i.v.gtt	静脉滴注		
给药频次			
b.i.d.	每日 2 次	q.4h	每 4 小时
p.r.n	必要时	q.i.d.	每日 4 次
s.o.s	必要时	q.o.d.	隔日 1 次
q.d.	每日	St.	立即
q.h	每小时	t.i.d.	每日 3 次
q.m.	每天早晨	h.s.	睡前
a.c.	饭前服	p.c.	饭后服
Lent!	慢慢地！	Cito!	急速地！
p.m.	下午	q.s	适量
a.m.	上午		
h	小时		
用量单位			
g	克	ml	毫升
mg	毫克	L	升
μg	微克		

（三）处方有效期

处方开具当日有效。特殊情况下需延长有效期的，由开具处方的医师注明有效期限，但有效期最长不得超过 3 天。

（四）药品调剂的规则

药学专业技术人员应当对处方用药适宜性进行审核。包括下列内容：①对规定必须做皮试的药物,处方医师是否注明过敏试验及结果的判定;②处方用药与临床诊断的相符性;③剂量、用法;④剂型与给药途径;⑤是否有重复给药现象;⑥是否有潜在临床意义的药物相互作用和配伍禁忌。

药学专业技术人员经处方审核后,认为存在用药安全问题时,应告知处方医师,请其确认或重新开具处方,并记录在处方调剂问题专用记录表上,经办药学专业技术人员应当签名,同时注明时间。药学专业技术人员发现药品滥用或用药失误,应拒绝调剂,并及时告知处方医师,但不得擅自更改或者配发代用药品。对于发生严重药品滥用和用药失误的处方,药学专业技术人员应按有关规定报告。药学专业技术人员调剂处方时必须做到"四查十对"。发出药品时应按药品说明书或处方医嘱,向患者或其家属进行相应的用药交待与指导,包括每种药品的用法、用量、注意事项等。药学专业技术人员在完成处方调剂后,应当在处方上签名。药学专业技术人员对于不规范处方或不能判定其合法性的处方,不得调剂。

（五）处方的监管保存

处方由调剂、出售处方药品的医疗、预防、保健机构或药品零售企业妥善保存。普通处方、急诊处方、儿科处方保存 1 年,医疗用毒性药品、第二类精神药品及戒毒药品处方保留 2 年,麻醉药品处方和第一类精神药品保留 3 年。处方保存期满后,经医疗、预防、保健机构或药品零售企业主管领导批准、登记备案后方可销毁。

 点滴积累

1. 处方是指由医师在诊疗活动中为某一特定患者预防、治疗或其他需要而开具的用药指令,由药师调配,并作为患者用药凭证的医疗文书,具有法律、技术和经济上的意义。
2. 处方类别包括普通处方、急诊处方、儿科处方、麻醉药品和第一类精神药品处方、第二类精神药品处方和医疗保险处方。
3. 处方格式由前记、正文、后记三部分组成。
4. 处方开具当日有效,有效期最长不超过 3 天。
5. 普通处方、急诊处方、儿科处方保存 1 年,医疗用毒性药品、第二类精神药品及戒毒药品处方保留 2 年,麻醉药品处方和第一类精神药品保留 3 年。

第二节 差错处方的防范与处理

一、处方差错的原因

处方差错成因首先是医药人员缺乏工作严谨性,对于一些易发生混淆、易忽视的情况未加注意,或是图省事方便未尽到告知义务,甚至发生工作差错。具体原因有:①药名接近、药品包装相似都易造成差错。如将"丽珠得乐"误发为"丽珠星";将"薄荷油滴鼻液"误发为"酚甘油滴耳液"等;②药师审方过程中没注意规定必须做皮试的药品、处方医师是否注明过敏试验及结果的判定、处方用药与临床诊断的相符性,例如患者咳嗽,但无感染诊断,给予阿奇霉素口服;没仔细审核剂量、用法的正确性和选用剂型与给药途径的合理性,例如硫酸镁注射剂用于抗癫痫,口服用于导泻;没留意重复给药现象,例如维 C 银翘片含有氯苯那敏,处方同时又开出氯苯那敏;没注意有潜在临床意义的药物相互作用和配伍禁忌,例如呋塞米与万古霉素合用,可增加耳毒性;③注意力不集中没交代清楚药物用法、用量、注意事项,甚至在药袋书写或粘贴标签时产生差错。

其次是医药人员专业技术水平低,从业人员未经严格系统的专业训练和教育,专业技术水平较低,业务不熟而造成差错。另外医疗机构管理制度不到位,医疗机构对处方书写和调剂重视不够,缺乏有效的管理制度,工作态度松散,处方辨认不清,药品放置混乱也可造成差错。

最后是工作环境较复杂,医院是一个人员多而杂的公众场所,当患者、家属较多时,噪音较大,可能会使医师开方分神写错方而造成差错。

二、差错处方防范措施

加强思想教育,强化医药专业技术人员的职业道德和工作责任,牢记"安全第一"、"以人为本"的理念,真心为患者提供优质服务。提高医药专业技术人员的专业水平,熟悉每一种药,耐心指导患者用药,只有具有高素质高专业水平,才能在忙碌的工作中,在较短的时间内发现处方中的问题减少差错。

(一) 建立处方点评制度

为规范医院处方管理,提高处方质量,促进合理用药,保障医疗安全,可根据《执业医师法》、《处方管理办法》、《医院处方点评管理规范(试行)》等相关法律、法规、规章及结合各医院的实际情况,制定处方点评制度。主要是针对处方书写的规范性及药物临床使用的适宜性(用药适应证、药物选择、给药途径、用法用量、药物相互作用、配伍禁忌等)进行评价,促进临床药物合理应用的过程。

一般由院长负责成立点评领导小组。药剂科依据《处方管理办法》《抗菌药物临床应用指导原则》、药品说明书等,按处方点评要求的内容,对经药剂科抽查出的明显的"问题处方"(包括住院医嘱)进行点评,发现不合理用药处方(医嘱),提出合理化建议。同时处方点评小组应当按照医院确定的处方抽样方法随机抽取处方,并按照《处方点评个案分析表》(表3-2)对各科室处方进行点评。

对不按规定开具处方,造成严重后果;不按规定使用药品,造成严重后果;开具处方牟取私利,应当按照相关法律、法规、规章给予相应处罚。药师未按规定审核处方、调剂药品、进行用药交待或未对不合理处方进行有效干预的,对患者造成严重损害的,应当依法给予相应处罚。

(二) 建立处方动态监测制度

为加强医院的药品临床使用管理,建立规范临床用药机制,提高临床合理用药水平,节约药品资源,可根据《处方管理办法》《抗菌药物临床应用管理办法》制定医院临床用药动态监控制度。

1. 医院药学部门应每月(季度)对药品使用情况进行统计,并公示以下内容:①公示各临床科室药品使用比例、新农合药品使用比例、国家基本药物使用比例等情况;②公示医院药品使用排位情况表;③公示住院部用药与门诊药品使用排位情况表;④公示抗菌药物临床使用排位情况表;⑤公示医院、科室和医师抗菌药物使用量、使用率和使用强度等情况;⑥公示使用金额排序药品及相对应药品用量排序医师情况;⑦公示医院临床使用药品波动幅度过大的品种。

表 3-2　处方点评个案分析表

处方点评人：_____　　　　专业：_____　　　　处方点评日期：_____

处方编号 / 住院号：			就诊日期：	
科室：		处方医师姓名：	处方医师职称：	
患者基本情况	性别：_____　　　　年龄：_____　　　　诊断：_____			
	既往药物过敏史：　　　　　　是否特殊人群：			

患者用药情况	使用药品	药品名称	剂型及用法	用药起止时间	用药指征

处方缺陷类型	1. 未按《处方管理办法》规定的普通、急诊、儿科、麻醉精神药品等处方样式开具处方
	2. 处方前记一般项目未按要求填写完整,如缺性别、年龄等。麻醉药品、第一类精神药品处方缺身份证明编号、代办人姓名或代办人身份证明编号
	3. 新生儿、婴幼儿未写日、月龄,必要时未注明体重
	4. 未注明临床诊断或临床诊断不规范、不具体,特殊情况除外
	5. 药品名称未使用规范中文名称或英文名称
	6. 未书写药品剂型、规格,或药品剂型、规格未按最基本剂量单位书写,如片剂、丸剂、胶囊剂、冲剂未以片、丸、粒、袋为单位等
	7. 药品数量未用阿拉伯数字书写,剂量未用法定剂量单位
	8. 一般处方超过 7 日用量,或急诊处方超过 3 日用量,且医师未注明理由
	9. 一张处方超过 5 种药品
	10. 药品用法用量未按照药品说明书规定的常规用法用量使用;特殊情况需要超剂量使用时,未注明原因或未再次签名
	11. 开具处方后的空白处未划一斜线以示处方完毕
	12. 用法、用量未准确规范地书写,如使用"遵医嘱"、"自用"、"外用"和"按说明书用"等模糊不清的字句
	13. 需进行皮试的药品,处方上无皮试标识及注明皮试结果
	14. 医师未签全名,执业助理医师开具的处方无执业医师签名。处方调配无药士(师)签名或加盖专用签章,处方审核、核对、发药无药师签名或加盖专用签章
	15. 写字迹难以辨认,或修改处方缺签名及注明修改日期;其他项目书写有缺项
	16. 临床诊断与选药不相符;药品有明显禁忌证而开具
	17. 未按《抗菌药物临床应用指导原则》要求开具抗菌药物
	18. 药品间有配伍禁忌和相互作用
	19. 注射剂(粉针)溶媒选择不当
	20. 药品的用法和用量中有剂量不正确,用药次数不合理,用药途径不适宜
	21. 其他情况

存在的问题	

2. 对超常药品使用的管理　包括：①限购、限用或暂停使用临床用量连续增长幅度过大的药品、对频繁超适应证、超剂量使用的抗菌药物；②处方监控，以抽查的方式，对高额"大处方"、无适应证用药、无正当理由开具高价药的、无正当理由超说明书用药的、无正当理由为同一患者开具2种以上药理机制相同药物的、普通门诊处方用量超过7天、急诊处方用量超过3天和慢性病处方超过一个月用量的处方进行调查统计分析并公开点评。

3. 对不合格处方、不合理用药的干预　在确保患者的用药安全与及时用药的原则下，制定不合格处方、不合理用药的干预制度，包括：①门诊不合格处方的一般处理是通过"四查十对"，发现明显用药错误、配伍禁忌的不予调剂，原处方退回。处方医师更改后调剂。若属于书写规范不合格的情况，在不影响患者用药的情况下，调剂发药。而后通知门诊部，由处方医师在调剂室更改；②住院患者不合理用药医嘱的处理是当检查出不合理用药医嘱单记录时应通知医嘱处方医生，临床药学查房发现的问题及时与医嘱医师沟通、修改。

（三）制定合理的药房管理制度

1. 药品合理上架　药品摆放要整洁合理，井井有条，不把药品外包装相似的药品摆放在一路，实施分类摆放，对于药名接近、药品包装相似、有特殊用法用量的药品应放置"出格注重"、"温馨提醒"等字样的指示牌，避免药剂人员因外观相似而疏忽大意，造成差错。定时盘点药品，如：①领药计划要尽可能全面和适量，避免药品积压或缺药；②凭领药申请单到药库领取药品，在填写药品请领单时，字迹要清晰明了；③领药时应仔细核对药库发出的药品（材料），领取的药品及时点验，检查质量和有效期，核实品种、规格、数量等，如发现有问题药品及时联系药库予以解决，防止不合格的药品或材料进入药房；④及时将领回来的药品上架归位，同时告知相关人员；⑤临床上特殊需要、抢救、急用药品时，与药库及时联系，确保患者用药；⑥麻醉药品、精神药品的领用按照有关规定进行请领和管理。

2. 药师正确调剂　药师审方、调配、复核、发药，主要工作内容有：①调配前必须根据医师处方，进行审核处方，坚持"四查十对"。有疑问时不要凭空猜测，可咨询上级药师或电话联系处方医师，确保处方无误；②调配时必须配齐一张处方的药品后再取下一张处方，以免发生混淆；③贴服药标签时，将服用方法、使用剂量详细写在瓶签或药袋上，再次与处方逐一核对，若发现调配错误，应将药品退回配方人，并提醒配方人注意；④发药前应确认患者的身份，以确保药品发给相应的患者，同时按处方要求耐心向患者或患者家属说明每一种药品的服用方法、服用剂量、服药时的注意事项和可能出现的不良反应，以及当出现不良反应时，简单的应对处理方法。对理解服药标签有困难的患者或老年人，需耐心仔细地说明用法并辅以服药标签；⑤在咨询服务中确认患者或家属已了解用药方法。

 案例分析

案例

　　小兰是某药店的店长，某天顾客特别多，突然有一个顾客手拿本店的票据和曲安奈德益康唑乳膏，气冲冲地说要找店长，要投诉药店工作人员没专业水平，处方是联苯苄唑凝胶却给了曲安奈德益康唑乳膏，怎能拿患者的生命当儿戏……，经了解原来是联苯苄唑凝胶与曲安奈德益康唑乳膏的外包装太相似（见书末彩图1），且放在同一药品架上，由于顾客多而发错药了。后来小兰根据相关的规定合理解决了此差错事故。

分析

处方中"联苄唑凝胶"调配时错配成"曲安奈德益康唑乳膏"差错的原因是：

1. 包装相似容易混淆，药品上架不合理。

2. 工作环境吵杂，影响药学专业技术人员调剂。

3. 药学专业技术人员工作缺乏严谨性，没按照审方、调配、发药、复核程序操作。

三、差错处方的处理方法

　　所有调配差错必须及时向部门负责人报告，进行登记，明确责任，并由部门负责人向药房主任报告，及时与患者的家属联系更正错误，并致歉（如发生严重的不良反应或事故，应及时通报医院主管领导并采取相应措施）。部门负责人应调查差错产生的经过、原因、责任人，分析出现差错危害的程度和处理结果。差错的处理应遵循下列步骤：①建立本单位的差错处理预案；②当患者或护士反映药品差错时，必须立即核对相关的处方和药品；如果是发错了药品或错发给患者，应立即按照本单位的差错处理预案迅速处理并上报部门负责人；③根据差错后果的严重程度，分别采取救助措施，如请相关医师帮助救治、到病房或患者家中更换、致歉、随访、取得谅解；④认真总结经验，对引起差错的环节进行改进，制定出防止再次发生的措施。

 学以致用

工作场景

　　早上在医院药房上班的小云收到一位大叔的处方，小云看到处方单上面的日期是四天前的，就告诉大叔说这张处方单已经过期无效，得让医生重新开一张。大叔表示不满，但还是让医生重新开了一张处方单。并向医生抱怨小云拒绝调配的事。医生告诉大叔："幸亏药房没有调配，要不您这病就得加重了。因为之前得的是风热咳嗽，现在已经转为风寒咳嗽了。我给您开的新药方与旧药方的药性正好是相反的。"

知识运用

1. 处方的有效期为当天有效，如有特殊原因可由医生注明延长至 3 天有效。

2. 因为病情会随着时间改变，处方也应针对病情而有所改变。

 点滴积累

　　差错处方的防范措施：①建立处方点评制度；②建立处方动态监测制度；③制定合理的药房管理制度。

 目标检测

一、单项选择题

1. 处方的组成包括（　　　）

　　A. 患者姓名、性别、年龄、病历号

    B. 医院名称、患者姓名、药品名、剂型、规格、数量

    C. 处方前记、处方正文和处方后记三部分

    D. 患者姓名、药品名、医师和药师签字

2. 医师开具处方应当使用（　　　）

    A. 通用名、商品名、国家卫生和计划生育委员会宣布的药品习惯名称

    B. 通用名、新活性化合物的专利药品名称、卫计委宣布的药品习惯名称

    C. 通用名、商标名、商品名、有效成分

    D. 通用名、商标名、商品名

3. 关于处方书写的说法错误的是（　　　）

    A. 每张处方只限于一名患者用药

    B. 处方一律用规范的中文或英文名称书写

    C. 医师开具处方时,除特别情况外必须注明临床诊断

    D. 开具麻醉药品处方时,不需要病历记录

4. 对处方审核形式的说法不准确的是（　　　）

    A. 药学专业技术人员须凭医师处方调剂药品

    B. 只有取得药学专业技术资格者方可从事处方调剂工作

    C. 药学专业技术人员应确认处方的合法性

    D. 药学专业技术人员可以非经医师处方调剂

5. "四查十对"的内容不包括（　　　）

    A. 查处方,对科别、姓名、年龄

    B. 查药品,对药名、剂型、规格、数量

    C. 查药物相互作用,对药品包装、使用方法

    D. 查配伍禁忌,对药品性状、用法用量

6. 开具西药、中成药处方,每一种药品应当另起一行,每张处方不得超过（　　　）种药品

    A. 3　　　　　　　　B. 4　　　　　　　　C. 5　　　　　　　　D. 6

7. 处方开具当日有效。特殊情况下需延长有效期的,由开具处方的医师注明有效期限,但有效期最长不得超过（　　　）天

    A. 2　　　　　　　　B. 3　　　　　　　　C. 4　　　　　　　　D. 5

8. 普通处方、急诊处方、儿科处方保存期限为（　　　）年

    A. 1　　　　　　　　B. 2　　　　　　　　C. 3　　　　　　　　D. 4

9. 医疗机构应当根据麻醉药品和精神药品处方开具情况,按照麻醉药品和精神药品品种、规格对其消耗量进行专册登记,专册保存期限为（　　　）年

    A. 1　　　　　　　　B. 2　　　　　　　　C. 3　　　　　　　　D. 4

10. 普通处方的印刷用纸为（　　　）

    A. 白色　　　　　　B. 淡黄色　　　　　C. 淡绿色　　　　　D. 淡红色

11. 第二类精神药品处方印刷用纸为（　　　）

    A. 白色　　　　　　B. 淡黄色　　　　　C. 淡绿色　　　　　D. 淡红色

12. 第一类精神药品注射剂,每张处方为（　　　）次常用量

    A. 1　　　　　　　　B. 7　　　　　　　　C. 3　　　　　　　　D. 15

13. 控缓释制剂,每张处方不得超过( )日常用量
    A. 1   B. 7   C. 3   D. 15

14. 哌甲酯用于治疗儿童多动症时,每张处方不得超过( )日常用量
    A. 1   B. 7   C. 3   D. 30

15. 麻醉和第一类精神药品处方印刷用纸为( )
    A. 白色   B. 淡黄色   C. 淡绿色   D. 淡红色

二、是非判断题

1. 处方包括医疗机构病区用药医嘱单。( )

2. 药师应当按照操作规程调剂处方药品:向患者交付药品时,按照药品说明书或者处方用法,进行用药交待与指导,包括每种药品的用法、用量、注意事项等。( )

3. 医师书写处方字迹清楚,不得涂改;如需修改,应当在修改处签名并注明修改日期。( )

4. 西药和中成药可以分别开具处方,也可以开具一张处方,中药饮片应当单独开具处方。( )

5. 药品用法用量应当按照药品说明书规定的常规用法用量使用,特殊情况需要超剂量使用时,应当注明原因并再次签名。( )

(区门秀　卢楚霞)

第四章　药品剂量与用法

学习目标

1. 掌握有关药品的用量、计算以及汤剂的用药方法。
2. 熟悉药品的给药途径,中药用量、化学药品、中成药的使用方法,中药计量工具的使用方法。
3. 了解中药计量工具的类别。
4. 学会中药主要计量工具戥称的使用方法。
5. 具有服务患者的意识,并仔细告知有关药物使用剂量、服用方法的注意事项。

导学情景

情景描述:

小王是在零售药店工作不久的药剂专业毕业学生,他在工作中经常遇到不少老年患者咨询:"降糖药该怎么吃啊?""我的降压药早上吃好还是晚上吃好?""我的治胃病的药是饭前吃还是饭后吃?"……小王根据学校所学的有关知识都会做出耐心的解释。其实,这些有关药物的用药方法都是非常有学问的,同时对药物的治疗效果影响又非常大。

学前导语:

药物正确的使用剂量与服用方法,对最终药物能否达到预期的治疗效果、能否尽量降低药物的不良反应,以及能否提高患者的依从性都有至关重要的作用。本章着重介绍有关药品使用剂量与服用方法等基本知识,指导合理正确的使用药物。

第一节　药品的使用剂量

一、药品和用法用量的管理规定

我国《药品管理法》对药品的定义描述为:药品是指用于预防、治疗、诊断人的疾病,有目的地调节人的生理机能并规定有适应证或者功能主治、用法和用量的物质,包括中药材、中药饮片、中成药、化学原料药及其制剂、抗生素、生化药品、放射性药品、血清、疫苗、血液制品和诊断药品等。其中,规定了药品的种类,并明确了药品必须规定有严格的用法和用量。

在国家《处方管理办法》"第二章处方管理的一般规定"中的第七条,对处方中药品的剂量与数量也做出了详细的规定,如剂量应当使用法定计量单位:重量以克(g)、毫克(mg)、微克(μg)、纳克(ng)为单位;容量以升(L)、毫升(ml)为单位;国际单位(IU)、单位(U);中药饮片以克(g)为单位。片剂、丸剂、胶囊剂、颗粒剂分别以片、丸、粒、袋为单位;溶液剂以支、瓶为单位;软膏及乳膏剂以支、盒为单位;注射剂以支、瓶为单位,应当注明含量;中药饮片以剂为单位。

国家在很多管理条例如《抗菌药物临床应用指导原则》、《抗菌药物临床应用管理办法》、《医院处方点评管理规范(试行)》、《医院中药饮片管理规范》和《医疗用毒性药品管理办法》中,都对有关药品的使用剂量、使用方法进行了强调。世界卫生组织(WHO)提出的合理用药标准第四条也明确提出:以准确的剂量,正确的用法和用药时间服用药物。以上充分看出药物正确的使用剂量与服用方法,对药物能否充分发挥临床治疗效果是至关重要的。

 知识链接

WHO 提出的合理用药五个标准

1987 年世界卫生组织提出的合理用药标准有五条:①开具处方的药物应适宜;②在适宜的时间,以公众能支付的价格保证药物供应;③正确地调剂处方;④以准确的剂量,正确的用法和用药时间服用药物;⑤确保药物质量安全有效。

二、药品的用量

药品的用量一般是指药品在临床应用时的使用剂量。在药理学理论中,针对剂量的概念有不同的描述,如最小有效量、治疗量、极量、中毒量等。最小有效量(也称阈剂量或阈浓度)是出现疗效所需的最小剂量。极量是引起最大效应而不发生中毒的剂量,即安全用药的极限量。治疗量即指药物的常用量,是临床常用的有效剂量范围,一般为介于最小有效量和极量之间的量,一般情况下治疗量不应超过极量。最小中毒量是超过极量,并能产生中毒症状,引起轻度中毒的量。

一般药品(包括中成药、化学药制剂、抗生素、生化药品等)在说明书中都明确规定有使用剂量,所标剂量是按照国家研发规定严格制定的,有科学可信的试验数据支撑,无论医生临床用药或患者自行购买使用,都应按照说明书的规定剂量用药。然而由于病情轻重、病势缓急、病程长短、患者体质强弱等因素,在用药时也要因病、因药、因人、因时而宜,合理确定药品的使用剂量,才能取得良好的治疗效果,达到安全有效的用药目的。

中成药大多数由原生中药材饮片制成,毒性低,安全系数大,但临床报道由于医生用量过大,或长期连续用药而引起中成药中毒的病例屡见不鲜。因此,临床医师必须结合患者的个体特点,确定最佳用量,防止用量过小,药力不足或用量过大出现毒副作用的现象。

另外,抗菌药物是临床最广泛应用的药物之一,为保障患者用药安全及减少细菌耐药性,国家相关部门制订了《抗菌药物临床应用指导原则》,对抗菌药物给药剂量做了指导性建议,主要包括:须按各种抗菌药物的治疗剂量范围给药,治疗重症感染(如败血症、感染性心内膜炎等)和抗菌药物不易达到的部位的感染(如中枢神经系统感染等),抗菌药物剂量宜较大(治疗剂量范围高限);而治疗单纯性尿路感染时,由于多数药物尿药浓度远高于血药浓度,则可应用较小剂量(治疗剂量范围低限)。

三、中药的用量

中药的用量,主要是指每味中药的成人一日量,即临床应用时的分量。除特别注明外,每味药物标明的用量,都是指干燥后的中药饮片在汤剂中成人一日内的用量。有时也指方剂中每味药之间的比较分量,也即相对剂量。中药的用量是否得当,是能否确保用药安全、有效的重要因素之一。临床上主要依据以下几种具体情况来确定中药的具体用量。

(一)药物性质

1. 药材质地与剂量有关　一般来说,花、叶、皮、枝类质轻的药,用量宜小(无毒药一般用量为3~10g);矿物、贝壳、甲壳、化石类质重的药,用量宜重(无毒性一般用量为10~30g)。

2. 药物性味与剂量有关　性味淡薄、作用温和药物,用量可稍重;性味浓厚,作用强烈药物,用量则宜轻。

3. 药材质量与剂量有关　质优者药力充足,用量勿需过大;质次者药力不足,用量可大一些。

4. 药材有毒无毒与剂量有关　无毒者用量变化幅度可稍大,毒性大者应将剂量严格控制在安全范围内,开始时用量宜轻,逐渐加量,一旦病情好转后,应当立即减量或停服,防止过量。如药典规定制川乌的使用剂量是1.5~3g,有学者统计了157例乌头类中药中毒病例,其平均使用剂量为22.94g,超过常规用量7.65~15.69倍。因此应针对病情的轻重缓急、患者的体质强弱,正确使用药物,中病即止,不可过服,以防过量和蓄积中毒。

案例分析

案例

一男性患者,67岁,3天前因风湿性关节炎,腿痛,开始服某诊所处方汤剂(内含川乌9g),服第三剂1小时后出现恶心、呕吐咖啡样物5~6次,双上肢麻木、乏力、心慌、胸闷,随后在6小时入院治疗。后该患者被诊断为急性川乌中毒、急性上消化道出血。

分析

川乌为毛茛科植物,功能为祛风除湿,温经止痛。临床用常用其炮制品以减小毒性(如附子:盐附子、黑顺片、淡附片、白附片)。川乌含乌头类生物碱,在治疗过程中,往往因服药过量,导致中毒,中毒表现为唇、舌、颜面、四肢麻木及流涎、呕吐、烦躁、心慌、心率减慢或心动过速、肤冷、血压下降、早期瞳孔缩小后放大、肌肉强直、呼吸痉挛、窒息而危及生命。

中毒原因分析大致有:①煎煮时间太短:乌头类入煎剂,一般要求久煎,即煎煮1小时以上,可减低其毒性;②用药过量:药典规定制川乌常用量是1.5~3g,附子3~15g;③配伍不当或用药时间过长:川乌、草乌、附子药学成分相似,如同时服用,易中毒;长期服用含乌头类的中药汤剂和中成药,也易蓄积中毒;④药物炮制不当:乌头类禁生用,生用多指外用。

5. 新鲜的动、植物药材一般用量也较大,无毒性的一般用量为30~60g;干燥的药材用量应小,通常新鲜药材剂量为干品的2~4倍。

（二）药物的剂型、配伍、用药目的

一般情况下，药物单味应用时，用量可较大；入复方应用，用量可略小。同一药在方剂中作主药时，一般较之作辅药时用量为重。剂型方面，多数药物作汤剂时，因其有效成分多不能完全溶解，故用量一般较之作丸、散剂时的服用量为重。临床用药时，由于用药目的不同，同一药物的用量也可不同，如槟榔，用以消积、行气、利水，常用剂量为6~15g；而用以杀姜片虫、绦虫时，即须用到60~120g。

（三）患者个体差异

根据患者年龄大小、性别差异、体质强弱、病程长短、病情轻重、病势缓急来调整药物剂量。

另外，在患者方面还应考虑到患者在职业、生活习惯等方面的差异。如体力劳动者的腠理一般较脑力劳动者的致密，使用发汗解表药时，对体力劳动者用量可较脑力劳动者稍重一些。

在确定药物剂量时，除应注意上述因素外，还应考虑到季节、气候及居处的自然环境等方面的因素，做到"因时制宜"、"因地制宜"，如夏季发汗解表药及辛热药不宜多用，冬季用量则可以稍大；夏季苦寒降火药用量宜重，冬季用量则用量宜轻。

另外，对毒性中药饮片的剂量使用，更应严格确定。我国《医疗用毒性药品管理办法》所列毒性中药共28种，毒性中药饮片需严格按照规定剂量使用，确保用药安全。毒性中药品种及常用剂量见表4-1。

表4-1　毒性中药品种及常用剂量

品种	常用剂量	品种	常用剂量
砒石（红信石、白石、信石）	0.002~0.004g，入丸散，外用研末	生马钱子（番木鳖）	0.3~0.6g，炮制后入丸散
砒霜（人信，信石）	0.009g，多入丸散，外用适量	天仙子（莨菪子）	0.06~0.6g 多入丸散
红粉	为外用药，用时研成细粉	闹羊花（羊踯躅）	0.6~1.5g，浸酒或入丸散，外用
水银	外用适量	生甘遂	0.5~1g，炮制后多入丸散，生品外用
轻粉	内服每次0.1~0.2g，一日1~2次，多入丸剂或胶囊，服后漱口。外用适量，研末撒敷患处	洋金花（凤茄花，曼陀罗花）	0.3~0.6g，入丸散制剂，外用适量
白降丹	外用适量	蟾酥	0.015~0.03g，多用丸散，外用适量不可入目
雄黄	0.05~0.1g，多入丸散，外入适量，研末撒敷或香油调涂敷患处	红娘虫	0.05~0.1g，外用适量
生草乌	外用适量	青娘虫	0.05~0.1g，外用适量
生川乌	外用适量	生千金子	1~2g，制霜入丸散，外用适量
生白附子	外用适量	生狼毒	0.5~1.5g
生附子	外用适量	斑蝥	0.03~0.06g，炮制后多入丸散服，外用生品适量，研末敷贴，或酒、醋浸涂，或作发泡用

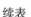

续表

品种	常用剂量	品种	常用剂量
生半夏	外用适量,磨汁涂或研末以酒调敷患处	雪上一枝蒿	0.06~0.12g,研末或浸酒内服,酒浸外搽
生天南星	外用适量,研末以醋或酒调敷患处	藤黄	0.03~0.06g,多入丸散
生巴豆	制成霜入药,0.1~0.3g多入丸散,生巴豆外用	红升丹	外用适量

除了毒性大的药物,泻下、行气、活血作用峻猛的药物,以及精制药和某些贵重药外,一般中药常用内服剂量为 5~10g。

四、药品用量的计算方法

(一) 中药剂量的换算

中药的计量单位,古代有重量(如斤、两、钱、分、厘等)、数量(如片、条、枚、支、角、只等)、度量(如尺、寸等)及容量(如斗、升、合、勺等)多种计量方法。明清后普遍采用 16 进位制。现在我国对中药计量单位一律采用以"克"为单位的公制。为了方便处方和调剂计算方便,特别是古方剂量的换算,通常按规定以如下近似值进行换算,即:

1 市斤 =16 两(16 位制)=500g

1 两 =10 钱 =31.25g≈30g

1 钱 =10 分 =3.125g≈3g

1 分 =10 厘 =0.3125g≈0.3g

1 厘 =0.03125g≈0.03g

目前,我国民间习用的市制计量单位为 10 进位制,即:1 斤 =10 两 =500g。

(二) 特殊人群的剂量换算

一些特殊人群,如婴幼儿、儿童、老年人由于生理机能方面的不同,在用药剂量应特别注意调整。儿童的体重、身高和体表面积随着年龄的增加而变化,不同年龄的儿童用药剂量存在较大的差别,处于生长发育阶段儿童,许多脏器(如心、肝、肾)、神经系统功能发育尚不完全,对多数药物极为敏感,用药不当或剂量不当都会对机体重要器官带来严重损害,所以,选择最佳的治疗剂量极为重要,使用药物时应根据体重、年龄或体表面积对用药剂量进行换算及调整。

老年人因机体各器官功能趋于减弱、退化和萎缩,药物的吸收、分布、代谢、排泄都会发生不同程度的改变。首先由于胃、肠功能减弱,胃酸分泌减少,排空延迟,从而使药物吸收减慢,其次由于老年人体内总水分与肌肉组织减少,在按体重或体表面积给药时,会出现较高血药浓度,另外,脂肪的增加使得脂溶性药物也易在体内蓄积,如巴比妥类药物。同时由于老年人肝、肾功能下降,使药物的代谢与排泄也受到极大影响,如果不调整剂量,仍按照一般成人剂量服用势必会导致严重的不良后果。

目前我国相当多的药品只规定了成人剂量,药典对此采用老幼剂量折算表(表 4-2),按年龄对用药剂量进行换算。

表 4-2　老幼用药剂量折算表

年龄	剂量	年龄	剂量
初生 ~1 个月	成人剂量 1/18~1/14	4 岁 ~	成人剂量 1/3~2/5
1 个月 ~6 个月	成人剂量 1/14~1/7	9 岁 ~	成人剂量 1/2~2/3
6 个月 ~1 岁	成人剂量 1/7~1/5	14 岁 ~	成人剂量的 2/3 至全量
1 岁 ~	成人剂量 1/5~1/4	18 岁 ~	成人剂量的 3/4 至全量
2 岁 ~	成人剂量 1/4~1/3	60 岁 ~	成人剂量的 3/4

另外，在我国儿童用药剂量还可以按体重和体表面积进行计算。

1. 按儿童体重计算

（1）按儿童体重计算：如果药典或说明书规定有儿童每千克体重用药剂量，则：儿童每次（日）剂量 = 儿童体重 × 每次（日）剂量 /kg。

（2）根据成人剂量按儿童体重计算：若不知儿童每千克体重用药剂量，则按照：儿童剂量 = 成人剂量 × 儿童体重 /70kg，进行计算。

用体重计算剂量，对年幼儿求得的剂量偏小，而对年长儿，特别是体重过重者，求得剂量偏大。因此计算剂量时应同时考虑年龄因素，年龄越小所需剂量应相对大些，故常以高限数值计算。例如地高辛的口服用量，2 岁以下 0.06~0.08mg/kg，2 岁以上为 0.04~0.06mg/kg，这是因为药物代谢与体表面积有关，年龄越小，体表面积相对越大，则用药量相对较多。较大儿童按体重计算，所得剂量超过成人剂量时，以成人剂量为限。

2. 按体表面积计算

（1）药品说明书按体表面积已推荐儿童用量

$$儿童剂量 = 儿童体表面积（m^2） × 每次（日）剂量 /m^2$$

（2）药品说明书未按体表面积推荐儿童用量

$$儿童剂量 = 成人剂量 × 儿童体表面积（m^2）/1.73m^2$$

上式中 $1.73m^2$ 是成人按 70kg 体重计算出的体表面积（BSA）。儿童的体表面积可以根据体重或年龄来计算：

体重低于 30kg 的儿童　　　$BSA（m^2） = （年龄 +5） × 0.07$

　　　　　　　　　　　　或 $BSA（m^2） = 0.035 × 体重 +0.1$

体重大于 30kg 的儿童，在 30kg 体重的 $BSA=1.15m^2$ 的基础上，每增加体重 5kg，BSA 增加 $0.1m^2$。

由于很多生理过程（如基础代谢、肾小球滤过率等）与体表面积的关系比与体重、年龄更为密切，因此按体表面积计算剂量更为合理，适用于各个年龄段，包括新生儿至成年人，即不论任何年龄，其每平方米体表面积的用药剂量是相同的。尤其适用于安全范围窄、毒性较大的药物，如抗肿瘤药、激素等。

点滴积累

1. 药物的使用剂量，对能否充分发挥临床治疗作用是至关重要的。

2. 中药计量单位换算：

1 千克（kg）=1000 克（g）　　　　　1 克 =1000 毫克（mg）

1 毫克 =1000 微克（μg）

1 斤 =16 两（16 位制）=500g   1 两 =10 钱 ≈30g

1 钱 =10 分 ≈3g

3. 药品剂量的换算可用老幼剂量折算表，或根据儿童体重、体表面积进行换算。

第二节　药品的给药途径

临床上使用的药物剂型各不相同，各种剂型都有不同的给药途径和应用方法，一般分为经胃肠道给药途径和不经胃肠道给药途径。经胃肠道给药途径包括口服给药和直肠给药，不经胃肠道给药途径包括注射给药、呼吸道给药、皮肤给药、黏膜给药等，不同的给药途径，药物的作用速度、作用时间、作用强度、持续时间及毒副作用均有不同，所以了解不同给药途径是非常有意义的。不同给药途径（除静脉注射外，其没有吸收过程，直接进入血液循环，起效最快）药物吸收的速率按快慢排序依次为：吸入给药 > 舌下给药 > 肌内注射 > 皮下注射 > 口服给药 > 透皮给药。

一、外用给药

外用给药主要是指皮肤给药，供涂、敷、喷、搽或贴于皮肤表面上使用，临床上有很多剂型都是皮肤给药制剂，如软（乳）膏剂、凝胶剂、膏药、贴膏剂、透皮贴剂、洗剂、搽剂等，有些散剂、喷雾剂、气雾剂、酊剂、酒剂、锭剂也可外用给药。

外用给药大多是针对皮肤局部疾病的，起保护皮肤和局部治疗作用，如抗感染、抗过敏、止痒、止痛、收敛、杀菌、活血化瘀和局部麻醉等，但皮肤给药也可以达到全身治疗作用，如透皮贴剂作为全身作用的经皮给药系统，属长效的控释制剂，药物首先从制剂中释放并溶解在皮肤表面，进入角质层，再通过活性表皮，然后达到真皮，被毛细血管吸收进入血液循环发挥全身治疗作用。这种制剂释放速率相对保持恒定，不受胃肠道因素的影响，无首过作用，药物的吸收代谢个体差异较小，并可随时终止给药，临床上用于治疗重度慢性疼痛的芬太尼透皮贴剂（作用可持续 72 小时），用于治疗更年期综合征的半水合雌二醇贴片（作用可持续 7 天）都属此类。

二、口服给药

口服给药是临床上最常用的给药方式之一，药物口服后都要经过胃肠道吸收。胃肠道由胃、小肠、大肠三部分组成，胃的表面积较小，吸收的量有限，主要是一些弱酸性药物在胃中有一定吸收；小肠可分为十二指肠、空肠和回肠，小肠具有表面积大，约 200m²，因此小肠（特别是十二指肠）是药物吸收的主要部位；大肠包括盲肠、结肠和直肠，大肠表面积较小，不是药物吸收的主要部位。

药物口服后通过胃肠道上皮细胞进入全身循环系统发挥药效，影响胃肠道吸收的生理因素很多，包括胃肠道 pH、胃排空速率、胃肠道蠕动速度、血流速率和食物等。口服给药经胃肠道吸收后，大多数药物需经肝脏代谢后到达病灶部位发挥疗效，所以对某些首过效应比较强的药物不宜选择口服给药，如硝酸甘油等。口服给药的剂型有很多，包括片剂、胶囊剂、散剂、口服液、糖浆剂、丸剂、汤剂等。

三、舌下给药

舌下给药是将药物制剂置于舌下或嚼碎置于舌下,药物通过血流丰富的颊黏膜、舌下静脉吸收而迅速发挥药效的一种给药途径。舌下给药时,由于药物不经过胃肠道直接进入血液循环,因此可以避免口服给药的首过效应,同时因给药部位血流丰富,吸收迅速,见效很快,适合一些急症患者和某些经胃肠道、肝脏药效降低或失效的药物。临床上常见的心绞痛治疗药物硝酸甘油、速效救心丸,镇痛药二氢埃托啡,平喘药异丙肾上腺素等都是舌下给药制剂(口服均无效),给药后几分钟即可起效,常常用于急救,可以迅速缓解病情。另外硝苯地平、尼群地平、硝酸异山梨醇、卡多普利等药物,一般治疗时可口服给药,紧急危重情况也可舌下给药,快速起效。

舌下给药时应注意一定要将药片置于舌下或嚼碎置于舌下,切不可像吃糖果似的仅把药物含在嘴里,因为舌表面的舌苔和角质层很难吸收药物,而舌下黏膜丰富的静脉丛才利于药物的迅速吸收。如口腔干燥时可口含少许水,有利于药物溶解吸收。普通包衣片、胶囊剂如需舌下给药,不能直接放在舌下,应嚼碎或将胶囊壳去除后给药。

四、吸入给药

吸入给药制剂吸收的主要部位是在肺泡中进行,肺泡壁由单层上皮细胞组成,并与血流丰富的毛细血管紧密相连,加之肺泡总面积较大,药物在肺部可迅速吸收,并直接进入全身循环,不受首过效应的影响。但这类制剂的吸收所受影响因素也较复杂。此外,气管、支气管和终末细支气管等也有一定的吸收能力。

肺部吸入给药是防治哮喘、慢性阻塞性肺病等呼吸道疾病的首选给药方式,常见的吸入给药制剂包括定量吸入气雾剂、干粉吸入剂和雾化吸入剂,所用药物主要为 β_2 受体激动剂、抗胆碱药物、吸入性糖皮质激素及其复方制剂等。

五、注射给药

注射剂也是临床应用最多的剂型之一,有多种注射途径(图 4-1),其中除了血管内给药(静脉给药)没有吸收过程外,其他途径如皮内注射、皮下注射、肌内注射、腹腔注射等都存在吸收过程。由于注射部位的周围有丰富的血液或淋巴液循环,且影响吸收的因素比口服制剂要少,故一般注射给药吸收快,生物利用度也比较高,一些口服不吸收或在胃肠道易降解的药物,以及不能口服给药的患者,或需要快速起效的药物等,都可以采用不同部位的注射给药。

皮内注射的部位在皮肤的表皮与真皮之间,主要用来做过敏试验。皮下注射的部位在真皮与肌肉组织之间的皮下组织,注射部位通常位于上臂三角肌下缘、上臂

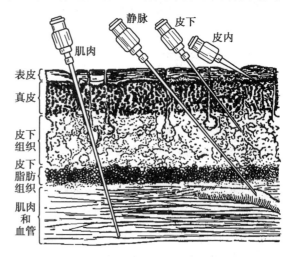

图 4-1　注射剂给药途径示意图

外侧、腹部、后背及大腿外侧方,临床上最常采用皮下注射的有胰岛素、预防接种及局部麻醉用药等。

影响注射部位吸收的因素较多。如药物的分子量,药物分子量越大吸收愈慢,其次注射部位的血流速率变化对吸收影响也很大,此外,还包括药物分子和生物膜的理化性质、给药部位和药物浓度等。

六、直肠给药

直肠给药的剂型主要有栓剂和灌肠剂,直肠黏膜表面积比小肠要小得多,故直肠不是药物吸收的主要部位,但近肛门端血管丰富,是直肠给药(如栓剂)的主要吸收部位,吸收效果良好。临床上使用的栓剂有些是在腔道内发挥局部作用的,起润滑、收敛、抗菌消炎、杀虫和止痒等作用,如痔疮栓。有些栓剂可由腔道吸收进入血液循环而起退热、镇静、镇痛、兴奋、扩张血管和抗菌消炎等全身作用,如小儿退热栓。全身作用的栓剂,使用得当可使大部分药物直接进入体循环,较少经过肝脏,减少肝脏的首过效应,一般认为栓剂塞入距肛门口约2cm处,吸收时有1/2以上的药物可以直接进入体循环,而当栓剂塞入肛门口约6cm处时,则大部分药物要经过肝脏的首过效应后才能发挥作用,从而使药物制剂疗效降低。

 知识链接

栓剂在直肠的吸收途径

肛门栓剂在直肠吸收主要有以下三个途径:①通过直肠上静脉,进入肝脏,经肝脏代谢等作用(首过效应)再进入体循环(塞入距肛门口约6cm处);②通过直肠中、下静脉和肛管静脉直接进入体循环,从而绕过肝脏,药物免受了肝脏的首过作用,使血液中的药物浓度提高(塞入距肛门口约2cm处);③通过直肠淋巴系统,经胸导管直接进入体循环。

七、黏膜给药

黏膜给药通常包括口腔黏膜给药、眼黏膜给药、阴道黏膜给药及鼻黏膜给药。口腔黏膜分布着丰富的血管,药物吸收迅速,随血液循环向全身分布,前述舌下给药即属该情况。

鼻黏膜具有丰富的细微绒毛,可增加药物吸收的有效表面积,而鼻黏膜上皮细胞下大量的毛细血管和淋巴管,可促使药物快速通过血管壁进入血液循环,同时避免首过效应。

课堂活动

请同学们说说在临床上常见药物的给药途径和剂型有哪些?药物按不同给药途径给药其作用有何不同?

阴道血管丰富,药物随血流最终进入腔静脉,可避免肝脏的首过效应。与鼻腔、直肠黏膜相比,药物从阴道吸收速度较慢,原因主要是阴道上皮具有多层细胞,形成了吸收屏障,一般药物很难从阴道吸收发挥全身作用。临床上阴道给药制剂大多是在阴道内起抗菌、消炎、止痒、节育等作用,常用的剂型有阴道栓剂、阴道泡腾片、阴道凝胶剂和洗剂等。

临床上使用的滴眼剂、眼膏剂和眼用凝胶剂等剂型均属眼黏膜给药。

点滴积累

1. 不同给药途径的药物吸收速率快慢不同：吸入给药＞舌下给药＞肌内注射＞皮下注射＞口服给药＞透皮给药。
2. 有较强的首过效应的药物，在应用时应避免口服给药，可根据具体情况选择舌下、吸入、注射、直肠、透皮等给药途径。
3. 各种不同的给药途径，吸收的影响因素各不相同，应用时注意的问题也不同。

第三节　药物的使用方法

一、中药汤剂的用药方法

汤剂能够充分适应中医辨证施治的需要，并具有疗效快、易吸收、作用强等特点，是中药最为常用的剂型之一。清代著名医学家徐灵胎就曾讲："病之愈不愈，不但方必中病，方虽中病而服之不得其法，则非特无功，反而有害……"，指出正确的服用汤剂可以加速病情的好转，而错误的服用方法会使病情恶化。由此可见汤剂服用方法正确与否，直接影响着药物在体内的吸收和治疗效果。通常，服用汤剂应注意以下几方面问题：

1. 正确的服药时间　一般来讲，病在胸膈以上者如眩晕、咽喉痛等疾宜饭后服，使药力停留较久；如病在胸腹以下如胃、肝、肾疾患，则宜饭前服用，有利于药物消化吸收；对胃肠有刺激性及消食药应在饭后服；驱虫类药宜早上空腹服、安神药宜临睡空腹服，清热解毒药、润肠泻下药、滋补药宜空腹服，此时胃中空虚容易吸收；一般药物服药的时间也可以不拘，特殊治疗目的的汤剂应遵医嘱服。除特殊药物，一般情况无论饭前或饭后，服药与进食应间隔1小时左右，以免影响药效的发挥和食物的消化吸收。

2. 正确的服药温度　一般汤剂均宜"温服"，即药液煎好后，在常温下放至30℃左右时再喝；温服可和胃益脾，减轻对胃肠道的刺激。对于止吐、解毒、清热的药或中毒患者均宜"冷服"，可使毒物易于排出，热证用寒药亦可冷服。解表药、发散风寒药宜"热服"，以助药力；如出现真热假寒证患者宜寒药热服，真寒假热证宜热药冷服。

3. 正确的服用剂量　一剂汤药，一般头煎、二煎合并分两次服用，清热解毒药可每日服3~4次，补益药应早晚各服1次，发汗药可加服2~3次，含咽药汁可少量多服几次。一般成人每次服150ml左右，每日2次，儿童每次服75ml左右，每日2次，婴儿酌减，小儿宜服浓缩汤液，以少量多次为好，不要急速灌服，重病患者宜采用少量频服的方法或遵照医嘱服药。

4. 饮食禁忌　服用汤药时，一般宜少食豆类、肉类、生冷及其他不易消化的食物，以免增加患者的消化负担，影响患者恢复健康。热性疾病应禁用或少食酒类、辣味、鱼类、肉类等食物。服解表、透疹药时，宜少食生冷及酸味食物。服温补药时，应少饮茶，少食萝卜。服健脾、温胃和胃药时，禁服大蒜，因大蒜中含有大蒜素能刺激胃肠黏膜，影响药效发挥。

二、中成药的用药方法

正确使用中成药是充分发挥药效、保证用药安全的前提，中成药的使用方法主要包括内服、外用、吸入、含服及注射等多种不同的使用方法。

1. **中成药内服** 中成药内服制剂占绝大多数,除口服外,还可含服、吸入、鼻饲等。如六神丸含服发挥局部治疗作用;复方丹参滴丸舌下含服用于缓解急性心肌缺血;鼻饲法常用于神志昏迷、牙关紧闭不能正常服药的患者,可将中成药用温开水调成稀糊状,鼻饲服用。

中成药有时需配伍适当"药引"送服,"药引"起着引药归经、增加疗效、解除药物毒性等作用。常用的药引有很多,如食盐、红糖、酒、醋、姜、大枣等常见的食物或药物。如藿香正气丸、附子理中丸可用姜汤送服,增强散寒作用;六味地黄丸可用淡盐水服用,引药入肾,增强滋阴补肾作用;活络丹可用黄酒服用,增强活血化瘀作用;银翘解毒丸可用鲜芦根煎汤送服等。

2. **中成药外用** 外用中成药一般均不能内服,尤其含有汞、铅、砷等有毒成分的外用药,切忌入口。外用中成药剂型多样,散剂撒布患处或吹布患处,有时也用液体调成糊状,敷布患处;油膏、水剂等直接涂抹于患处;五官科散剂类药物可采用吹入的治疗方法。

3. **注意事项** 需要注意的事项包括:①多种中成药的联合使用:中成药的某种成分可能重复,发生毒副作用。如果是毒性药材或者药性峻烈的药味则可能会产生严重的毒性反应,如金匮肾气丸与附子理中丸一起应用,两种中成药都含有附子,由于附子剂量增大,其主要成分乌头碱的含量增加,易引起毒性作用。某些中成药的成分之间存在"十八反"、"十九畏",产生配伍禁忌,如含有乌头类中药的祛风舒筋丸与含有半夏的二陈汤不宜联合使用。有些中药毒性虽然较小,但长期服用,也可导致蓄积中毒,故中成药也不可长期服用。②各种禁忌:如证候禁忌,中医强调辨证论治,只有对证治疗才能达到最佳疗效,每种中成药都有其特定的功效和适用范围,对于临床证候都有所禁忌,即证候禁忌。其他妊娠禁忌、饮食禁忌、特殊人群禁忌等也不能忽视。③正确理解药品说明书对功能主治的描述以及注意事项中的用语。如注意事项中常出现"慎用"、"忌用"和"禁用"。虽然都是警示用语,但警示的深浅程度是不同的。"慎用"为可以使用,但要留神慎重;"忌用"表示不适宜使用或应避免使用的意思;"禁用"就是禁止使用。

三、化学药品的用药方法

一般化学药品制剂、抗生素药品等,在临床上应用的种类和剂型非常繁多,给药途径、应用方法也各不相同。口服给药是临床最常用的给药途径之一,安全、方便、经济。口服给药看似简单,但服药方法要根据每种药物的药效学、药动学以及药物与食物的关系等多种因素来决定。只有正确服药,才能达到药物防治疾病的预期效果。下面主要就口服给药的服药时间、相关药品及剂型的用药注意事项等问题加以讨论。

(一)口服给药的服药时间

口服给药的服药时间一般有清晨空腹、饭前、饭后、用餐时、睡前、必要时、顿服等几种情形。

1. **空腹服用** 一般指清晨空腹。清晨空腹服用的药品有激素类药、长效降压药、驱虫药、盐类泻药等,因空腹时,胃和小肠基本没有食物,胃排空快,此时服用药物迅速到达小肠,吸收充分,作用迅速有效。

例如:临床常见的长效降压药,宜清晨空腹服用。因为人体血压波动规律在一天中出现两个高峰:上午 9~11 时和下午 6~7 时,之后开始缓慢下降,至次日凌晨 2~3 时最低。一般降压药在服药后 2~3 小时达到最高血药浓度。因此,24 小时的长效降压药物,如氨氯地平、贝那普利、氯沙坦等，用法为一日一次，建议早上 7 时服用；若服用中短效的降压药，最后一次服药时间不宜太晚，最好在下午 5~6 点左右服用。

2. 饭前服用　一般是指饭前 30~60 分钟服用。饭前胃里食物少，有利于药物与胃壁充分接触，凡对胃无刺激性或需要作用于胃壁的药物均应饭前服用，有利于发挥最大的治疗作用，如止泻收敛药、胃黏膜保护药（如复方氢氧化铝）、促进胃动力药（如多潘立酮）、抑制胃酸分泌的药物（如奥美拉唑、雷尼替丁类）、降糖药（如格列本脲）、利胆药，肠溶阿司匹林也应在饭前服，避免食物干扰，迅速进入小肠，能发挥最大的作用。

3. 饭后服用　指饭后 15~30 分钟服用，饭后服药食物会影响药物与胃壁接触，所以对胃黏膜刺激性大的药物宜饭后服用。如具刺激性的红霉素、阿司匹林、保泰松、吲哚美辛、苯妥英钠等，如若空腹服用会加重不良反应，诱发胃溃疡，所以应饭后服用。另外维生素 B_2 等主动转运吸收的药物也需饭后服用，有利于吸收。

4. 餐时服用　餐时服用效果较好的药品有：助消化药、降糖药（如二甲双胍，也可餐后立即服用，减少胃肠道反应）、阿卡波糖（拜糖平）、抗真菌药（伊曲康唑胶囊）、非甾体抗炎药（如吡罗昔康）、治疗胆结石和胆囊炎药等。常用口服降糖药阿卡波糖的作用机制是，抑制小肠的 α 葡萄糖苷酶，抑制食物的多糖分解，使食物中糖的吸收相应减缓，从而减少餐后高血糖，因此，阿卡波糖的最佳服用时间为开始吃第一口饭时服药，餐前、餐后效果均不佳。抗真菌药（如伊曲康唑胶囊）餐后立即服用，其生物利用度最高。

5. 睡前服用　指睡前 15~30 分钟服用，如镇静催眠药、平喘药、某些抗过敏药、降血脂药等。降血脂药晚间服用是因为人的血脂主要包括胆固醇、甘油三酯等，体内合成胆固醇时会受到一种酶的影响，而降血脂的他汀类药物能抑制该酶活性，进而阻断胆固醇的合成。由于胆固醇具有夜间合成增加的特点，所以此类药物如每日给药一次，则最好在晚间服用。

6. 必要时服用　指病情需要时服药。如解热镇痛药复方阿司匹林在发烧或疼痛时服用，抗晕动药在乘车、乘船、乘飞机前服用，解痉药在疼痛时服用。

7. 顿服法　指病情需要一次性服药。某些病如肾病综合征、顽固的支气管哮喘，需长期服用糖皮质激素来控制病情时，采用顿服法，即将每日的总量，在每天清晨一次顿服，正好与正常的人体激素分泌高峰一致，对促皮质激素及肾上腺皮质功能的抑制较小，从而减轻长期用药引起的不良反应。

（二）口服给药的注意事项

1. 整片吞服还是咀嚼服用　一般包衣片、胶囊剂、肠溶衣片、缓释片、控释片和胃内漂浮片等都要整片吞服，不宜掰开或嚼碎服用，否则不仅可能增加药物刺激性，还会带来严重的不良反应，特别是缓、控释制剂，有可能在短时间大量释放药物，发生严重的毒性反应。

通常需要咀嚼后吞服的药物有胃黏膜保护剂，如氢氧化铝片、酵母片等，嚼碎后可快速在胃壁上形成保护膜。另外，某些急救药品如缓解心绞痛的硝酸甘油片，嚼碎含于舌下，能迅速缓解心绞痛；高血压患者血压突然增高，将硝苯地平（心痛定）嚼碎舌下含化，能快速起效，迅速降低血压。

2. 服药水温及饮水量　药品服用时一般用温开水送服，水温在 40~50℃为宜。含消化酶的助消化药、维生素类、含蛋白质或益生菌类（胃蛋白酶、胰酶、乳酶生、多酶片等）、微生态活菌制剂、肠溶软胶囊等不宜用热水服用以免失去药效（如临床上使用的桉柠蒎肠溶软胶囊需用凉水整片吞服，避免胶囊遇热软化黏附于喉咙或食道上破损），微生态活菌制剂还应避免与抗菌药同服，如必须同服时，需间隔 2 小时左右。

对一般口服药物的饮水量没有特殊规定,但有些药物服用后需增加饮水量,包括主要经肾脏排泄并易形成结石的药物,如抗痛风药丙磺舒片、磺胺类和喹诺酮类抗菌药等,为避免尿路结石的形成,服药后应大量饮水,每日最少应超过 2000ml 以上,必要时还需口服碳酸氢钠碱化尿液,以利于药物排泄。但也有些药物服用后不宜多饮水的,如需要在胃部吸收的药物,大量饮水会加速胃排空,使吸收减少。胃黏膜保护剂、止咳糖浆剂也不宜多饮水,否则不能在胃部、呼吸道形成保护膜,影响疗效。舌下片含服后至少 5 分钟内也要避免饮水。

3. 首剂加倍 临床用药过程中,有些药物常采用首剂加倍的给药方法,即第一次服药时,用药剂量增加一倍,使药物在血液中的浓度迅速达到有效值,起到治疗作用。如果首剂不加倍,药物不能迅速达到有效浓度,影响疾病的治疗效果。

常用的需要首剂加倍的药物有磺胺类合成抗菌药;用于治疗肠道菌群失调引起的肠功能紊乱的微生态活菌制剂,如口服地衣芽孢杆菌、灭活冻干的嗜酸乳杆菌;抗疟药氯喹,为迅速控制症状,必须加快血液中药物浓度上升速度,以便及时抑制红细胞内的疟原虫。但是,也应特别注意,服用药物是否首剂加倍,有时还与所治疾病种类有关,比如替硝唑,用来治疗腹腔感染、肺炎、牙周感染等各种厌氧菌感染性疾病,通常需要首剂加倍,但用于治疗阴道滴虫病等感染性疾病时,则无需遵循这样的规则。

(三)其他剂型用药注意事项

肛门栓剂一般应排便后使用,塞入深度以距肛门口 2cm 为宜;混悬剂一定要用前摇匀;胃内漂浮片应早上服用,切忌晚上用药,否则不能达到治疗目的;透皮贴剂不能分拆、切割或以任何形式损坏,否则会导致药物释放失控,使用时皮肤温度升高会使药物浓度增加,所以发热患者应注意,同时避免贴用部位与电热毯、热水袋、"暖宝宝"等接触,也要避免强烈日光浴,贴用部位也不能使用肥皂、油剂、洗剂或其他有机溶剂,因其可能会刺激皮肤或改变皮肤的性质。

点滴积累

1. 无论是汤剂、中成药或化学药物制剂,服用方法是否正确,直接关系到药物的治疗效果和毒副反应。
2. 不同类别的药物服用时应注意采取适宜的时间,如清晨空腹、饭前、饭后、用餐时、睡前、必要时、顿服等,有些药物还需首剂加倍。
3. 不同种类、性质及治疗作用的药物服用方法及注意事项各不相同,应仔细加以甄别。

第四节 调剂的计量工具

一、中药计量工具的类别

中药饮片调配的计量器具除传统的戥秤外,还有天平、台秤、电子秤、电子天平等,其中戥秤应用最广泛。为保证饮片调配的工作质量,计量器具在使用前必须校准。

(一)戥秤

戥秤(图 4-2)是一种单杠杆不等臂衡器,由戥杆、戥砣、戥盘、戥毫等组成。戥盘为铜制,用来盛放物品。戥砣是用铜或其他金属制成的扁圆形砣块,上部有一小孔拴砣线,将戥砣挂

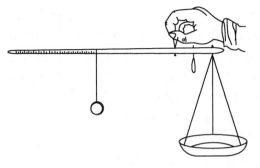

图 4-2　戥秤示意图

在秤杆上。戥毫（戥钮）共有两枚，后毫（内钮）和前毫（外钮），靠近戥砣一侧的为后毫，用以称较轻的物品，靠近戥盘一侧的为前毫，用以称较重的物品。戥杆多为木质，分别连接戥盘和戥毫，戥杆的上侧和内侧镶嵌的铜钉（或铅钉）称为戥星，用来指示重量。后毫的戥星在戥杆内侧面，从戥毫侧开始，第一个戥星为 0g，称"定盘星"。从定盘星开始，每前进 1 颗星，重量增加 1g，直至戥杆梢，多数戥秤为 50g。前毫的戥星在戥杆上侧，从 50g 开始，以后每颗星表示 2g，至戥杆梢多数为 250g。

使用戥秤前，首先应检查戥盘与戥砣的号码是否相符，然后进行"戥秤校对"。戥秤校准后，方可进行饮片称取操作。

称重在 1g 以下或调配贵细药或毒剧药时，需选用"厘戥"，又称毫克戥。厘戥体型较小，戥杆长约 30cm，多用兽骨或金属制成。一般后毫的起始称量为 0.02g，称重范围在 0.2~50g 之间。

（二）架盘天平

又称托盘天平（图 4-3），是实验室最常用的称重器具之一。其工作原理属等臂的杠杆原理，在连杆的两端各有一托盘，一端放砝码，另一端放要称的物品，杠杆中央装有指针，指针在中央平衡时，两端的质量（重量）相等。有的架盘天平秤梁上附有标尺和游码。标尺的刻度一般分为 10 大格，每一大格又分为 10 个小格，可供称量重量在 1~10g 以内的物品。每台天平都有与其相配套的砝码盒，带有游码的架盘天平只有 5g 以上的砝码，称 1~10g 以内质量时，可移动游码。

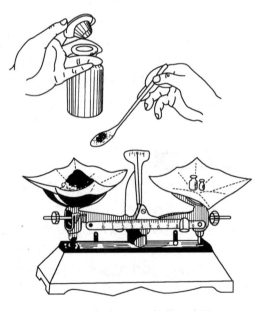

图 4-3　架盘天平及操作示意图

（三）台秤

台秤（图 4-4）是一种放在水平台面上使用的不等臂杠杆衡器，有多种规格。台称左面是托盘，盛放被称物品，右面是标尺，上面有刻度及一个可移动的"游砣"，共同指示重量。标尺上的刻度一般每格为 5g，至 100g 处标有 100 字样，以此类推，终点刻度为 500g。在标尺末端挂有一个最小限量的铁砣。每台台秤还配有多枚铁砣，分别为 500g、1000g、5000g 等。托盘涂有搪瓷，其余均为铸铁。

（四）电子秤和电子天平

电子秤根据所称物品重量分为桌秤（也称案秤）、台秤、地磅等。电子秤的精密度一般较

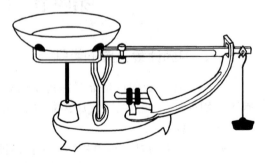

图 4-4　台秤示意图

低,误差较大,通常用于 0.5~10kg 物品的称重,分度值一般为 1~2g;用于 10~200kg 物品的称重,分度值一般为 20~50g,这两种秤都可配打印设备,称重后及时打印数据,便于记录和检查。

电子天平精密度较高,称量准确可靠、显示快速清晰并且具有自动检测系统、简便的自动校准装置以及超载保护等装置。电子天平根据其精密度分为多种不同等级,可根据称量的精密度和误差要求进行选择,在使用前都应进行校准操作。

二、中药计量工具的使用方法

(一) 戥秤的校对和称取操作

1. 校对操作　左手移动戥砣挂线,将戥砣定位在定盘星上;用右手拇指与食指提起后毫,将戥杆提至与双眼平行,距眼一尺左右的位置(即"齐眉对戥");察看戥杆是否平衡以及灵敏度如何。戥杆平衡且灵敏方可使用,否则应修理、调校。

2. 称取操作　称量饮片时,左手持戥杆,稳住铊线;右手取饮片放入戥盘内;用右手大拇指与食指提起戥毫;左手将铊线在戥杆上移至欲称量重量的刻度(即戥星)上,随即放开;"齐眉对戥"检视戥杆是否平衡,当戥杆平衡时,说明戥盘中饮片的重量与欲称取的重量相符,否则需增减饮片至戥杆平衡。

戥秤用过后,戥盘应擦拭干净,将戥砣放在戥盘中,挂在适当的位置。防潮防锈,以免影响准确度。厘戥应放在木盒中保存。

> **边学边练**
>
> 戥秤在中药饮片调剂中使用非常频繁,因此熟练掌握其称量操作非常重要,具体动作要领及称量步骤详见实训 4-2 中药的计量工具戥秤的使用练习。

(二) 架盘天平的使用方法

架盘天平称重时的注意事项:①天平应放置在平稳的台面上,称重前需调零、调平;②带有游码的架盘天平称重时药物应放在左盘,砝码放在右盘;③根据药物性质,选择适宜的称量纸,如腐蚀性药品、半固体药物选择硫酸纸称量;④使用后回零并使天平处于休止状态;⑤用软布擦拭干净清洁,并保持干燥。

> **边学边练**
>
> 架盘天平在药品调剂、制剂工作中使用较多,其称量的具体操作步骤及注意事项,请详见实训 4-1 中药的计量工具天平的使用技术。

(三) 台秤的使用

台秤使用前先将标尺上的"游砣"移至起始点,进行校正,至平衡时再进行称量操作。称量 500g 以内的饮片时,将饮片放入托盘内,移动游砣至标尺欲称的数字上取得平衡,即是所称的重量。如称重超过 500g 时,则在标尺末端的最小限量铁砣上,根据欲称的重量增加铁砣,游砣左面标尺指示的重量与增砣标示重量之和,即为所称饮片的重量。台秤在饮片调配中已较少使用。

（四）电子秤的使用

使用时一定要放平稳，一般都要先预热，先按回零键使显示零，再轻拿轻放进行物品称重。另外，电子秤一般都设置有去皮键，即当包装袋置于秤盘上后，按去皮键，去皮灯亮，显示器显示零，表示包装袋或称药纸的重量已被除去，此时所称重量即为药品重量。

 学以致用

工作场景

周末，在药店工作的小王去郊区亲戚家遇到邻居张奶奶，张奶奶才从医院回来，前两天查出有"三高"，加上胃溃疡又复发了，医生开了好几种药，但让张奶奶苦恼的是她记不清医生交代的服药方法了，说明书上的字又太小看不清楚，正好看到小王就来咨询。

小王了解了情况，详细给张奶奶做了交代：长效降压药应每天早上起来7点左右空腹整片服药，降脂药辛伐他汀应晚上服用，拜糖平一日三次、需要和饭同时吃效果才好，还有奥美拉唑肠溶胶囊应早晚各一次，饭前半小时服用。

知识运用

1. 长效缓、控释制剂、肠溶制剂等都要整片吞服，不宜掰开或嚼碎服用。

2. 血压一日的最高峰在早上9~11点，因此24小时的长效降压药，一日一次最好在早上7点空腹服用；胆固醇具有夜间合成增加的特点，所以他汀类降脂药物每日给药一次，最好在晚间服用；拜糖平即阿卡波糖，最佳服用时间为开始吃第一口饭时服药，餐前、餐后效果均不佳；奥美拉唑系抑制胃酸分泌的药物，宜饭前服用。

 点滴积累

1. 中药饮片调配的计量器具有戥秤、天平、台秤及电子秤等。

2. 戥秤是由戥杆、戥砣、戥盘、戥毫（前毫、后毫）组成。

戥秤操作要领：左手持戥杆移动铊线，秤杆齐眉对戥，右手大拇指与食指提起戥毫，抓药用右手前三指。

3. 架盘天平的使用要注意先调平、选用合适秤药纸、左物右码，最后回零复原。

 目标检测

一、单项选择题

1. 治疗量即指药物的常用量，一般为介于（　　　）之间的量

　A. 最小有效量和中毒量　　　　　　　　B. 极量和中毒量

　C. 最小有效量和极量　　　　　　　　　D. 最小有效量和最大有效量

2. 中药的用量，主要是指中药饮片每味药物在汤剂中成人（　　　）的用量

　A. 一次　　　　　　B. 两次　　　　　　C. 三次　　　　　　D. 一日

3. 用老幼剂量折算表换算，60岁老人的剂量应为成人剂量的（　　　）

　A. 3/4　　　　　　B. 4/5　　　　　　C. 2/3　　　　　　D. 3/5

4. 在使用戥秤时，下列哪项操作不正确（　　　）

　A. 检查戥盘与戥砣　　　　　　　　　　B. 右手大拇指与中指捏提起戥钮

C. 左手持戥杆，右手取药   D. 左手将砣线移至欲称量的戥星位置

5. 下列关于戥秤使用的叙述，错误的是（   ）

     A. 检查戥盘与戥砣的号码应相符

     B. 戥砣放在定盘星上应平衡

     C. 称量时右手握戥杆、左手抓药后捏戥钮

     D. 称重 1g 以下者应选用分厘戥

6. 不同给药途径药物吸收的速率按快慢排序依次为（   ）

     A. 吸入给药 > 舌下给药 > 肌内注射 > 皮下注射 > 口服给药 > 透皮给药

     B. 吸入给药 > 舌下给药 > 口服给药 > 注射给药 > 透皮给药

     C. 舌下给药 > 吸入给药 > 注射给药 > 口服给药 > 透皮给药

     D. 吸入给药 > 舌下给药 > 皮下注射 > 肌内注射 > 口服给药 > 透皮给药

7. 硝酸甘油的剂型应选（   ）

     A. 片剂   B. 透皮贴剂   C. 舌下片   D. 直肠栓

8. 长效降压药服用方法（   ）

     A. 早上空腹整片吞服   B. 早上餐后服用

     C. 晚上睡前服用   D. 白天饭前嚼碎服用

9. 对胃黏膜刺激性大的药物宜（   ）服用

     A. 餐前 30~60 分钟   B. 餐后 15~30 分钟

     C. 餐时   D. 空腹

10. 胃黏膜保护剂宜（   ）服用

     A. 清晨空腹   B. 餐后 15~30 分钟

     C. 餐时与饭同服   D. 饭前咀嚼后吞服

二、是非判断题

1. 汤剂的服用，病在胸膈以上者宜饭后服，病在胸腹以下宜饭前服用。（   ）

2. 肛门栓剂应排便后使用，塞入深度以距肛门口 2cm 为宜。（   ）

3. 首剂加倍，即第一次服药时用药剂量要加倍，抗菌药均需首剂加倍。（   ）

4. "齐眉对戥"是将戥杆提至与双眼平行，距离一尺左右的位置，用以察看戥杆是否平衡。（   ）

5. 儿童剂量按体重计算比表面积计算更为合理。（   ）

（延君丽）

第五章　化学药品与中成药的合理应用

 学习目标

1. 掌握临床合理用药及常见药物配伍禁忌。
2. 熟悉临床常见不合理用药的现象与危害。
3. 了解药物作用特点及临床药物监测的一般方法。
4. 学会正确合理选择和应用药品。
5. 具备从事临床药品调剂的专业知识；具有严谨求实，爱岗敬业的职业操守。

 导学情景

情景描述：

某患者因严重感冒前往医院就诊，经检查，诊断为细菌感染，给予青霉素200万U静脉滴注进行治疗。实习护士小王配制药液时，发现医嘱中未标明使用何种溶媒，为此犹豫不决。作为药剂专业学生，你认为小王应选用无菌注射用水、0.9%氯化钠注射液和10%葡萄糖注射液中的哪一种溶媒配制青霉素注射液更为合适呢？

学前导语：

化学药物治疗是目前临床上最为重要的疾病治疗方法，同学们通过《药理学》的学习初步掌握药物的基本知识，但如何正确合理地选择和搭配多种药物，使其产生良好的疾病防治作用的同时又避免发生药物不良反应呢？本章将为大家介绍合理用药的相关知识。

化学药品和中成药品因其成分明确、作用确切、疗效迅速等特点，是目前临床使用最多、应用最广的药品类型。随着我国医疗保险制度的不断完善，社会药房的稳步发展，人民健康意识的不断增强，人们自行购药用药的现象日渐增加，不合理用药引起的不良反应，甚至导致死亡的案例时有发生。药品调剂过程中应注重药物的合理选择与使用，保证患者用药的安全性和有效性。

第一节 药品作用

药品作用是对机体原有生理功能的改变,这种改变对人体既有有利方面,也有不利方面。为实现药品防治作用的最大化,尽可能地避免药品对人体健康产生损害,正确指导临床合理用药,应掌握必要的药品作用的相关基本知识。

一、药品作用的特点

(一)药品作用的选择性

药品作用的选择性是指在一定剂量下药物对机体各组织器官作用的强度和性质不同的现象。药品作用的选择性与机体各组织器官对药物的敏感性及药物在组织器官中的分布情况有关。一般而言,选择性高的药物作用专一,作用强度较大,不良反应相对较少,临床应用价值较高;选择性低的药物作用广泛,不良反应较多,临床应用受到较多限制。因此,在临床治疗疾病过程中,应尽可能地选用选择性较高的药物。但应注意,药物的选择作用是相对的,当药物剂量不断增加,选择性会逐步降低,甚至出现毒性反应,故临床用药时应注意用药剂量。

(二)药品作用的两重性

药品的防治作用和不良反应称为药品作用的两重性。

1. 防治作用 防治作用是指能够达到防治效果的作用,分为预防作用和治疗作用。预防作用是指用药后产生预防疾病的作用,如狂犬病疫苗的预防作用。治疗作用是指用药后产生消除致病因素或缓解疾病症状的作用,前者称为对因治疗(也称"治本"),如阿莫西林的抗菌作用;后者称为对症治疗(也称"治标"),如对乙酰氨基酚的退热作用。一般而言,临床用药时应遵循"急则治其标,缓则治其本,标本兼治"的应用原则。

2. 不良反应 药品不良反应指使用合格药品后,出现的不符合用药目的,给机体带来不适甚至危害的反应。药品不良反应主要包括:

(1)副作用:是指药物在治疗剂量时出现的和用药目的无关的反应。副作用一般可预知,对人体的危害也较轻,如多数药物可引起胃肠道反应。

(2)毒性反应:是指用药剂量过大或用药时间过长引起的严重不良反应。根据毒性反应发生的快慢,可将其分为急性毒性和慢性毒性。如麻醉药普鲁卡因引起的心血管系统毒性反应为急性毒性反应,长期应用糖皮质激素引起的药源性肾上腺皮质功能亢进症为慢性毒性反应。有些药物具有特殊毒性反应,包括致畸、致癌、致基因突变,简称"三致"反应。如妊娠期应用沙利度胺引起的"海豹胎"即为致畸反应的典型代表。毒性反应危害性较大,临床用药时应通过合理设计给药方案予以避免。

(3)后遗效应:是指停药后血药浓度已降至最低有效浓度以下时仍然残留有药物效应的现象。如镇静催眠药物可引起次日的嗜睡、头晕等反应。

(4)继发反应:是指由药物治疗作用引起的不良后果。如长期应用糖皮质激素类药物引起机体免疫力下降,致使患者易被细菌、病毒等病原微生物感染,发生感染性疾病。又或长期使用广谱抗菌药,使得敏感菌群被杀灭或者受到抑制,而另一些不敏感细菌或者霉菌(真菌)等则乘机生长繁殖,产生的新感染现象,这又称二重感染。

（5）变态反应：也称过敏反应，是指药物引起机体产生的病理性免疫反应，轻者表现为药热、皮炎、荨麻疹等，如阿司匹林引起的"阿司匹林哮喘"；重者可导致过敏性休克而死亡，如青霉素 G 钠引起的过敏性休克。因此，过敏性药物应在用药前进行皮肤试验，并做好抢救准备。当某种药物可引起机体过敏反应时，其结构相似药物也可引起相同的过敏反应，此现象称为交叉过敏。如青霉素类药物与头孢菌素类药物间存在交叉过敏现象。

（6）耐受性和耐药性：耐受性是指反复用药后机体对药物反应性（敏感性）降低，须增大用药剂量才能达到原有药物效应的现象。如硝苯地平与硝酸甘油治疗心绞痛时引起的耐受现象。而病原体或肿瘤细胞对药物敏感性降低的现象，称为耐药性，也叫抗药性。如抗生素滥用引起的耐药现象。临床上，通过把握药物应用指征严格控制药物使用，一定程度上能降低耐药性和耐受性的产生。

（7）药物依赖性：长期连续使用某些药物，停药后产生心理和生理不适，甚至出现严重的戒断症状，导致强迫性觅药行为的现象。根据严重程度的不同，可分为精神依赖性（心理依赖性）和身体依赖性（生理依赖性），也称习惯性和成瘾性。如吗啡等麻醉药品滥用可引起身体依赖性和精神依赖性，并难以戒除。麻醉药品和精神药品的使用受到严格管制。

（8）特异质反应：某些人群因先天性遗传异常，对某些药物反应特别敏感，用药后出现的反应与常人不同的现象。如乙酰化酶缺乏患者服用肼苯达嗪时易引起红斑狼疮样反应。

（三）药品作用的多样性

药物在组织器官中的分布差异，引起药物产生的作用不同的现象称为药品作用的多样性。药品作用的多样性表现为：

1. 同一药物在不同组织器官中，产生的效应不同。如 M 受体激动药毛果芸香碱在腺体中可产生促进分泌作用，表现为流涎、出汗等症状；在眼睛中可引起缩瞳作用，表现为视近物清楚、视远物模糊现象。

2. 同一药物的剂型不同，产生的效应不同。如硫酸镁口服溶液可用于导泻和利胆，注射剂则用于惊厥和高血压疾病的治疗。

3. 同一药物在不同病理状态下，产生的效应不同。如当 α 受体阻断药酚妥拉明过量引起低血压时，若选用肾上腺素抢救，不但不能发挥升高血压作用，反而会使本已降低的血压继续下降。

 知识链接

肾上腺素升压作用的翻转

肾上腺素为 α、β 激动药，能产生激动 α 和 β 受体作用。大剂量的肾上腺素可使血管平滑肌 α_1 受体兴奋，外周阻力显著升高，收缩压和舒张压均升高。若先用 α 受体阻断药（酚妥拉明），可取消肾上腺素的 α 样缩血管作用，则表现为肾上腺素 β_2 样扩血管作用，引起血压下降，此为肾上腺素升压作用的翻转。

临床用药时，应明确诊断患者疾病情况，严格按照药物适应证，正确合理地选择药品，避免因用药不当导致严重不良反应的发生。

案例分析

案例

某男性,60岁,双眼闭角型青光眼,来院就诊。医嘱:压迫内眦,1%毛果芸香碱滴眼液滴眼。患者未采用医嘱正确滴眼方法(压迫内眦),自行用药,6h后出现出汗、流泪、气急、心慌、乏力、上腹部疼痛而急来求治。查体,诊断为毛果芸香碱全身毒性反应。

分析

1. 毛果芸香碱能激动 M 受体对眼睛能产生缩瞳、降低眼压、调节痉挛作用,可用于青光眼的治疗。

2. 毛果芸香碱可激动 M 受体,可导致汗腺、泪腺、胃腺等腺体分泌增多引起出汗、流泪等症状,支气管收缩引起气急症状,胃肠道平滑肌收缩引起上腹部疼痛等症状。

(四)药品作用的时效性

1. 量效关系　是指在一定剂量范围内,药物效应随着用药剂量的增大而增强;当超过一定剂量时,药物效应达到最大值,并开始出现毒性反应。以药物的效应为纵坐标,药物的剂量或浓度为横坐标作图,得到先陡后平曲线,称为量效曲线(图 5-1);当将药物浓度或剂量改用对数值,则呈典型 S 形曲线。

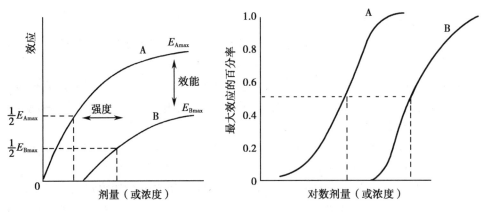

图 5-1　量效曲线图

2. 量效关系的意义和价值

(1)评价同类药物效应强弱,常采用效价强度和效能两个指标。效价是指药物达到同等效应所需要的剂量,所需剂量越小,则效价强度越大。效能又称最大效应,是指药物产生最大效应的能力(图 5-2)。

(2)评价药物安全性的大小,用治疗指数表示。治疗指数是半数致死量(LD_{50})与半数有效量(ED_{50})的比值。治疗指数越大,药物的安全性越高。

二、不合理用药现象和危害

药品是特殊的商品,药品应用合理与否直接关

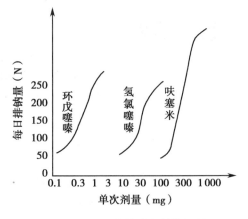

图 5-2　利尿药效价和效能比较

乎患者的生命健康。不合理用药不但延误疾病的治疗,而且会导致不良反应的发生,甚至引起患者死亡。据世界卫生组织(WHO)统计,全球每年死亡患者中有近1/3死于不合理用药;在我国,每年有约20万人因不合理用药而死亡。目前,临床不合理用药现象主要有以下几个方面:

1. 盲目使用抗微生物药物 在我国,临床使用抗生素等抗微生物药物存在盲目性,未做任何细菌检测和药敏试验情况下,随意使用抗生素现象非常严重。据2006—2007年度国家卫生和计划生育委员会(原卫生部)全国细菌耐药监测结果显示,全国医院抗生素年使用率高达74%,80%以上属于抗生素滥用,每年有8万人因此死亡。不遵循用药原则、频繁更换抗生素,盲目追求好的抗生素等不合理用药现象日益突出。

2. 联合用药不规范,出现重复用药或配伍禁忌 通常临床上采用联合用药可以大幅度提高治疗效率,降低耐药性等不良反应的发生。同时,因对复方制剂的成分掌握不全面,致使某一成分药物重复用药,导致不良反应的发生的不规范联合用药现象也时有发生。有配伍禁忌的药物合用时,可引起不良反应的发生。如都具有肾毒性的呋塞米与氨基糖苷类药物配伍时可加重患者的肾损害。

3. 用法用量不当,引起药物无法达到预期治疗效果或出现严重不良反应 药物使用方法不正确、用药时间不适宜都可影响药物效应的发挥,导致治疗失败或出现严重不良反应。如肠溶胶囊采用内容物倾出服用,可导致药物失效;硝酸毛果芸香碱滴眼液使用不当,可使药液误入鼻腔导致不良反应的出现;硫糖铝等胃黏膜保护药选择餐后半小时服用,可致药物失效。药物用量不足时,血药浓度无法达到最低有效浓度,可使药物无法起到治疗作用;药物用量过大,超过最大有效量,可出现毒性反应等严重不良反应。

不合理用药产生的危害主要归纳为:①任何不合理用药都可能使药物的效应无法发挥而致药物治疗失败;②长期、超剂量用药、不规范的联合用药等均可引起药物不良反应的发生,如长期服用糖皮质激素类药物可引起药源性肾上腺皮质功能亢进症;③不规范使用抗生素可导致细菌耐药性的产生。例如,过去几十单位的青霉素能救活一个细菌感染患者,而相同病情,现在几百万单位的青霉素可能也没有效果。

面对临床上出现各种不合理用药现象,药品调剂人员应积极运用科学的临床医学和药学知识,开展合理用药指导,保障患者用药安全。

课堂活动

请同学们分组讨论,说说你在日常用药中遇到哪些不合理用药现象?请举例说明。

点滴积累

1. 药品作用的特点包括:选择性、两重性、多样性和时效性;
2. 药品作用的两重性:防治作用和不良反应。

第二节 合理用药

一、合理用药基本原则

合理用药是指以临床医学和药物学基本理论知识为基础,安全、有效、经济地使用药物。临床上,为达到合理用药的目的,应遵循安全性、有效性、经济性、适当性、方便性的基本原则。

1. 药品的安全性原则 药品的安全性是指按照规定的适应证和用法用量使用合格药品后,人体产生毒副作用的程度。不安全用药不但会导致病情延误,而且会带来新的生理和心理的痛苦,甚至引起药源性疾病。因此,药品的安全性是合理用药的首要原则。

2. 药品的有效性原则 药品的有效性是指在规定的适应证和用法用量下,达到预防、治疗、诊断疾病的目的。药物治疗效果取决于疾病诊断的准确性、药物的药效特性及用药方案的科学性,同时也受到患者依从性及精神状态等因素的影响。诊断正确,用药方能有的放矢,一旦误诊误治,可能会出现不良反应,甚至造成不可逆转的后果。因此,在明确诊断的基础上,通过合理调整用药方案,采取个体化给药,达到最佳治疗效果。

3. 药品的经济性原则 药品的经济性是指以最低的药物成本实现最佳的治疗效果。转变盲目追求新药、高价药和进口药的观念,避免过度用药,控制药费不合理增长,节约有限医药资源,促进医药行业良性发展。

4. 药品的适当性原则 药品的适当性是指将适当的药品,在适当的时间,以适当的剂量,按适当的疗程,通过适当的途径,给适当的患者,达到合理的治疗目标。严格掌握药物适应证和禁忌证,根据患者的具体情况和病情变化,有针对性地选择和调整药物、剂量、剂型、给药途径和给药间隔时间;有目的地进行联合用药和预防用药,做到"少而精",切忌无意义的盲目联合用药。

5. 药品的方便性原则 药品的方便性是指采用最简单、方便的用药方式达到满意的治疗效果。一般而言,口服和外用给药是最为简单、方便而且安全的给药方式。根据病情需要,凡能口服和外用给药就不要肌内注射,能肌内注射就不要静脉给药。

 知识链接

静 脉 输 液

静脉输液是临床常用给药方式之一,有报道称,目前多数国家的医院输液比例占住院患者50%左右,而我国医院住院患者静脉输液的比例高达80%,有些医院高达90%以上。2009年中国医疗输液104亿瓶,相当于13亿人每人输了8瓶液,远远高于国际上2.5至3.3瓶的水平。我国无疑成了全球最大的输液国家。

实际上,西方发达国家,医师不随便给患者输液,只有急救患者、重症患者和不能进食的患者,或者毒性较大的药物及易被胃酸破坏、不宜口服的药物才会采用静脉注射给药方式。

二、化学药品合理联合应用

(一) 药物的相互作用

临床上为了增强疗效,减少不良反应发生,常将两种或两种以上的药物同时或先后序贯使用,引起药物的作用发生变化的现象,称为药物的相互作用。药物作用可分为体外相互作用和体内相互作用。体外相互作用一般指体外配伍作用,将在本章第四节重点介绍。体内相互作用包括药动学和药效学两方面。药动学方面的相互作用指药物在吸收、分布、代谢和排泄过程中被其他药物干扰,导致血药浓度改变,药物效应增强或减弱的现象。药效学方面的相互作用指药物作用之间的相互影响,联合用药后使药物效应增强称为协同作用,使药物效应减弱称为拮抗作用。

1. 相同作用靶点的药物协同作用和拮抗作用

(1)协同作用主要表现为:①药理作用相加或增强。如地西泮与其他中枢抑制药合用时,可明显增强中枢抑制药的抑制作用;②治疗作用和副作用相加。如中效排钾利尿药氢氯噻嗪与保钾利尿药螺内酯合用时,增强利尿效果,同时氢氯噻嗪的降血钾作用可被螺内酯的保钾作用相加抵消,避免不良反应的发生;③不良反应相加,增加不良反应的发生率和严重程度。如呋塞米与氢氯噻嗪都具有排钾作用,两者若合用可引起严重的低血钾。

(2)拮抗作用主要表现为竞争性拮抗作用:如使用阿托品解救有机磷类农药中毒时,若出现阿托品中毒,需用毛果芸香碱抢救。

2. 不同作用靶点的药物协同作用和拮抗作用

(1)协同作用主要表现为通过作用于不同的体内环节,产生药效作用相加或增强作用。如抗酸药物与抑制胃酸分泌药物合用,可通过中和胃酸和抑制胃酸分泌两个环节起到减少胃酸的作用。又如磺胺类药物与增效剂甲氧苄啶合用,可分别通过抑制二氢叶酸合成酶和二氢叶酸还原酶的作用,双重阻断细菌四氢叶酸的合成,产生协同增效作用。

(2)拮抗作用主要表现为非竞争性拮抗作用。非竞争性拮抗是指两种药物作用于不同受体或与受体的不同部分相结合,其中一种药物与受体结合后可妨碍另一种药物与特异性受体结合。如在局麻药中,加入少量肾上腺素可使注射部位血管收缩,减少局麻药的吸收,延长局麻持续时间,减少不良反应。

课堂活动

请同学们结合所学药理学知识,举例说明联合用药时药物间产生的协同作用与拮抗作用。

(二)临床常见联合用药

临床上,单一药能够有效控制疾病,一般不采用联合用药。当单一药物无法控制病情,或单用药物治疗周期长,易引起药物蓄积和耐受性产生时,一般可采用2~3种药物的联合应用,增强药物效应,降低不良反应的发生。

1. 抗菌药物的联合应用 抗菌药物按其对细菌的作用可分为四大类:Ⅰ类为繁殖期杀菌药,包括β-内酰胺类(如青霉素、阿莫西林、头孢氨苄、头孢呋辛、头孢曲松等)、万古霉素类;Ⅱ类为静止期杀菌药,包括氨基糖苷类(如链霉素、庆大霉素、卡那霉素等)、多黏菌素类、喹诺酮类(如氧氟沙星、诺氟沙星、依诺沙星等);Ⅲ类为快效抑菌药,包括大环内酯类(如红霉素、罗红霉素等)、四环素类(如四环素);Ⅳ类为慢效抑菌药,包括磺胺类药物(如磺胺嘧啶、磺胺甲噁唑)。通常,在细菌感染疾病的治疗中,Ⅰ类药物与Ⅱ类药物序贯联用可产生协同作用;Ⅰ类药物与Ⅲ类药物联用产生拮抗作用;Ⅰ类药物与Ⅳ类药物,Ⅱ类药物与Ⅳ类药物联用治疗效应呈现相加或无关;Ⅲ类药物与Ⅳ类药物联用产生效应相加作用。同类或作用机制相同的药物不宜合用。

抗结核病药物可以将药物分为一线药物和二线药物,临床疗效好、毒性低的一线药主要包括异烟肼、利福平、乙胺丁醇、吡嗪酰胺和链霉素等;临床疗效差、毒性大的二线药主要包括对氨基水杨酸、丙硫异烟胺等。由于临床用药周期长,单用药物易产生耐药性等原因,临床常采用2联或3联用药,病情严重者采用4联用药。

2. 抗恶性肿瘤药物的联合应用 肿瘤细胞是一类增殖旺盛的细胞,任何时期往往同时存在不同增殖周期的细胞,通过不同作用于不同环节和时期的药物联合应用,可杀死各期肿瘤细胞,起到良好的治疗效果。但由于此类药物不良反应较为严重,联合用药时应当考虑患者的身体承受能力。

3. 消化系统药物的联合应用 幽门螺杆菌感染引起的消化性溃疡选用单一药物难以根除,临床常选用质子泵抑制剂、枸橼酸铋钾和抗菌药物(阿莫西林、克拉霉素、甲硝唑或庆大霉素)等三种药物联合应用予以治疗。

三、中成药的合理应用

中成药是指在中医理论指导下,以中药材为原料,按照组方原则和工艺标准制成一定剂型的药物制剂,其疗效显著、使用方便、不良反应少,在防病治病中,发挥着重要作用。

(一)中成药的剂型

随着现代制剂技术的迅速发展,中成药剂型种类日益增多。剂型的不同,产生的疗效、持续的时间、作用的特点会有所差异。因此,正确选用中成药应首先了解中成药的常用剂型。

1. 固体剂型 该剂型是中成药的常用剂型,其制剂稳定,携带和使用方便。主要包括:散剂、颗粒剂、胶囊剂(硬胶囊和软胶囊)、丸剂(蜜丸、水丸、糊丸、蜡丸、浓缩丸等)、滴丸剂、片剂、胶剂、栓剂、丹剂、贴膏剂和涂膜剂等。

2. 半固体剂型 主要包括煎膏剂、软膏剂和凝胶剂。

3. 液体剂型 主要包括合剂、口服剂、酒剂、酊剂、糖浆剂、注射剂。

4. 气体剂型 主要包括气雾剂、喷雾剂。

(二)中成药的不良反应

中成药出现的不良反应主要以消化系统症状、皮肤黏膜系统症状、泌尿系统症状、神经系统症状、循环系统症状、呼吸系统症状、血液系统症状、精神症状或过敏性休克等表现居多。其产生不良反应的主要原因有:

1. 中药自身的药理作用或所含毒性成分引起的不良反应。

2. 证候不符,如辨证不当或适应证把握不准确。

3. 特异性体质对某些药物的不耐受、过敏等。

4. 长期或超剂量用药,特别是含有毒性中药材的中成药,如朱砂、雄黄、蟾酥、附子、川乌、草乌、北豆根等,过量服用即可中毒。

5. 不适当的中药或中西药的联合应用。

(三)中成药的联合应用原则

1. 中成药的联合使用

(1)当疾病复杂,单个中成药不能满足所有证候时,可以联合应用多种中成药。

(2)多种中成药的联合应用,应遵循药效互补原则及增效减毒原则。功能相同或基本相同的中成药原则上不宜叠加使用。

(3)药性剧烈的或含毒性成分的药物应避免重复使用。

(4)合并用药时,注意中成药的各药味、各成分间的配伍禁忌。

(5)一些病证可采用中成药的内服与外用药联合使用。

中药注射剂联合使用时,还应遵循以下原则:

(1)两种以上中药注射剂联合使用,应遵循主治功效互补及增效减毒原则,符合中医传统配伍理论的要求,无配伍禁忌。

(2)谨慎联合用药,如确需联合使用时,应谨慎考虑中药注射剂的间隔时间以及药物相互作用等问题。

(3)需同时使用两种或两种以上中药注射剂,严禁混合配伍,应分开使用。除有特殊说明,中药注射剂不宜两个或两个以上品种同时共用一条通道。

2. 中成药与西药的联合使用 针对具体疾病制定用药方案时,考虑中西药物的主辅地位确定给药剂量、给药时间、给药途径。

(1)中成药与西药如无明确禁忌,可以联合应用,给药途径相同的,应分开使用。

(2)应避免副作用相似的中西药联合使用,也应避免有不良相互作用的中西药联合使用。

中西药注射剂联合使用时,还应遵循以下原则:

(1)谨慎联合使用:如果中西药注射剂确需联合用药,应根据中西医诊断和各自的用药原则选药,充分考虑药物之间的相互作用,尽可能减少联用药物的种数和剂量,根据临床情况及时调整用药。

(2)中西注射剂联用,尽可能选择不同的给药途径(如穴位注射、静脉注射):必须同一途径用药时,应将中西药分开使用,谨慎考虑两种注射剂的使用间隔时间以及药物相互作用,严禁混合配伍。

点滴积累

1. 合理用药的原则包括:安全性、有效性、经济性、适当性和方便性。
2. 化学药品联合应用的注意事项。
3. 中成药联合应用的注意事项。
4. 化学药与中成药联合应用的注意事项。

第三节 个体化给药

药物的疗效取决于其药理作用,同时也受到机体、药物等多方面因素的影响,需要充分考虑到各种影响因素,制定出合理的用药方案。

一、不同机体的用药区别

(一)年龄、体重与性别

1. 年龄和体重 一般所说的常用量是适用于成年人的药物平均剂量,年龄不同,其生理特点不同对药物的反应也与一般成年人不同;在正常体重范围内,血药浓度差异不大,但过高或过低的体重,由于脂肪含量的差异,影响药物的消除和蓄积,导致不同的血药浓度,因此,应根据患者的年龄和体重,调整给药剂量和合理选择药物。老年人由于各器官功能逐渐减退,特别是肝、肾功能的减退,对药物的消除能力降低,对药物的耐受性较差,用药剂量一般约为成年人的3/4。另外老年人对中枢神经抑制药、心血管系统药等更敏感,用药时应予注意。儿童尤其是幼儿,各种生理机能和调节机制都不完善,对药物的代谢和排泄能力差而敏感性高,如对中枢兴奋药、中枢抑制药、激素类药等的反应比成年人更强烈。因此,应根据儿童的年龄和发育情况及所用药物的特点,制定合理的用药方案。

2. **性别** 一般情况下,性别对药物反应无明显差异。但女性在月经期、妊娠期、分娩及哺乳期用药需特别注意。如月经期避免使用剧泻药、抗凝血药等;妊娠期避免使用致畸和引起流产的药物等。

(二)个体差异

在年龄、性别、体重相同的情况下,大多数人对药物的反应是相似的,但有少数人表现不同,甚至有质的改变。

(1)高敏性:少数人对某些药物特别敏感,使用较小即可产生较强的作用。

(2)特异质反应:少数人用治疗量的药物后,出现与原有作用不同的反应。特异质反应与遗传有关,常因体内缺少某些代谢酶所致。

(三)病理状态

病理状态可使药物的反应性或药物在体内的代谢过程发生改变,从而影响药物的作用。如阿司匹林只对发热患者降低体温,对正常体温无影响等。肝、肾功能不全时,可影响药物的生物转化和排泄,使药物作用增强或作用时间延长,甚至发生蓄积中毒,应予注意。

(四)心理状态

患者的心理和精神因素可影响药物疗效,积极、乐观的心理状态,主动配合治疗,能更好地发挥药物的治疗作用;反之,焦虑、恐惧和悲观失望的消极情绪,可使病情加重,药物也难以发挥治疗作用。医务人员应运用心理疏导,帮助患者解除精神压力,鼓励患者战胜疾病,以取得更好的治疗效果。"安慰剂"的疗效也是心理因素影响的结果。临床有时用"安慰剂"治疗某些慢性疾病,大约有30%的器官疾病和40%的精神疾病患者可对安慰剂发生反应。

 知识链接

安 慰 剂

临床所用安慰剂是指外观物理特性与普通药品相同,但不含任何药物有效成分的"模拟"制剂。服用安慰剂患者病情得到缓解,这种现象称为安慰剂效应,又称伪药效应。该理论由毕阙博士于1955年提出,服用声称可以医治背痛的安慰剂患者中,大约有四分之一患者表示有关痛症得到舒缓。这些痛症的舒缓,不单是靠患者报称,而是可以利用客观的方法检测得到。这个痛症改善的现象,并没有出现于非接受安慰剂的患者身上。

二、特殊人群用药区别

特殊人群是指妊娠和哺乳期妇女、老年人、新生儿、婴幼儿及儿童。此类人群因生理、生化功能与一般人群相比存在明显差异,影响了药物药代动力学过程和药物效应,应开展有针对性的合理用药。

1. **孕妇** 由于绝大多数药物容易通过胎盘屏障进入胎儿体内,因此孕妇用药一定要考虑对胎儿的影响。药物的致畸作用常发生在妊娠前三个月,所以要选用无致畸作用的药物。

2. 产妇 分娩期应用镇痛药要注意对新生儿呼吸的影响,有的药物对子宫平滑肌有抑制作用,会延长产程,应尽量避免。

3. 哺乳期妇女 几乎所有的药物均能进入乳汁并被婴儿吸收,哺乳期妇女用药应慎重选择,能引起婴儿呼吸抑制及其他不良反应,应尽量避免使用。

4. 老年人 由于60岁以上老年人组织器官的退化,生理、生化功能发生变化,药物代谢功能降低,导致药物消除减慢,在老年人用药时应当加以重视。一般而言,应当遵循以下几项用药原则:

(1)药物选择:对老年患者进行了明确清楚的诊断后,结合患者身体健康情况,选择能达到缓解症状、减轻痛苦或纠正病理过程、不良反应少或轻的药物治疗,配伍用药不宜超过3~4种。

(2)剂量选择:应用最低有效剂量开始治疗,或者从小剂量逐渐加大以找到最合适的剂量,一般采用成年人用量的1/2~3/4,最好采用个体化剂量用药。

(3)用药时间的选择:老年人因视力、听力和记忆力的减退,往往不能记住和理解医嘱而误用或漏用药物,应尽量简化治疗方案,最好采用一日用药一次,不宜间隙用药和长期用药。长期用药者应定期检查肝、肾功能,避免不良反应的发生。

5. 新生儿 新生儿是指从出生到生后28天的小儿。由于其脏器功能发育不全、酶系系统尚未成熟等因素,药物代谢及排泄速度慢且个体差异大,要严格掌握用药指征和药物剂量,采用个体化用药方案。

6. 儿童 儿童正处于生理、生化不断发育时期,药动学和药效学与成人相比有较大差异,应根据儿童的身体特性,严格掌握适应证,合理掌握用药剂量,避免随意依据成人用量简单换算用药。

三、临床药物监测

临床药物监测(TDM)是指运用色谱法、免疫学检查法等现代分析测定技术,定量测定血液中或其他体液中药物及其代谢物的浓度,从而为药物治疗做出指导和评价。通过监测患者体内血药浓度,准确把握药物的药效,制定个体化给药方案,避免不良反应的发生。有些药物的药效与血药浓度无关而与其他体液药物浓度有密切关联,如氨基糖苷类药物治疗尿路感染时,尿药浓度与药效相关。当药物本身具有客观而简便的效应指标时,自然不必进行血药浓度监测。因此,并不是所有的药物都需要进行药物监测。

通常,需要开展药物监测主要有以下几种情况:

1. 治疗指数低、毒性大的药物,如地高辛等强心苷类药物。

2. 同一剂量可能出现较大的血药浓度差异的药物,如丙米嗪等三环类抗抑郁症药。

3. 药代动力学个体差异较大的药物,如氯丙嗪。

4. 具有非线性药代动力学特征的药物,如苯妥英钠、茶碱等。

5. 肝肾功能不全或衰竭的患者使用主要经肝代谢消除或肾排泄的药物,如利多卡因、茶碱等。

6. 临床效果不易很快被觉察的药物,如抗癫痫药物。

7. 与肝药酶诱导剂(或抑制剂)联合用药时,如红霉素与茶碱合用。

8. 患者依从性差,不按医嘱用药时,如精神病患者用药。

点滴积累

1. 影响药物作用的因素主要包括机体和药物两方面。
2. 妊娠和哺乳期妇女、老年人、新生儿、婴幼儿及儿童等特殊人群应针对性地合理应用药物。

第四节　药物的配伍变化

将两种或两种以上药物混合使用称为药物配伍。恰当的药物配伍可以增强疗效,如口服亚铁盐时加用维生素 C 可以增加吸收等。有些药物在配伍时可出现变色、沉淀等理化反应或药效改变,导致药物治疗失败,甚至出现毒性反应,此现象称为配伍禁忌。配伍禁忌可分为药理性、物理性和化学性三类。药理学配伍禁忌是指配伍后发生的药效变化,增加毒性等。物理性配伍禁忌是指药物配伍时发生了物理性状变化,如某些药物研合时可形成低共熔混合物,破坏外观性状,造成使用困难。化学性配伍禁忌是指配伍过程中发生了化学变化,发生沉淀、氧化还原、变色反应,使药物分解失效。本节主要介绍注射剂的配伍禁忌。

在同时配伍多种药物时,要认真审核药物的配伍禁忌表,避免发生配伍禁忌的差错或事故。

一、药物配伍注意事项

注射剂在混合使用或大量稀释时易产生化学或物理改变,应特别注意。

1. 在联合用药前,应认真阅读药品说明书,避免配伍禁忌。
2. 在不了解其他药液对药物的影响情况下,应采用单独用药。
3. 两种浓度不同的药物配伍时,应先加浓度高的药物至输液瓶中摇匀后,再加浓度低的药物,以减慢发生反应的速度。
4. 有色药液应最后加入输液瓶中,以避免瓶中有细小沉淀不易被发现。
5. 严格执行注射器单用制度,以避免注射器内残留药液与所配制药物之间产生配伍反应。
6. 根据药物性质选择溶媒,避免发生理化反应。
7. 根据药物的药理性质合理安排输液顺序,对存在配伍禁忌的两组药液,在使用时应间隔给药,如需序贯给药,则在两组药液之间,应用葡萄糖注射液或 0.9% 氯化钠溶液冲洗输液管。

二、常见药物配伍禁忌

(一)溶媒选择不当

某些药物因难溶于水,制剂中含有有机溶剂,配液时必须特别注意,否则药物因溶解度改变而沉淀。如氢化可的松在水中溶解度小,采用注射用水作溶剂则有沉淀出现,但选择乙醇 - 水等容混合液作为溶剂则可溶。

(二)产生盐析

在某些高分子溶液中加入无机盐类,使某种物质溶解度降低而析出的现象称为盐析。

某些药物遇强电解质如氯化钠、氯化钾等易发生盐析而沉淀。如依诺沙星与含氯离子的溶液配伍时，出现沉淀。

（三）发生酸碱反应

大部分药物化学结构中具有酸碱基团，呈现一定的酸碱度，当多种药物配伍使用时，可出现沉淀、失效或产生毒性物质等问题，易导致不良反应的发生。如三磷酸腺苷二钠注射液在 pH=8~11 时稳定，遇酸性物质则会产生沉淀，维生素 B_6 为水溶性盐酸吡多辛，其 pH 为 3~4，两药混合后可能会因酸碱反应产生沉淀，影响滴注。

（四）发生氧化还原反应

有些药物具有氧化性，当与还原性药物配伍时易发生氧化还原反应，使药物的化学结构改变导致药物失效或出现毒性反应。如维生素 K 与维生素 C 配伍时，可发生氧化还原反应导致其失去止血作用。

（五）发生水解反应

有些药物在酸或碱催化下可发生水解反应而变质。如阿托品在碱性环境下可发生水解反应，导致药物失效。如青霉素水溶液稳定的 pH 值为 6.0~6.5，葡萄糖注射液的 pH 值为 3.2~5.5，当选用葡萄糖注射液配制青霉素时，可加速青霉素的 β- 内酰胺环的开环水解，使青霉素失效并增加过敏反应的发生。

（六）发生络合反应

某些药物存在络合基团，与其他药物配伍时可发生络合反应。如四环素类药物可与含金属离子药物发生反应生成络合物，导致药物无法被吸收，降低疗效。

（七）发生沉淀反应

沉淀反应是药物配伍禁忌中最常见的反应。配伍沉淀反应通常有两种现象，一种是瞬间发生，产生肉眼可见的沉淀、乳光及变色等现象；另一种是缓慢反应，在使用过程中才产生明显的变化。如氢化可的松琥珀酸钠注射液与氯化钾注射液混合时，产生沉淀等。

课堂活动

请同学们结合药物化学知识分析，为什么青霉素钠需要制作成粉针剂？临床上还有哪些药物制备成粉针剂？

（八）中成药的配伍禁忌

临床上中西药配伍治疗的情况日益增多，但中西药配伍仍无章可循，配伍不当时有发生。中药注射剂成分复杂，未知物多；容易受到 pH 值等因素影响，而使溶解度下降或产生聚合物出现沉淀；甚至可能与其他成分发生化学反应，产生有害物质或过敏物质；有效成分受破坏或药效降低等。临床上，一般建议中药注射剂应单独使用，不宜联合应用。

学以致用

工作场景

某患儿，男性，5 岁，体重 19kg，因发热、咳嗽就诊。经查体，体温 38.5℃，扁桃体稍红肿，闻及肺细湿啰音。血常规检查，提示细菌感染。医生处方给予头孢氨苄颗粒 500mg/ 次，tid。药学专业技术人员在审方时，发现给药剂量过大，与诊治医生沟通，要求给予减量用药。

知识运用

1. 儿童用药应根据体重和病情情况,准确计算药物给药剂量。

2. 头孢氨苄颗粒成人用量为 500mg/ 次,qid;儿童每日用量为 25~50mg/kg,分 3 次服用。根据计算(计算方法详见第四章),19kg 儿童应给予 250mg/ 次,tid。

点滴积累

1. 临床合理用药的基本原则为安全性、有效性、经济性、适当性和方便性。

2. 药物的配伍禁忌主要有溶媒选择不当、产生盐析、发生酸碱反应、氧化还原反应、沉淀反应、水解反应和络合反应等。

目标检测

一、单项选择题

1. 药品作用的两重性是指( )
   A. 防治作用与不良反应
   B. 对症治疗与对因治疗
   C. 副作用与毒性反应
   D. 预防作用与治疗作用

2. 药品作用是指( )
   A. 药物与机体细胞间的初始反应
   B. 对机体器官兴奋或抑制作用
   C. 药物对机体原有生理功能、生化反应的影响
   D. 对不同脏器的选择性作用

3. 药品作用的选择性取决于( )
   A. 药物剂量小
   B. 组织器官对药物的敏感性
   C. 药物脂溶性大小
   D. 药物在体内吸收速度

4. 肌注阿托品治疗肠绞痛,引起口干属于( )
   A. 治疗作用　　B. 后遗效应　　C. 变态反应　　D. 副作用

5. 后遗效应是指( )
   A. 大剂量下出现的不良反应
   B. 突然停药后,原有疾病再次出现并加剧
   C. 治疗剂量下出现的不良反应
   D. 血药浓度已降至最低有效浓度以下,仍残存的生物效应

6. 孕妇用药容易发生致畸胎作用的时间是( )
   A. 妊娠头 3 个月　　B. 妊娠中 3 个月　　C. 妊娠后 3 个月　　D. 分娩期

7. 治疗指数的意义是( )
   A. 治疗量与不正常反应率之比
   B. 治疗剂量与中毒剂量之比
   C. LD_{50}/ED_{50}
   D. ED_{50}/LD_{50}

8. 合理用药需要具备下述药理学知识( )

A. 药物的作用与副作用　　　　　B. 药物的毒性与安全范围

C. 药物的效价与效能　　　　　　D. 以上均需要

9. 配制青霉素应选用下列何种溶媒(　　　)

A. 注射用水　　　　　　　　　　B. 生理盐水

C. 5%葡萄糖注射液　　　　　　　D. 10%葡萄糖注射液

10. 下列药物联合应用中,能产生协同作用的是(　　　)

A. 青霉素、头孢氨苄　　　　　　B. 青霉素、氨基糖苷类

C. 青霉素,红霉素　　　　　　　D. 青霉素、磺胺嘧啶

11. 一般来说,60 岁以上老年患者用药剂量为成年人剂量的(　　　)

A. 1 倍　　　　　B. 2 倍　　　　　C. 1/3　　　　　D. 3/4

12. 临床上,宜选用下列哪个药物于产妇分娩止痛(　　　)

A. 吗啡　　　　　B. 哌替啶　　　　C. 罗痛定　　　　D. 曲马多

13. 下列哪个药物可与呋塞米合用(　　　)

A. 链霉素　　　　B. 氢氯噻嗪　　　C. 螺内酯　　　　D. 庆大霉素

14. 丙磺舒延长青霉素的作用时间属于(　　　)

A. 同一靶点的协同作用　　　　　B. 同一靶点的拮抗作用

C. 不同靶点的协同作用　　　　　D. 不同靶点的拮抗作用

15. 药物的不良反应不包括(　　　)

A. 选择性作用　　B. 毒性反应　　　C. 变态反应　　　D. 后遗效应

二、是非判断题

1. 药代动力学个体差异较大的药物应进行药物检测。(　　　)

2. 两种浓度不同的药物配伍时,应先加浓度低的药物至输液瓶中摇匀后,再加浓度高的药物,以减慢发生反应的速度。(　　　)

3. 中药注射剂应单独使用,不宜联合应用。(　　　)

4. 药品的治疗指数越大越安全。(　　　)

5. 药物的选择性越高,不良反应越少,药物效应越好。(　　　)

(袁章林)

第六章 化学药品与中成药的调剂

学习目标

1. 掌握化学药品与中成药处方调剂的操作规程。
2. 熟悉化学药品与中成药处方调剂过程中的调配要点。
3. 了解调剂过程中的用药咨询和用药知识教育。
4. 学会化学药品与中成药处方调剂的操作流程。
5. 具有认真细心，实事求是，爱岗敬业的职业道德。

导学情景

情景描述：

患者，男性，65岁，支气管哮喘伴有咳嗽咯痰，医师为其开具磷酸可待因片，每日3次，2片／次。药师在调剂过程中发现问题拒绝发药，与医生沟通后，该医生重新开具处方。

学前导语：

磷酸可待因可抑制咳嗽反射，使大量痰液阻塞呼吸道，继发感染而加重病情，禁用于咳嗽有痰。审查处方是确保用药安全有效，防止医疗用药差错事故发生的有效方法，本章将带领大家学习化学药品与中成药调剂的操作步骤、注意事项以及处理问题处方的方法等调配要点。

第一节　化学药品与中成药处方的调配

合理正确的药品调配工作程序是确保药品调配快速、准确的重要因素，一般调配程序如图6-1所示。

一、审方与计价

（一）审方

审方是保证调剂工作质量的第一关，接收处方时，应认真逐项审查处方的前记、正文、后记书写是否清晰、完整，并确认处方的合法性。主要包括处方的类型（麻醉药品处方、精神药品处方、儿科处方、急诊处方、普通处方）、处方的报销方式（医疗保险、公费医疗、自费、部分自费等）、处方开具时间、有效性、医师签字的规范性等。

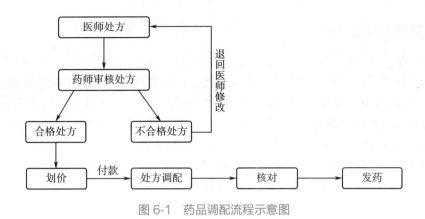

图 6-1 药品调配流程示意图

1. 审查处方前记　处方前记可以提供处方来源、处方的开出时间及患者的基本情况等信息。审查时要注意处方前记规定填写的各项目是否完整、规范,日期、姓名、年龄有无涂改变更的情况,临床诊断是否完整。还要注意麻醉药品和第一类精神药品的处方中患者身份证明编号、代办人的姓名和身份证明编号是否填写规范。

2. 审查处方正文　主要审查药品的名称、剂型、规格、数量、剂量、给药途径、用法用量、药物相互作用和配伍禁忌等内容是否规范,需做皮试的药品是否标明皮试结果或其他注意事项。中成药和西药可以开在一张处方上,也可分开开具,每张处方不得超过 5 种药品;中药饮片则要单独开具处方。

3. 审查处方后记　主要审查有无开写该处方的医师亲笔签名或加盖专用签章,签名是否完整,签名或印章与留样签名是否一致。还有药品计价是否准确。

在进行处方审核时,药师必须从头到尾认真审阅一遍,如发现有疑问,首先可与其他药师讨论,确认为医生处方有误后,再及时通知医师更改和修正,直至确认无误后方可调配,以确保发药质量。此外,通过处方审核,还可以督导临床用药,对一些不合理用药、滥用药、大处方进行跟踪调查,发现问题并及时报告。

(二) 计价

1. 人工计价　药价要执行当地物价部门核准的价格,不得随意变动,更不得任意估价。计价员要清楚药品的规格、数量、剂型、价格,计价一定要求准确,计算的金额要求书写清楚,以免造成不必要的麻烦。

2. 计算机计价　目前计算机收费系统已得到广泛应用,若药品价格有变动,改动程序中的价格数据即可,大大提高了处方划价的工作效率,降低出错的几率。

二、调配操作

调配是指药品调剂人员按审查通过的处方要求,进行药品调配的过程。调配人员接到通过审核的处方后,首先要仔细阅读处方,发现问题及时与审方人员沟通;调配时应按照药品顺序逐一调配;对贵重药品及特殊管理药品(主要针对麻醉、精一和精二药品)等分别登记账卡;药品配齐后,对照处方逐条核对药名、剂型、规格、数量和用法;完成一张处方的调配后再接下一张处方,以免造成混淆,出现差错;在每种药品外包装上分别贴上用法用量、贮存条件等标签,对需要特殊保存的药品加贴醒目的标签提示患者注意;应检查药品的批准文号,注意药品的有效期;核对无误后,签全名或加盖专用签章转入核发窗口。

三、复核与发药

（一）复核

药品调配完成后，由另一药学技术人员对调配的处方作一次全面的检查复核，以防出现调配差错。复核人员应再次进行"四查十对"：查处方，对科别、姓名、年龄；查药品，对药名、剂型、规格、数量；查配伍禁忌，对药品性状、用法用量；查用药合理性，对临床诊断。核对人员应对处方中每种药品逐个检查，防止漏写、错写以及书写笔迹不清或用词不明确的情况出现。若发现有错误，应将处方和药品一并退回调配人员，并及时更正。核对无误后签全名或加盖专用签章，若一人调配核对发药则应双签名。

（二）发药

医院门诊患者和社会药房患者的用药是由药剂人员直接发放的，住院患者的用药则大多是通过护士发放或直接使用于患者。故护理人员应进行必要的岗前培训，以确保付发质量。药品的发放过程中需要注意以下事项：

1. 确认患者　窗口发药时，发药人员应先核对患者的姓名、科别等基本信息，与处方是否一致，核对无误后，才能将药品逐一付发给患者或患者家属。病房床头发药时，护理人员应先问清楚患者姓名、所住床号，才能付发药品。

2. 详细交待每种药品的用法、用量及有关用药注意事项　药品的用法、用量及用药注意事项在所发药品的投药包装上一般都已有标注，但发药者仍应逐条向患者明确交待，语言要简洁明了，通俗易懂。同一种药品有两盒以上时，需要特别交代。

发药人员应根据瓶签或说明书的情况，将每日服用剂量换算成每次服用的片数、粒数、丸数等。特定的用法与用量，应详加说明。比如药品的特定服用时间（饭前服、餐中服等）；特定服用剂量（如首剂加倍）以及特殊使用方法（如高锰酸钾 1 : 5000 溶液坐浴）。

为了防止药片潮解，药厂在某些药品容器内放有一小袋干燥剂，发药时必须向患者交待清楚，以防误服。有些饮食会对某些药物的药效产生影响，因此，应根据药物的特性，正确交代患者使用所发药品时，应控制哪些饮食，以提高药品的疗效。

常见的用药提示有：①缓控释的片剂或胶囊：服用本药时，须整片吞服，不宜掰开或嚼碎服用；②易引起头晕、嗜睡或影响定向性的药物：服用本药期间，不宜从事驾驶车辆或高空作业等危险性工作；③易引起光敏反应的药物：用药期间，应避免皮肤直接接受阳光照射，以免引起过敏；④栓剂：用药前应先除去外层的玻璃纸或塑料薄膜，再放入指定的腔道内；⑤混悬剂：用前充分振摇；⑥舌下片：服用本药时，不可用水直接送服，应将药物放置舌下含化，含化30 分钟内不宜饮水、进食等；⑦外用药品：仅供外用，禁止口服或本品禁用于破损皮肤。

 知识链接

不宜用热水送服的药物

不宜用热水送服的药物主要有：

1. 含消化酶的药物：酶在高温下会失活。

2. 维生素类（V_A、V_C、V_E）：性质不稳定，受热后易被氧化而失活。

3. 活疫苗类（如脊髓灰质炎糖丸）：避免引起疫苗失活。

4. 含活性菌类药物（如乳酶生、双歧三联活菌片等）：遇热会引起活性菌被破坏。

3. 做好用药咨询和用药知识教育　患者咨询用药问题时,应耐心细致地解答;尤其是遇到老人、儿童或者文化水平低的患者,需要特别的交代,语言通俗易懂以确保患者能准确掌握用药方法和注意事项,最大限度地发挥药物的疗效,降低不良反应的发生率。

常见的用药知识教育有:①不要自行根据症状选用药物或者应用他人的药物,也不要将自己的药物随便给其他人使用;②在怀孕或哺乳期间,不要自行应用任何药物;③应该知道所用药物的用量、用法,了解用药期间的一般注意事项和控制饮食情况,不明确的地方要咨询专业人员;④不要随意更改处方中任何一种药物的用量和服药时间;⑤已经变色、潮解、过期、发霉的药物不能再服用;⑥将药品置于小儿不能触及的位置,以防小孩误服。

4. 发药时应注意尊重患者的隐私。

边学边练

掌握化学药品和中成药处方的调剂流程,并进行模拟药房工作练习,详见实训6化学药品和中成药处方的调剂。

点滴积累

1. 化学药品和中成药的调剂流程包括审方、划价、调配、复核、包装和发药。
2. "四查十对":查处方,对科别、姓名、年龄;查药品,对药名、剂型、规格、数量;查配伍禁忌,对药品性状、用法用量;查用药合理性,对临床诊断。

第二节　化学药品与中成药的调配要点

一、化学药品调配注意要点

在化学药品的处方调配过程中,应注意以下事项。

(一)审查处方的要点

1. 审查药品的名称　注意药品名称的书写是否规范以及有无重复给药的现象。目前国内上市的药品中,存在同一个药物具有多个商品名称或者多个药品中均含有同一种药物成分的现象,容易在医师开具处方、药师调剂处方以及患者使用药品过程中发生混淆,带来很大的安全隐患。比如奥美拉唑的商品名有洛赛克、奥克、福尔丁、艾斯特等,含有对乙酰氨基酚成分的感冒药有泰诺感冒片、白加黑、感冒清片、伤风感冒胶囊等数十种。某些中成药中也含有化学成分,比如消渴丸中含有格列苯脲,珍菊降压片中含有氢氯噻嗪,维C银翘片中含有对乙酰氨基酚等。故药师应认真审查药品的名称,防止出现重复用药、用药过量等问题。

2. 审查药品的剂型　需要注意同一种药物往往有多种剂型。剂型不同,药物作用的快慢、强弱以及持续时间都不同,有时甚至可产生不同的药效。适宜的剂型能降低药物的副作用和毒性,比如氨茶碱为平喘药,剂型有注射剂、片剂、栓剂、缓释片剂等。注射剂起效快,适用于哮喘急性发作;片剂作用时间中等;栓剂可通过直肠给药,减少对胃肠道的刺激性,且吸收较快,维持时间较长。又如抗高血压药物硝苯地平有普通片剂、控释片、胶囊剂等剂型,控释片与普通片剂相比,减少峰谷波动,降压作用较为平稳,效果较好。

3. 审查药品的规格与剂量　同一药品由于治疗的需要,可能会有多种规格。比如阿司匹林肠溶片有 25mg、50mg 和 300mg 等多种规格,低剂量主要用于预防血栓的形成,高剂量用于解热镇痛或抗炎抗风湿。因此,需要审核医师处方书写的药品规格和药房现有的药品规格是否一致,若不一致,应及时联系医师,避免出现剂量计算和使用差错。

药品的剂量与作用强度有非常密切的关系。剂量过大会产生不良反应,剂量过小则达不到治疗效果。在审查处方的时候应注意核对药品的剂量和计量单位,将药品的剂量控制在安全范围之内。若患者为老年人、小儿、肝功能不全或肾功能不全,其用药剂量要注意调整。同时还需注意单位时间内进入机体的药量,尤其是静脉注射和静脉滴注的速度,若速度过快也容易造成单位时间进入人体的药量过大而引起毒性反应。

4. 审查药品的给药途径　正确的给药途径是保证药品发挥疗效的关键因素之一,也是药师审核处方的重点。同一种药物,不同的给药途径,可直接影响到药物的药理作用,药物作用的快慢、强弱也会不同,比如硫酸镁口服可导泻、利胆,注射可降血压和抗惊厥,外敷可消肿。因此,药品调剂人员应熟悉各种药品的给药途径,实际用药时可根据病情和药物性质做出适当的选择。

5. 审查药品的用法　根据患者的病情以及药物的药动学或药效学的特点,口服药物需要选择适宜的服药时间。一般情况下,餐前空腹服用药物有利于药物的吸收,如驱虫药和吸附药等,但对刺激性较大的药物适宜餐后服用,甚至有些药物需要餐中服用。如甲氧氯普胺、多潘立酮等促胃动力药适宜在餐前半小时服用,进餐时药物已起效,促使消化道正常的蠕动;非甾体抗炎药、甲硝唑等药物的胃肠道反应较大,适宜餐后服用;降糖药阿卡波糖、二甲双胍等适宜餐中服用;糖皮质激素、抗高血压药、抗抑郁药等适宜清晨服用;血脂调节药、缓泻药、平喘药、抗过敏药、助眠药等则适宜睡前服用。药品调剂人员必须审查药品用法是否合适,并指导患者正确用药,以期达到充分发挥药物疗效,减少不良反应的目的。

6. 审查配伍禁忌　两种或两种以上的药物合并或先后序贯使用时,所引起的药物作用或效应的变化,称为药物相互作用。若药物相互作用可以增加疗效、减少不良反应,属于合理的配伍用药;若药物相互作用会增加毒性、降低疗效或者出现浑浊、沉淀、变色等现象,则属于配伍禁忌。比如青霉素与麻黄碱、维生素 C、苯海拉明、普鲁卡因胺等药品配伍使用时可出现变色、浑浊、沉淀,甚至活性会降低;与氢化可的松、碳酸氢钠混合可产生透明度不变而效价降低的潜在性变化。具有耳毒性的氨基糖苷类不宜和呋塞米、万古霉素等联合使用,避免加重耳毒性。

需要特别注意的是化学药与中成药的联合使用,联合使用的目的是增强疗效、降低毒副作用或不良反应,但使用不当也会发生不良反应或造成用药过量。比如化学药中的碘化物、溴化物、硫酸亚铁、亚硝酸盐等和含朱砂的中成药合用时,会生成碘化汞、溴化汞、氧化汞,进而引起赤痢样大便;四环素与含钙离子较多的中药石膏、瓦楞子、海螵蛸等合用可形成络合物影响药效。

7. 审查有无易致过敏反应的药品　应着重审查对青霉素类(包括口服青霉素类)、链霉素、破伤风抗毒素等规定必须做皮试的药物,处方医师是否注明过敏试验及结果的判定。若未注明,应退回给医生修改。明确药品皮肤敏感性试验结果为阴性后,方可调配药品;对尚未进行皮试者、结果为阳性或未确定者,应拒绝调配药品。

8. 审查特殊人群的用药　药品调剂人员必须熟悉特殊群体(儿童、老年人、孕妇及哺乳期妇女,肝、肾功能不全患者)的用药特点,严格进行处方审查,并正确指导用药。如8岁以下儿童禁用头孢噻肟钠静脉滴注给药,禁用喹诺酮类药物静脉滴注给药等;孕妇禁用沙利度胺、利巴韦林、阿司匹林、甲氧氯普胺、庆大霉素、卡那霉素等;哺乳期妇女及儿童禁用四环素,新生儿禁用氯霉素等;60岁以上老人用药剂量不建议超过成年人剂量的3/4。

（二）调配操作的要点

1. 谨慎读方 调配人员接到应调配的处方后,应对处方从头至尾阅读或审视一遍,严防相似相近药品名称的混淆。其主要目的是熟悉处方内容,了解该处方的类型(属一般处方/麻醉处方/易调处方/疑难处方),有无配伍困难,需要什么药品等。读方还可以及时纠正审方中漏检的不合格处方或划价不合格的处方。读方是调配处方的开始,读方准确与否,对下一步的调配操作有着极为重要的影响。

在读方时,药品名称中相似相近者颇多,比如可拉明(间羟胺,抗休克药)和阿拉明(尼可刹米,呼吸兴奋药)、安定(地西泮,镇静催眠药)和安坦(盐酸苯海索,抗帕金森药)、阿糖腺苷(抗病毒药)和阿糖胞苷(抗肿瘤药)、氟胞嘧啶(抗真菌药)和氟尿嘧啶(抗肿瘤药)等。若读方不慎,极易造成张冠李戴以致发生差错事故。因此,必须谨慎读方,严防相似相近药品名称的混淆。

2. 严格遵守操作规程 在调配操作过程中,应严格遵守操作规程。取药前先查看所取药品标签上的药名是否和处方中的药名一致,取药时再查看所取药品,是否和处方中的药品性状一致,取药后还需要查看所取药品的包装,核对是否和所调配的药品相一致。尤其要注意同一厂家的不同药品品种或同一药品的不同剂型所采用的包装材料、尺寸、颜色可能非常相似,需要特别的关注。比如某药厂生产的10mg黄体酮注射剂和20mg黄体酮注射剂外包装极其相似,区别仅在于右上角的规格标注;某药厂的连花清瘟胶囊和连花清瘟颗粒,除了药品名称不同外,其余均相似。发药时极易混淆。

3. 书写注射通知单 处方中有注射剂时,调配人员应按照规定将患者姓名、药品名称、规格、剂量、注射方式、每天注射次数等内容准确书写在注射通知单上,以便于护士根据注射通知单为患者注射。书写时还应注意易引起过敏,需要做皮肤过敏性试验的药物,必须在注射通知单上注明是否需要做皮试。若采用电子处方,药师审核无误后,患者可在注射室打印治疗证(完整准确地显示注射通知单的各项内容),凭证进行注射。

 案例分析

案例

某患者,男性,41岁。临床诊断为十二指肠溃疡。医生开具的处方:

Rp:

    雷尼替丁胶囊　0.15g×6

    sig:0.15g　b.i.d.p.o.

    枸橼酸铋钾片　120mg×12

    sig:240mg　b.i.d.p.o.

    甲硝唑片　0.2g×18

    sig:0.4g　t.i.d.p.o.

患者不清楚药物的用法和用量,前来咨询,请问药学人员应如何指导患者用药?

分析

处方中 p.o. 代表口服用药,b.i.d. 代表一日两次,t.i.d. 代表一日三次。故处方可以解读为:雷尼替丁胶囊一次一片,每日两次;枸橼酸铋钾片一次两片,一日两次;甲硝唑片一次两片,一日三次。建议雷尼替丁晚饭后服用,枸橼酸铋钾餐前服用,甲硝唑饭后服用。还需要特别交代服用雷尼替丁后不宜从事驾车或高空作业等工作;服用枸橼酸铋钾后可引起舌或大便染黑。

二、中成药调配注意要点

除了上述要求外,在审查中成药处方时还需要特别注意以下事项:

首先审查中成药处方时,要注意药证是否相符,依据"寒者热之,热者寒之"的辨证思想。若"热证"用"热药","寒证"用"寒药",无异于火上加油,加重病情。

其次要了解中成药的主要药材成分、用法、用量、配伍禁忌等。比如含有关木通、马兜铃、广防己的中成药含有马兜铃酸,具有明显的肾毒性,使用不当会导致肾损害;含有中药材黄药子的中成药,有明显的肝毒性,过量或长期应用,可导致肝脏损害;含蟾酥的中成药,使用不当会导致心脏损害和心律失常;含马钱子的中成药,使用过量会引起神经系统损害。外用的中成药一般避免内服。

最后需要审查配伍禁忌,有时为了提高疗效,多种中成药会配合使用,若含有相同的成分,则其实际剂量会增大,若是毒性药材或者药性峻烈的药味,很容易发生毒副作用。如附子理中丸与金匮肾气丸配合应用,因两种中成药均含有附子(主要成分为乌头碱)这味中药,有可能引起毒副作用。还需要注意中药的"十八反、十九畏",如祛风止痛片、木瓜丸等含川乌、草乌,若与含有贝母、半夏的蛇胆川贝液、通宣理肺丸等止咳化痰药合用则会出现配伍禁忌(乌头反半夏、贝母);九气心痛丸、胆宁片等疏肝利胆药大多含有郁金,若和含有丁香的苏合香丸、六应丸等合用就违反了"十九畏"的禁忌。

课堂活动

请大家利用所学的知识,收集、总结一些音似或形似,易混淆的药物名称,下节课进行交流。

点滴积累

1. 应着重审查对青霉素类(包括口服青霉素类)、链霉素、破伤风抗毒素等规定必须做皮试的药物,处方医师是否注明过敏试验及结果的判定。
2. 60 岁以上老人用药剂量不建议超过成年人剂量的 3/4。

目标检测

一、单项选择题

1. 含有格列苯脲成分的中成药是( )

A. 消渴丸　　　　　B. 清咳散　　　　　C. 腰息痛胶囊　　　　D. 维 C 银翘片

2. 适宜餐后服用的药物是（　　　）

A. 多潘立酮　　　　B. 甲硝唑　　　　　C. 二甲双胍　　　　　D. 甲氧氯普胺

3. 60 岁以上老人用药剂量不应超过成年人剂量的（　　　）

A. 1/2　　　　　　　B. 2/3　　　　　　C. 3/4　　　　　　　D. 1/3

4. 用前需要充分振摇的是（　　　）

A. 乳剂　　　　　　B. 溶液剂　　　　　C. 注射剂　　　　　　D. 混悬剂

5. 不需要做皮肤敏感性试验的药物是（　　　）

A. 青霉素类　　　　B. 破伤风抗毒素　　C. 链霉素　　　　　　D. 尿激酶

6. 适宜在睡前服用的药物是（　　　）

A. 抗抑郁药　　　　B. 糖皮质激素　　　C. 平喘药　　　　　　D. 抗高血压药

7. 不属于"四查十对"中查药品内容的是（　　　）

A. 对药名　　　　　B. 对价格　　　　　C. 对规格　　　　　　D. 对剂型

8. 可以掰开或嚼碎服用的剂型有（　　　）

A. 缓释片　　　　　B. 普通片剂　　　　C. 控释片　　　　　　D. 肠溶衣片

二、是非判断题

1. 调配时应根据药品在药柜中的摆放顺序逐一调配。（　　　）

2. 为了提高工作效率，可以同时调配多张处方。（　　　）

3. 发药时应注意尊重患者的隐私。（　　　）

（任鹏飞）

第七章　特殊药品的调剂使用

学习目标

1. 掌握麻醉药品和精神药品调剂的操作规程。
2. 熟悉麻醉药品和精神药品的相关管理规定。
3. 了解麻醉药品和麻醉药的区别。
4. 学会麻醉药品和精神药品调剂的操作流程。
5. 具有认真细心、实事求是、爱岗敬业的职业道德。

导学情景

情景描述：

某患者，男性，48 岁。临床诊断为失眠。医生用普通处方开具的以下药品：地西泮片　0.25g×42　用法为口服，一日三次，一次两片。药师在调剂过程中发现问题拒绝发药，与医生沟通后，该医生重新开具处方。

学前导语：

地西泮属于第二类精神药品，关于此类药品的调剂中需要注意处方的限量、处方的类别等事项。本章将带领大家学习麻醉药品和精神药品的调剂以及相关管理规定。

第一节　麻醉药品、第一类精神药品的调剂使用

麻醉药品是指具有依赖性潜力的药品，滥用或不合理使用易产生身体依赖性和精神依赖性。麻醉药品的范围包括：阿片类、可卡因类、大麻类、合成麻醉药品及其他易产生依赖性的药品、药用原植物及其制剂。2013 年，国家食品药品监督管理总局、公安部和国家卫生和计划生育委员会颁布了最新版的《麻醉药品品种目录》，自 2014 年 1 月 1 日起施行。

麻醉药是起麻醉作用的药品的统称，包括全身麻醉以及局部麻醉的药品，在药理上虽有麻醉作用但没有成瘾性，不产生依赖性。

麻醉药品和精神药品由于其特殊性，使用得当是必不可少的医疗药品；若使用不当，会使人产生依赖性，甚至通过非法途径成为毒品，给社会带来很大的危害。麻醉药品和精神药品的滥用已经成为社会的一大危害，严重威胁着人的生理和心理健

课堂活动

请同学们说一说自己认识的麻醉药品有哪些？

康,同时影响了人们的正常生活秩序。故国家对麻醉药品和精神药品实行特殊管理:麻醉药品和第一类精神药品不得零售。禁止使用现金进行麻醉药品和精神药品交易,但是个人合法购买麻醉药品和精神药品的除外。

 知识链接

癌症患者的三阶梯止痛治疗原则

阶梯治疗是指应当根据患者疼痛程度,有针对性地选用不同强度的镇痛药物。①轻度疼痛:可选用非甾体类抗炎药物(NSAID),如阿司匹林、布洛芬、吲哚美辛等;②中度疼痛:可选用弱阿片类药物,如可卡因、曲马多、布桂嗪等;③重度疼痛:可选用强阿片类药,如吗啡、哌替啶、二氢埃托啡等。

在使用阿片类药物的同时,合用非甾体类抗炎药物,可以增强阿片类药物的止痛效果,并可减少阿片类药物用量。如果能达到良好的镇痛效果,且无严重的不良反应,轻度和中度疼痛也可考虑使用强阿片类药物。如果患者诊断为神经病理性疼痛,应首选三环类抗抑郁药物或抗惊厥类药物等。

一、麻醉药品、第一类精神药品的调配

麻醉药品、第一类精神药品也要遵循收方、审查处方、调配处方、核对处方和发药的调配流程,但又与普通药品的调剂流程有所不同,详见图7-1。

(一) 审核处方

具有调配麻醉、精一药品资质的药师首先应核查处方是否为麻醉药品、精神药品专用处方,处方各项内容是否完整,开具处方的医生是否具有麻醉药品、精神药品的处方权,处方用量是否符合要求,核对电脑无误后,方可进行调配。对不符合规定的麻醉药品、第一类精神药品处方,药师有权拒绝发药。

1. 审核开方医生的资质　执业医师经培训、考核合格后,取得麻醉药品、第一类精神药品处方资格。开具麻醉药品、第一类精神药品应使用专用处方,处方格式根据国家卫生和计划生育委员会规定格式设计(麻醉、精一药品处方为淡红色,右上角标注"麻、精一")。医师开具麻醉药品、第一类精神药品处方时,应当在病历中记录。医师不得为他人开具不符合规定的处方或者为自己开具麻醉药品、第一类精神药品处方。

2. 审核处方限量　医师为患者开具麻醉药品、第一类精神药品应严格遵守单张处方限量:

(1) 为门(急)诊患者开具的处方限量:麻醉药品、第一类精神药品的注射剂,每张处方为1次常用量;控缓释制剂,每张处方不得超过7日常用量;其他剂型,每张处方不得超过3日常用量。哌甲酯用于治疗儿童多动症时,每张处方不得超过30日常用量(卫办医政函〔2011〕1120号延长哌甲酯治疗儿童多动症处方限定时间的通知)。

(2) 为门(急)诊癌痛、慢性中、重度非癌痛患者开具的处方限量:麻醉药品、第一类精神药品注射剂,每张处方不得超过3日常用量;控缓释制剂,每张处方不得超过15日常用量;其他剂型处方不得超过7日常用量。

(3) 为住院患者开具的处方限量:麻醉药品、第一类精神药品处方应当逐日开具,每张处方为1日常用量。

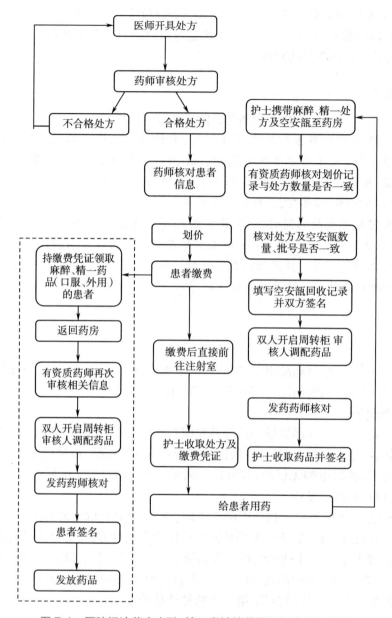

图 7-1 医院门诊药房麻醉、第一类精神药品调配流程示意图

（4）第二类精神药品的处方限量：处方一般不得超过 7 日常用量；对于某些特殊情况，处方用量可适当延长，但医师应当注明理由。

（5）需要特别加强管制的麻醉药品的处方限量：盐酸二氢埃托啡处方为 1 次常用量，药品仅限于二级以上医院内使用；盐酸哌替啶处方为 1 次用量，药品仅限于医疗机构内使用。

（二）调配和发药

各调剂室由双人审核、调配、核发麻醉药品、第一类精神药品。负责麻醉药品、第一类精神药品调剂工作的药学专业技术人员应当工作责任心强，业务熟悉，掌握国家有关法律法规并经过培训、考核合格。

具有药师以上专业技术职务任职资格的人员负责麻醉药品、第一类精神药品处方的审核、评估、核对、发药以及安全用药指导;药士以上职称人员从事处方调配工作。门诊调剂室应固定麻醉药品、第一类精神药品发药窗口。

门诊药房的药剂人员在调配麻醉药品注射剂处方时,先将空的注射袋交给患者,不发药品实物,交代患者凭药袋到注射室注射;药剂人员将实物交给注射室护士,护士收到实物后在处方上签收;护士注射完后将空安瓿交回药房。药剂人员应在麻醉药品登记本上记录患者(代办人)姓名、性别、年龄、身份证明编号、病历号、疾病名称、药品名称、规格、数量、批号、处方医生、处方编号、处方日期、发药人、复核人。

二、麻醉药品、第一类精神药品的管理规定

(一) 麻醉药品、第一类精神药品的采购与储存

1. 采购 药学部门根据本院医疗需要,按照有关规定购进麻醉药品、第一类精神药品,保持合理库存。购买药品付款应当采取银行转账方式,不得使用现金支付。

2. 入库 麻醉药品、第一类精神药品应当由全国性批发企业或者区域性批发企业送至医疗机构,医疗机构不得自行提货。麻醉药品、第一类精神药品入库验收必须货到即验,至少双人开箱验收,清点验收到最小包装,验收记录双人签字。入库验收应当采用专册记录,内容包括:日期、凭证号、品名、剂型、规格、单位、数量、批号、有效期、生产单位、供货单位、质量情况、验收结论、验收和保管人员签字。

在验收中若发现缺少、缺损麻醉药品、第一类精神药品,应当双人清点登记,报主管院长批准并加盖公章后向供货单位查询、处理。

3. 储存 麻醉药品、第一类精神药品的储存实行专人负责、专库(柜)加锁制度。对进出专库(柜)的麻醉药品、第一类精神药品建立专用账册,进出逐笔记录,内容包括:日期、凭证号、领用部门、品名、剂型、规格、单位、数量、批号、有效期、生产单位、发药人、复核人和领用人签字,做到账物、批号相符。

4. 销毁 对过期、损坏麻醉药品、第一类精神药品进行销毁时,应当向所在地卫生行政部门提出申请,在卫生行政部门监督下进行销毁,并对销毁情况进行登记。

(二) 麻醉药品、第一类精神药品的调配、使用和处方管理

1. 设置周转柜 药房、麻醉科应设置麻醉药品、第一类精神药品周转专柜,实行专人负责、专柜加锁制度,库存由药学部门根据临床需要制定。周转柜应当每日结算,并做好交接班记录。

2. 建立基数卡 临床科室需要留存麻醉药品及第一类精神药品时,应与调剂部门建立基数卡,由业务院长、药学部主任、双方麻醉药品管理人员、负责人审核签字,临床需求变化时应及时变更基数卡。

3. 专册登记 麻醉药品处方、第一类精神药品处方至少保存3年,第二类精神药品处方至少保存2年。药学部门应当对麻醉药品、第一类精神药品处方进行专册登记,内容包括:患者(代办人)姓名、性别、年龄、身份证明编号、病历号、疾病名称、药品名称、规格、数量、处方医师、处方编号、处方日期、发药人、复核人。专用账册的保存应当在药品有效期满后不少于2年。

4. 使用管理 ①医疗机构购买的麻醉药品、第一类精神药品只限于在本机构内临床使用;②医疗机构应当为使用麻醉药品、第一类精神药品的患者建立相应的病历,为使用麻醉药品非注射剂型和精神药品的患者建立随诊或者复诊制度,并将随诊或者复诊情况记入病

历;③麻醉药品注射剂型仅限于医疗机构内使用或者由医务人员出诊至患者家中使用;④为院外使用麻醉药品非注射剂型、精神药品患者开具的处方不得在急诊药房配药;⑤门诊药房不得办理麻醉药品和精神药品的退药手续。

5. 回收、销毁管理 ①门诊患者所配的麻醉药品注射剂,护士按医嘱注射完后,立即将空安瓿交还药房;②医疗机构内各病区、手术室等调配使用麻醉药品、第一类精神药品注射剂时应收回空安瓿,核对批号和数量,并作记录;③患者使用麻醉药品、第一类精神药品贴剂的,再次调配时,应将用过的贴剂交回,并记录收回废贴数量;④对收回的麻醉药品、第一类精神药品注射剂空安瓿、废贴由专人负责计数、监督销毁,并作记录;⑤患者不再使用麻醉药品、第一类精神药品时,应当将剩余的麻醉药品、第一类精神药品无偿交回医疗机构,由医疗机构按照规定销毁处理。

(三)麻醉药品、第一类精神药品安全管理

1. 配备安全设施 麻醉、精神药品库必须配备保险柜,门、窗有防盗设施,药品库应当安装报警装置。门诊、住院等药房设麻醉药品、第一类精神药品周转库(柜)的,配备保险柜,药房调配窗口、各病区、手术室存放麻醉药品、第一类精神药品应当配备必要的防盗设施。

2. 专人负责 麻醉药品、第一类精神药品储存各环节应当指定专人负责,明确责任,交接班应当有记录。

3. 全程追踪 医疗机构应当对麻醉药品、第一类精神药品处方统一编号,计数管理,建立处方保管、领取、使用、退回、销毁管理制度。对麻醉药品、第一类精神药品的购入、储存、发放、调配、使用实行批号管理和追踪,必要时可以及时查找或者追回。

4. 及时上报 医疗机构发现下列情况,应当立即向所在地卫生行政部门、公安机关、药品监督管理部门报告:①在储存、保管过程中发生麻醉药品、第一类精神药品丢失或者被盗、被抢的;②发现骗取或者冒领麻醉药品、第一类精神药品的。

> **点滴积累**
>
> 1. 为门(急)诊患者开具麻醉药品、第一类精神药品的每张处方限量,注射剂 1 次常用量;控缓释制剂≤7 日常用量;其他剂型≤3 日常用量。
> 2. 为门(急)诊癌痛、慢性中、重度非癌痛患者开具麻醉药品、第一类精神药品的每张处方限量:注射剂≤3 日常用量;控缓释制剂≤15 日常用量;其他剂型处方≤7 日常用量。哌甲酯用于治疗儿童多动症时,每张处方≤30 日常用量。
> 3. 为住院患者开具麻醉药品、第一类精神药品的处方限量:处方应当逐日开具,每张处方为 1 日常用量。
> 4. 对麻醉药品和第一类精神药品实施"五专制度":专人负责、专柜加锁、专用处方、专用账册、专册登记。

第二节 第二类精神药品的调剂使用

精神药品是指直接作用于中枢神经系统,使之兴奋或抑制,连续使用能产生依赖性的药品。依据精神药品使人体产生的依赖性和危害人体健康的程度,分为第一类精神药品和第二类精神药品,目录由国务院药品监督管理部门会同国务院公安部门、国务院卫生主管部门

制定、调整并公布。

一、第二类精神药品的调配

(一) 审核处方

首先应核查处方是否为精神药品专用处方(精二药品处方为白色,右上角标注"精二"),处方各项内容是否完整,开具处方的医生是否有精神药品的处方权,处方用法用量是否符合要求,核对电脑无误后,方可进行调配。对不符合规定的处方,药师应当拒绝发药。

第二类精神药品的处方限量:处方一般不得超过 7 日常用量;对于某些特殊情况,处方用量可适当延长,但医师应当注明理由。

(二) 调配、包装和发药

调配精神药品时,药师必须认真执行"四查十对",核对药品名称、规格、数量、有效期,认真填写药品使用方法;调配人员在处方上签全名或盖专用签章。调配好的精神药品经核对人核对无误后,再交于发药人员;发药人员再一次核对患者姓名、药品名称、规格、数量、有效期,认真交待用药方法及注意事项;发药人员在处方上签全名或盖专用签章。

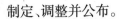 **案例分析**

案例

请看导学情景的案例,此处不再赘述。

分析

导学情景案例中的处方存在以下几个问题:①地西泮为第二类精神药品,开具所用的处方应为第二类精神药品专用处方;②该患者临床诊断为失眠,用法用量应为每日一次,一次一片;③第二类精神药品的处方限量不得超过 7 日常用量,如有特殊情况可适当延长,但医生应注明原因,并签字确认。故药师可拒绝该处方的调配,可与医师沟通,重新开方。

二、第二类精神药品的管理规定

(一) 定点生产

精神药品由国家指定的生产单位按计划生产,其他任何单位和个人不得从事精神药品的生产活动。第一类精神药品生产以及第二类精神药品原料药生产的企业,应当经所在地省、自治区、直辖市人民政府药品监督管理部门初步审查,由国务院药品监督管理部门批准;从事第二类精神药品制剂生产的企业,应当经所在地省、自治区、直辖市人民政府药品监督管理部门批准。

(二) 零售

经所在地设区的市级药品监督管理部门批准,实行统一进货、统一配送、统一管理的药品零售连锁企业可以从事第二类精神药品零售业务。第二类精神药品零售企业应当凭执业医师出具的处方,按规定剂量销售第二类精神药品,并将处方保存 2 年备查;禁止超剂量或者无处方销售第二类精神药品;不得向未成年人销售第二类精神药品。

(三) 采购、储存

1. 采购 根据临床用药需求制定采购计划,采购第二类精神药品,应从药品监督管理部门批准的具有第二类精神药品经营资质企业购买。

2. 验收 购入药品双人验收,查验购药凭证,清点药品数量,检查药品质量,详细记录相关信息。

3. 储存 ①专柜加锁储存,储存药品必须有安全防范措施,严防药品丢失;②在药品库中设立专库或者专柜储存第二类精神药品,并建立专用账册,实行专人管理;③专用账册的保存期限至少保存至药品有效期满后5年。

4. 出库、入库 出账、入账要有购(领)药或处方使用凭据,做到购(领)入、发出、结存数量平衡。调剂部门使用药品要做到"日清日结"。

5. 销毁 ①定期检查药品质量,对过期、损坏的药品要及时申请销毁,保证在用药的账物相符和药品质量完好;②对过期、损坏的药品药登记造册,逐级上报,药库、药房负责人报告药学部主任、院领导及上级主管部门申报销毁。

 边学边练

掌握麻醉药品和精神药品的调剂流程,并进行模拟练习,详见实训7 特殊药品的调剂练习。

 点滴积累

1. 开具第二类精神药品需使用专用处方,专用处方为白色处方,右上角标注"精二"。
2. 第二类精神药品的处方一般≤7日常用量。
3. 第二类精神药品专用账册的保存期限至少保存至药品有效期满后5年。

 目标检测

一、单项选择题

1.《处方管理办法》规定:为门急诊患者开具麻醉药品、第一类精神药品注射剂,每张处方为(   )

  A. 一日常用量 B. 三日常用量 C. 七日常用量 D. 一次常用量

2. 根据《麻醉药品和精神药品管理条例》规定,以下哪级医师可在其医疗机构开具麻醉药品、第一类精神药品处方(   )

  A. 主治医师   B. 住院医师

  C. 执业医师   D. 经考核合格并被授权的执业医师

3. 医疗机构应对麻醉药品处方单独存放,至少保存(   )

  A. 半年   B. 一年   C. 二年   D. 三年

4. 盐酸二氢埃托啡处方仅限于哪级以上医院内使用(   )

  A. 一级以上   B. 二级以上

  C. 仅为三级   D. 全部合法的医疗机构

5. 下列不属于麻醉药品的是(   )

  A. 阿片类   B. 大麻类   C. 可卡因类   D. 巴比妥类

6. 下列属于精神药品分为第一类和第二类管理依据的是(   )

    A. 使人体产生的依赖性　　　　　　　B. 药品的毒性大小

    C. 药品起效快慢　　　　　　　　　　D. 药品价格的高低

7. 下列说法不正确的是(　　　)

    A. 麻醉药品和精神药品不得零售

    B. 国家对麻醉药品和精神药品实行定点经营制度

    C. 医疗机构购买麻醉药品付款应当采取银行转账方式,不得使用现金支付

    D. 医疗机构购买的麻醉药品、第一类精神药品只限于在本机构内临床使用

二、是非判断题

1. 执业医师取得麻醉药品和第一类精神药品的处方资格后,可在任何医疗机构开具麻醉药品和第一类精神药品处方,但不得为自己开具该种处方。(　　　)

2. 麻醉药品和第一类精神药品应建立专用账册。药品入库双人验收,出库双人复核,做到账物相符。专用账册的保存期限应当自药品有效期期满之日起不少于5年。(　　　)

3. 除需长期使用麻醉药品和第一类精神药品的门(急)诊癌症疼痛患者和中、重度慢性疼痛患者外,麻醉药品注射剂可于医院外使用。(　　　)

4. 为住院患者开具的麻醉药品和第一类精神药品处方应当逐日开具,每张处方为一日用量。(　　　)

5. 医疗单位之间可以转让、借用麻醉药品。(　　　)

(任鹏飞)

第八章 常用非处方药的使用指导

 导学情景

情景描述：

　　小王是一名药店的药士。早班来了一位患者，便秘严重。小王推荐她使用开塞露。过后却遭到投诉。患者反映，该药口感不错，但是对其便秘症状丝毫没有改善。原来，小王没有告知患者开塞露是外用入直肠的，患者把开塞露喝了下去。开塞露中主要成分为甘油，制剂中含甘油 12% 以上就有了甜味。

学前导语：

　　问病给药是药学专业中职生必须掌握的职业技能之一。不仅仅是简单的对症下药，更应该给予患者正确的用药指导，告知用药期间可能会出现的不良反应及处理措施。这就要求我们必须掌握常见轻微病症的症状和对症治疗的药物。本章将引导大家成为一名合格的药学工作者，"慧眼识英雄"，怎样从品种繁多的非处方药中挑选最适合顾客的药物。

第一节　非处方药的概述

一、非处方药的概念

　　非处方药是指不需要凭执业医师或者执业助理医师的处方即可自行判断、购买和使用的药品。常见的非处方药主要有解热镇痛药、抗过敏药、抗酸药与胃黏膜保护药、助消化药、驱虫药、镇咳药等。国际上采用 OTC（Over The Counter）为其专有标识。根据非处方药的安全性将其分为甲类非处方药和乙类非处方药，其中乙类非处方药较甲类非处方药更安全。甲类非处方药专有标识为红色椭圆形背景下白色"OTC"字样，乙类非处方药专有标识为绿色椭圆形背景下白色"OTC"字样（见书末彩图 2）。

知识链接

处 方 药

处方药简称为 Rx 药物,是凭注册的执业医师或者助理执业医师开具的处方方可调配、购买和使用的药品。这种药大多都具有一定的毒性或其他潜在的影响,用药剂量和方法都有特殊要求,必须在医生指导下使用。注射剂、粉针剂、抗生素、心血管疾病用药、精神障碍治疗药、抗肿瘤药物、计划生育药物、含麻醉药品的复方口服液等均属于处方药。

案例分析

案例
患者,男,45 岁,近日由于装修新公司劳累过度,出现心悸,胸闷,头晕,出汗等症状,期间晕厥过一次。可以建议他使用非处方药治疗吗?

分析
该患者的症状提示他有罹患心血管疾病的可能。心血管疾病显然不属于轻微病症的范畴,更不能凭自我判断购买非处方药治疗。应该立即到医院就诊,查明原因,明确诊断,及时治疗。

二、非处方药的特点

非处方药大都用于多发病或常见病的自我诊疗,如感冒、咳嗽、消化不良、头痛、发热等。为了保障人民健康,我国非处方药的包装标签、使用说明书中均标注了警示语,明确规定了药物的使用时间及疗程,并强调指出"请仔细阅读说明书并按说明书使用或在药师指导下购买和使用"。非处方药具有如下特点:

1. 应用安全 药物的安全性高,不良反应较轻微。
2. 疗效确切 经长期临床使用经验证明,疗效确切,针对性强,适应证明确。
3. 质量稳定 药物的物理和化学性质稳定,在规定的贮藏条件下质量稳定。
4. 应用方便 主要以口服、外用或吸入等患者可以自行使用的剂型为主。
5. 标识详细 有专用"OTC"标识,说明书简明扼要,通俗易懂,便于消费者根据自身症状购买和使用药品。
6. 贮存方便 大部分非处方药物无需特殊贮存,一般贮存条件下可以保持质量的稳定性。

三、非处方药的管理规定

为了提高人民自我保健意识,确保人民用药安全,我国现行的非处方药管理制度如下:
1. 处方药与非处方药应当分柜摆放,非处方药柜架上必须设有"OTC"的醒目标识。
2. 非处方药的包装必须印有国家指定的非处方药的专有标识,每个销售单元基本包装必须附有标签和说明书。
3. 甲类和乙类非处方药警示语和忠告语:请仔细阅读药品使用说明书并按照说明书使用或在药师指导下购买和使用。

4. 经营处方药和甲类非处方药的药品零售企业必须取得《药品经营许可证》，并配备有执业药师。

5. 经营乙类非处方药的商业企业必须配备专职的具有高中以上文化程度，经专业培训后，由省药品监督管理部门或者授权的药品监督管理部门考核合格并取得上岗证的人员。

6. 非处方药不得采用有奖销售、附赠药品或礼品等方式销售。

7. 非处方药经过审批后可以在大众媒介上进行广告宣传。

8. 消费者有权自主选购非处方药，但应该按照标签和说明书所示内容使用或在药师或者执业药师的指导下使用。

非处方药与处方药的区别见表8-1。

表8-1 处方药与非处方药的区别

区别	处方药	非处方药
疾病诊断者	执业医师 执业助理医师	患者自行判断
疾病类型	病情较重或病情危急	病症较轻
购买地点	医院药房、零售药店	零售药店（甲类、乙类）或获得批准的超市（乙类）
购买凭证	医师处方	不需要处方
用法用量	按照医嘱	按照说明书或者药师建议
安全性	较低	较高
广告媒介	专业期刊	大众媒介
宣传对象	医师、药师或者其他医护专业人员	大众消费者

课堂活动

1. 同学们用过的非处方药有哪些？使用该药物期间出现了不良反应吗？你们又是怎么处理的呢？

2. 请你将以下药物分类？哪些药物是处方药？哪些药物是非处方药？

青霉素 G 钠粉针剂、复方甘草合剂、清凉油、珍珠明目滴眼液、艾司唑仑片、阿莫西林克拉维酸钾分散片、硝酸咪康唑栓、复方地塞米松乳膏、胰岛素注射剂、布洛芬缓释胶囊、清咽含片、沙丁胺醇气雾剂、双黄连口服液。

点滴积累

1. 根据药品的安全性，将非处方药分为甲类非处方药和乙类非处方药。

2. 甲类非处方药的专有标识为红色椭圆形背景下白色"OTC"字样，乙类非处方药为绿色椭圆形背景下白色"OTC"字样。

3. 有专有标识的药物在大包装、中包装、最小包装和说明书、标签均要印制专有标识。

4. 处方药只能在专业医学期刊、杂志上针对医生、药师等专业医护人员做广告，而非处方药经过审批后可以在大众媒体面向消费者做广告。

5. 使用非处方药进行自我诊疗时，使用药品 3 天后症状无缓解或出现其他病症必须及时到医院就医，以免耽误病情，错过最佳治疗时机。

第二节 常用非处方药的使用

非处方药在人们的自我诊疗过程中扮演着极其重要的角色,在社会药房中占主导地位。对于轻微病症,患者不需要过多的专业知识,按照说明书即可安全用药。既节约了患者的医疗成本,也缓解了医院的就诊压力。

一、感冒用药

感冒通常分为病毒性感冒和细菌性感冒,是最常见的呼吸道感染性疾病。病毒性感冒呈自限性,主要症状表现为发热、打喷嚏、头疼或浑身酸痛,尤其鼻塞、流涕症状明显。细菌性感冒主要症状表现为咽痛明显、扁桃体红肿及高热症状。通过血常规检查可诊断是否为细菌感染。

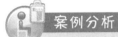
案例分析

案例

某患者来到药店咨询,服用了阿莫西林分散片 3 天,为什么对她发热、鼻塞、流涕及浑身酸痛的感冒症状丝毫没有缓解?

分析

有些患者认为感冒初期立即服用抗菌药会即刻痊愈,这个观点是错误的。该患者症状符合病毒性感冒的病症,应使用抗病毒药物治疗或解热镇痛类药物缓解症状。阿莫西林是半合成青霉素类的广谱抗菌药,对大多数致病的革兰阳性菌和革兰阴性菌(包括杆菌和球菌)均有强大的抑菌和杀菌作用,而没有抗病毒的作用。这位患者服用阿莫西林胶囊治疗病毒性感冒完全不符合该药的适应证。事实上,使用抗菌药需要必要的检查和临床指征,并应在医师的指导下合理用药。滥用抗菌药,不但没有治疗效果反而会引起病程迁延、治疗失败,还有可能诱发细菌耐药。

(一) 感冒常用 OTC 类化学药品

1. 复方氨酚烷胺胶囊

【主要成分】对乙酰氨基酚、盐酸金刚烷胺、马来酸氯苯那敏、人工牛黄、咖啡因。

【适应证】用于缓解普通感冒及流行性感冒引起的鼻塞、发热、头痛、咽痛、流涕、打喷嚏等症状。

【用法用量】口服。成人:1 粒 / 次,一日 2 次。

【注意事项】不得与其他解热镇痛抗炎药物联合用药;服药期间不得饮酒;不得从事驾驶及高空作业等工作;用药 3 天以后症状仍未缓解请及时就医;孕妇、哺乳期妇女及肝肾功能不全患者慎用。

2. 氨酚伪麻片

【主要成分】对乙酰氨基酚、盐酸伪麻黄碱。

【适应证】用于缓解普通感冒引起的鼻塞、打喷嚏、流涕、咽痛、四肢酸痛、发热等症状。

【用法用量】口服。成人:1~2 片 / 次,一日 3 次。

【注意事项】同复方氨酚烷胺胶囊。

感冒用其他 OTC 类化学药见表 8-2。

表 8-2　感冒用 OTC 类其他化学药

药品名称	主要成分	适应证	用法用量	注意事项
酚麻美敏片	对乙酰氨基酚、盐酸伪麻黄碱、氢溴酸右美沙芬、马来酸氯苯那敏	缓解普通感冒引起的发热、咽痛、鼻塞、流涕、四肢酸痛、咳嗽	口服。成人及 12 岁以上儿童:1 片/次,每 6 小时服一次,24 小时不得超过 4 次	不得与其他解热镇痛抗炎药物联合用药,服药期间不得饮酒,不得从事驾驶及高空作业等工作
氨酚伪麻美芬片Ⅱ/氨麻苯美片	日用片:对乙酰氨基酚、盐酸伪麻黄碱、氢溴酸右美沙芬　夜用片:盐酸苯海拉明,其他同日用片	缓解普通感冒引起的发热、咽痛、鼻塞、流涕、四肢酸痛、咳嗽	口服。成人:早上及中午各服 1~2 片白片,晚上服 1~2 片黑片	服用夜用片期间不得从事驾驶及高空作业等工作。其他同酚麻美敏片

 知识链接

含有麻黄碱的复方制剂的销售管理

麻黄碱是制作毒品"冰毒"的主要原料。冰毒,即甲基苯丙胺,因其原料外观为纯白结晶体,晶莹剔透,故被吸毒、贩毒者称为"冰"(Ice)。由于它的毒性剧烈,故称之为"冰毒"。苯丙胺类兴奋剂具有极强的中枢兴奋作用。表现为:极度亢奋、活动过度、情感冲动、偏执、幻觉和暴力倾向。甲基苯丙胺是通过麻黄碱的化学结构改造而来,故又有去氧麻黄碱之称。近年来有不法分子大批量购进感冒药用于提取麻黄碱,经一系列化学加工制成"冰毒"。故 CFDA 要求药品零售企业在销售含麻黄碱或伪麻黄碱的制剂须顾客出示身份证并登记在册,每人限购 2 个最小包装。

(二)感冒用常用中成药

1. 伤风停胶囊

【主要成分】麻黄、荆芥、白芷、苍术、陈皮、甘草。

【功能主治】发散风寒。用于外感风寒引起的头痛无汗,发热恶寒,鼻塞流涕,咳痰清稀,肢体酸重。

【用法用量】口服。成人:3 粒/次,一日 3 次。

【注意事项】风热感冒者禁用,忌烟、酒及辛、冷、酸辣及油腻食物。

2. 双黄连口服液

【主要成分】金银花、黄芩、连翘。

【功能主治】疏风解表,清热解毒。用于外感风热所致咽痛,发热,咳嗽。

【用法用量】口服。成人:20ml/次,一日 3 次。

【注意事项】风寒感冒者禁用,忌烟、酒及辛、冷、酸辣及油腻食物。

课堂活动

分组讨论自己最近一次感冒出现了哪些症状?属于哪一类型的感冒?应该服用哪种药物治疗?

感冒用 OTC 类其他中成药见表 8-3。

表 8-3　感冒用 OTC 类其他中成药

药品名称	主要成分	功能主治	用法用量	注意事项
感冒清热胶囊	荆芥穗、薄荷、防风、柴胡、紫苏叶、葛根、桔梗、苦杏仁、白芷、苦地丁、芦根	疏风散寒。用于风寒感冒,头痛发热,鼻流清涕,恶寒身痛	口服。成人:1.35g/次,一日 2 次	风热感冒者禁用,忌烟、酒及辛、冷、酸辣及油腻食物
桑菊感冒片	桑叶、菊花、连翘、薄荷、苦杏仁、桔梗、甘草、芦根	疏风清热,宣肺止咳。用于风热感冒引起的头痛、咽痛、咳嗽	口服。成人:2.0～4.0g/次,一日 2～3 次	风寒感冒者禁用,忌烟、酒及辛、冷、酸辣及油腻食物
清开灵胶囊	胆酸、珍珠母、猪去氧胆酸、栀子、水牛角、板蓝根、黄芩苷、金银花	清热解毒。用于外感风热所致咽喉肿痛、苔黄、发热及病毒性感冒、急性咽炎	口服,成人:0.5～1.0g/次,一日 3 次	风寒感冒者禁用,忌烟、酒及辛、冷、酸辣及油腻食物

知识链接

中医治疗感冒的分型

1. 风寒感冒　恶寒重,发热轻(或无发热症状)、无汗、四肢疼痛、鼻塞、流清涕、咳嗽、痰白清稀,口不渴,舌苔白。治疗应选择辛温解表类药物。

2. 风热感冒　发热重、恶寒轻、头胀疼、鼻流黏涕或黄涕、咽喉肿疼、咳嗽、痰黄稠、口渴、舌苔黄或薄白,治疗宜宣肺清热、辛凉解表类药物。

3. 暑热型感冒　除有畏寒、发热、口淡无味、头痛、头胀等感冒症状外,伴有较重的胃肠腹泻、腹痛等症状,治疗宜清热祛暑类药物。

4. 体虚感冒　多见于年老、气血两虚者或者抵抗力低下的妇女和小儿,反复发作,缠绵难愈。全身乏力、食欲不振、轻度发热、鼻流清涕、汗多不止。

案例分析

案例

小王是一位大型连锁药店的实习生,一位顾客口述咽干、咽痛,咳嗽有黄绿色浓稠痰液同时流黄色浓稠鼻涕,体温最高达 38.9℃,四肢酸痛。希望小王给他推荐感冒用药。如果你是小王你会给他推荐什么药品呢?

分析

建议推荐缓解感冒症状的 OTC 类西药如氨酚黄那敏胶囊、美扑伪麻片等。

或者推荐使用 OTC 类中成药治疗,但是使用中成药之前一定要辨证,这个顾客是典型的风热感冒症状,可以推荐使用银黄颗粒、清开灵胶囊等用于风热感冒的药物。

二、咳嗽用药

咳嗽是人体清除呼吸道内的分泌物或异物的保护性呼吸反射动作,但频繁的咳嗽会影响人们的工作和学习,失去了其保护意义。病理性的咳嗽多由呼吸道疾病引起。

(一) 咳嗽用 OTC 类化学药

咳嗽用化学药见表 8-4。

表 8-4　咳嗽用 OTC 类化学药

药品名称	主要成分	适应证	用法用量	注意事项
枸橼酸喷托维林片	枸橼酸喷托维林	无痰干咳症状的疾病	口服。成人：25mg/次，一日 3~4 次	从事驾驶时禁用；孕妇及哺乳期妇女禁用。痰多者慎用
磷酸苯丙哌林片	磷酸苯丙哌林	刺激性干咳或急、慢性支气管炎及各种原因引起的咳嗽	口服。成人：26.4~52.8mg/次，一日 3 次	勿嚼碎服用；不适用于痰多咳嗽者；孕妇和哺乳期妇女慎用
氢溴酸右美沙芬片	氢溴酸右美沙芬	感冒、急慢性支气管炎、咽喉炎、支气管哮喘、肺结核及其他上呼吸道感染引起的少痰咳嗽	口服。成人：10~30mg/次，一日 3 次	妊娠 3 个月及哺乳期妇女、有精神病史者禁用；服药期间不得驾驶机及从事高空作业

(二) 咳嗽用 OTC 中成药

1. 克咳胶囊

【主要成分】麻黄、罂粟壳、甘草、苦杏仁、莱菔子、桔梗、石膏。

【功能主治】止咳、定喘、祛痰，用于咳嗽，喘急气短。用于风寒咳嗽。

【用法用量】口服。成人：0.9g/次，一日 2 次。

【注意事项】婴幼儿、孕妇及哺乳期妇女禁用。

2. 急支糖浆

【主要成分】鱼腥草、金荞麦、四季青、麻黄、紫菀、前胡、枳壳、甘草。

【功能主治】清肺化痰、宣肺止咳。用于外感风热所致的咳嗽。

【用法用量】口服。成人：20~30ml/次，一日 3~4 次。

【注意事项】服药期间忌辛辣生冷食物。

3. 咳喘宁口服液

【主要成分】麻黄、石膏、苦杏仁、桔梗、百部、罂粟壳、甘草。

【功能主治】宣通肺气，止咳平喘。用于久咳、痰喘及痰热症引起的咳嗽频发、咯痰色黄、喘促胸闷。

【用法用量】口服。成人：10ml/次，一日 2 次。

【注意事项】孕妇、哺乳期妇女禁用。

咳嗽用 OTC 类其他中成药见表 8-5。

表 8-5　咳嗽用 OTC 类其他中成药

药品名称	主要成分	功能主治	用法用量	注意事项
橘红痰咳颗粒	化橘红、百部(蜜炙)、苦杏仁、茯苓、水半夏(制)、五味子、白前、甘草	理气祛痰、润肺止咳。用于久咳不愈	冲服，成人：10~20g/次，一日 3 次	忌服辛辣、油腻食物
蜜炼川贝枇杷膏	川贝母、枇杷叶、桔梗、陈皮、水半夏、北沙参、五味子、款冬花、杏仁水	润肺化痰、止咳平喘、利咽、咳嗽、痰稠、痰多气喘、咽干及声音嘶哑	口服，成人：15ml/次，一日 3 次	忌服辛辣、油腻食物

中医对咳嗽的辨证分型

1. 风寒咳嗽　咳嗽声重、痰稀薄色白、恶寒无汗、头痛、流清涕,舌苔色白。
2. 风热咳嗽　咳嗽、痰黄稠、或伴发热、口干咽痛、鼻涕黄、舌体红、舌苔黄。
3. 肾虚作咳　咳促已久,运动后加重精神不振、易出汗、手脚冰冷、面唇青紫,多见于老年人和身体虚弱者。

三、中暑用药

中暑多发于夏季高温伴高湿度的天气。指因高温引起的人体体温调节功能失调,体内热量过度积蓄,从而引发神经器官受损。先兆表现为头痛、眩晕和乏力。轻度中暑表现为面色潮红、头晕、口渴及体温升高至38℃以上;重度中暑表现为血压下降、肌肉阵发性疼痛甚至昏迷抽搐,如不及时就医可能危及生命。本节主要介绍轻度中暑用药。

1. 藿香正气口服液

【主要成分】广藿香油、紫苏叶油、白芷、苍术、厚朴(姜制)、生半夏、茯苓、陈皮、大腹皮、甘草浸膏。

【功能主治】解表化湿,理气和中。用于外感风寒、内伤湿滞或夏伤暑湿所致的感冒,症见头痛昏重、胸膈痞闷、脘腹胀痛、呕吐泄泻;胃肠型感冒见上述证候者。

【用法用量】口服。成人:5~10ml/次,一日2次,用时摇匀。

【注意事项】服药期间忌辛辣生冷食物;不宜在服药期间同时服用滋补性中药。

2. 十滴水软胶囊

【主要成分】樟脑、干姜、大黄、小茴香、肉桂、辣椒、桉油。

【功能主治】健胃、祛暑。用于因中暑而引起的头晕,恶心,腹痛,胃肠不适。

【用法用量】口服。成人:1~2粒/次,儿童酌减。

【注意事项】孕妇禁用;服药期间饮食宜清淡。

3. 清凉油

【主要成分】薄荷脑、薄荷油、樟脑油、樟脑、桉油、丁香油、桂皮油。

【功能主治】本品清凉散热,醒脑提神,止痒止痛。用于伤暑引起的头痛,晕车,蚊虫叮咬。

【用法用量】外用。需要时涂在太阳穴或者人中处。

【注意事项】眼睛、外阴等皮肤黏膜及破损处禁用;仅限外用,不可内服。

四、消化不良用药

消化不良是由胃动力障碍或肠道菌群失调所引起的疾病,主要症状有胃胀、胃痛、反酸、嗳气、食欲不振、恶心、呕吐等。

(一)消化不良用OTC类化学药

1. 多潘立酮片

【主要成分】多潘立酮。

【适应证】消化不良、腹胀、恶心、嗳气、呕吐、腹部胀痛。

【用法用量】饭前 15~30 分钟口服。成人：10mg/ 次，一日 3 次。

【注意事项】机械性肠梗阻、胃肠出血等疾病患者禁用；孕妇慎用；不宜与其他药物同时服用。

2. 甲氧氯普胺片

【主要成分】甲氧氯普胺。

【适应证】用于胃胀气性消化不良、食欲不振、嗳气、恶心、呕吐。

【用法用量】口服。成人：5~10mg/ 次，一日 3 次。

【注意事项】服药期间不宜从事驾驶或高空作业；孕妇慎用。

3. 乳酸菌素片

【主要成分】乳酸菌素。

【适应证】胃肠道菌群失调引起的消化不良、肠炎和小儿腹泻。

【用法用量】嚼服。成人：0.4~0.8g/ 次，一日 3 次。

【注意事项】不宜与过热开水送服；不得与抗菌药同时服用。

消化不良用 OTC 类其他化学药见表 8-6。

表 8-6 消化不良用 OTC 类其他化学药

药品名称	主要成分	适应证	用法用量	注意事项
双歧杆菌三联活性菌胶囊	双歧杆菌、嗜酸乳杆菌、粪肠球菌	菌群失调引起的急、慢性腹泻、消化不良、腹胀	饭后口服，成人：0.42~0.84g/ 次，一日 2 次	2~8℃保存，不得与抗菌药同时服用
多酶片	胰酶、胃蛋白酶	用于消化不良、食欲缺乏	口服。成人：2~3 片 / 次，一日 3 次	不宜用过热开水或者果汁送服；不得与抗菌药同时服用

学以致用

工作场景

小张是药店的药师。一名顾客拿着医师处方到药店购买诺氟沙星胶囊和双歧三联活菌胶囊。小张为其调配后，叮嘱患者双歧三联活菌胶囊须放入冰箱冷藏室保存，且两种药物不可同时服用。

知识运用

1. 双歧三联活菌胶囊是双歧杆菌、嗜酸乳杆菌、粪肠球菌的活性菌制剂，用于治疗肠道菌群失调引起的腹泻，需低温冷藏。

2. 双歧三联活菌胶囊为益生菌活性制剂，与抗菌药同服会把活性菌杀死而影响疗效。建议间隔 4 小时再服用抗菌药。

（二）消化不良用 OTC 类中成药

1. 健胃消食片

【主要成分】太子参、陈皮、山药、炒麦芽、山楂。

【功能主治】健胃消食，用于脾胃虚弱所致的腹胀、腹痛、不思饮食、嗳气。

【用法用量】口服。成人：3 片 / 次，一日 3 次。

【注意事项】饮食宜清淡，忌酒、辛辣、生冷、油腻食物。

2. 四磨汤口服液

【主要成分】木香、枳壳、乌药、槟榔。

【功能主治】顺气降逆,消积止痛。用于腹胀、腹痛、食欲不振、腹泻或便秘。

【用法用量】口服。成人:20ml/次,一日3次。

【注意事项】饮食宜清淡,忌酒、辛辣、生冷、油腻食物;孕妇、肠梗阻、消化道手术后患者禁用。

3. 沙棘干乳剂

【主要成分】沙棘。

【功能主治】消食化滞、理气止痛。用于功能性消化不良、食欲不振、恶心呕吐。

【用法用量】口服。成人:25g/次,一日2次。

【注意事项】饮食宜清淡,忌酒、辛辣、生冷、油腻食物。

五、胃痛用药

胃痛是临床上常见的一种症状,疼痛通常是在上腹部偏左。表现为不适或隐痛,多为胀痛、一般不会出现剧痛。多见于急、慢性胃炎或胃、十二指肠溃疡病;也有工作压力过大,饮食不规律,饮酒过多,饭后立即剧烈运动,吃辣过度或经常进食难消化食物等为诱因引发的胃痛。

(一)胃痛用OTC类化学药

1. 盐酸雷尼替丁胶囊

【主要成分】盐酸雷尼替丁。

【适应证】用于治疗十二指肠溃疡、胃溃疡、反流性食管炎、卓-艾综合征及其他高胃酸分泌疾病引起的恶心、反酸、胃痛等症状。

【用法用量】口服。成人:150mg/次,一日2次,早晚饭时服。

【注意事项】孕妇、哺乳期妇女及8岁以下儿童禁用。

2. 胶体果胶铋胶囊

【主要成分】胶体果胶铋。

【适应证】用于慢性胃炎及缓解胃酸过多引起的胃痛、胃灼热感、反酸。

【用法用量】口服。成人:300mg/次,一日4次,餐前1小时及睡前服用。

【注意事项】严重肾功能不全者及孕妇禁用;服用该药期间可能造成黑便。

3. 硫糖铝咀嚼片

【主要成分】硫糖铝。

【适应证】用于慢性胃炎及缓解胃酸过多引起的胃痛、胃灼热感、反酸。

【用法用量】口服,成人:1.0g/次,一日4次,餐前1小时及睡前嚼碎后服用。

【注意事项】孕妇及哺乳期妇女慎用,服药期间可能会出现便秘现象。

4. 复方氢氧化铝片

【主要成分】氢氧化铝、三硅酸镁、颠茄流浸膏。

【适应证】用于缓解胃酸过多引起的胃痛和胃部灼热感。

【用法用量】口服。成人:0.70~1.4g/次,一日3次,饭前半小时服用或者胃痛时嚼碎服用。

【注意事项】妊娠期头三个月、肾功能不全者、长期便秘者及老年人慎用。

（二）胃痛用 OTC 类中成药

1. 香砂养胃丸

【主要成分】木香、砂仁、白术、陈皮、茯苓、半夏（制）、香附（醋制）、枳实（炒）、豆蔻（去壳）、厚朴（姜制）、广藿香、甘草、生姜、大枣。

【功能主治】温中和胃。用于消化不良、胃脘满闷或者慢性胃炎引起的胃痛、反酸。

【用法用量】口服。成人：8 丸 / 次，一日 3 次。

【注意事项】服药期间饮食宜清淡；胃阴虚者不宜服用。

2. 胃康灵胶囊

【主要成分】白芍、白及、三七、甘草、茯苓、延胡索、海螵蛸、颠茄浸膏。

【功能主治】柔肝和胃，散瘀，缓急止痛。用于肝胃不和、瘀血阻络所致的胃脘疼痛或者慢性胃炎引起的上述症状。

【用法用量】饭后口服。成人：1.6g/ 次，一日 3 次。

【注意事项】服药期间饮食宜清淡；孕妇慎用；高血压、心脏病、反流性食管炎、胃肠道梗阻、甲亢、溃疡性结肠炎患者慎用。

六、泄泻用药

泄泻也称"腹泻"，是指排便次数增多，粪便稀薄，或泻出如水样。中医将大便溏薄者称为"泄"，大便如水注者称为"泻"，故名"泄泻"。泄泻多见于急慢性肠炎、胃肠功能紊乱、过敏性肠炎、溃疡性结肠炎、肠道菌群失调等。值得注意的是婴幼儿要及时补充电解质，以防脱水；服用 OTC 类止泻药物三天症状无改善的患者需立即就医。

（一）泄泻用 OTC 类化学药及生物制剂

1. 盐酸洛哌丁胺胶囊

【主要成分】盐酸洛哌丁胺。

【适应证】各种原因引起的非感染性急、慢性腹泻的对症治疗。

【用法用量】急性腹泻：成人首剂 4mg，以后每腹泻一次再服 2mg，直到腹泻停止；慢性腹泻：成人起始剂量 2~4mg，每日 2~12mg，显效后每日给予 4~8mg 用于维持治疗。

【注意事项】禁用于 2 岁以下儿童；对于伴有肠道感染的腹泻，必须配合使用有效的抗菌药；应适当补充水和电解质；出现便秘症状请停药。

2. 蒙脱石散

【主要成分】蒙脱石。

【适应证】成人及儿童急慢性腹泻。

【用法用量】口服。成人：3g/ 次，一天 3 次；治疗急性腹泻可首剂加倍。

【注意事项】急性腹泻时，注意纠正脱水；出现便秘，可减少剂量继续服用。本品有吸附作用，避免与其他药物同时服用，以免影响疗效。

3. 地衣芽孢杆菌胶囊

【主要成分】地衣芽孢杆菌活菌。

【适应证】用于细菌或真菌引起的急、慢性肠炎、腹泻。也可用于其他原因（如长期服用广谱抗菌药）引起的肠道菌群失调的防治。

【用法用量】口服。成人：0.5g/ 次，一日 3 次，首次加倍。

【注意事项】温开水送服或者溶解水温不宜高于 40℃；应避免与抗菌药同时服用，必要时可间隔 3 小时服用。

4. 双歧杆菌活菌胶囊

【主要成分】双歧杆菌活菌。

【适应证】用于肠道菌群失调引起的肠功能紊乱,如急、慢性腹泻、便秘。

【用法用量】饭后口服。成人:0.35~0.70g/次,早晚各 1 次。

【注意事项】切勿将本品置于高温处,室温超过 35℃,宜放入冰箱冷藏室储存;避免与抗菌药同时同服,必要时可间隔 3 小时服用。

(二) 泄泻用 OTC 类中成药

1. 葛根芩连片

【主要成分】葛根、黄芩、黄连、炙甘草。

【功能主治】解肌,清热,止泻。本品用于泄泻腹痛,便黄而黏,肛门灼热。

【用法用量】口服。成人:1.5~2.0g/次,一日 3 次。

【注意事项】因滥用抗菌药造成的肠道菌群紊乱患者疗效欠佳。

2. 保济丸

【主要成分】钩藤、薄荷、蒺藜、白芷、木香、广东神曲、菊花、广藿香、苍术、茯苓、厚朴、化橘红、天花粉、薏苡仁、葛根、稻芽。

【功能主治】解表,去湿,和中。用于腹痛腹泻,嗳食嗳酸,恶心呕吐,肠胃不适,消化不良等。

【用法用量】口服。成人:1.85~3.7g/次,一日 3 次。

【注意事项】忌烟、酒及辛辣、生冷、油腻食物;不宜在服药期间同时服用滋补性中药。

泄泻用 OTC 类其他中成药见表 8-7。

表 8-7　泄泻用 OTC 类其他中成药

药品名称	主要成分	功能主治	用法用量	注意事项
盐酸小檗碱片	盐酸小檗碱	用于治疗肠道感染、腹泻	口服。成人:0.3g/次,一天 3 次	妊娠头三个月妇女慎用
藿香正气软胶囊	苍术、陈皮、姜厚朴、白芷、茯苓、大腹皮、生半夏、甘草浸膏、广藿香油、紫苏叶油	解表化湿,理气和中。用于头痛昏重、胸膈痞闷、脘腹胀痛、呕吐泄泻	口服。成人:0.9~1.8g/次,一日 2 次	忌烟、酒及辛辣、生冷、油腻食物;在服药期间不宜同服滋补性中药

七、便秘用药

便秘主要是指排便次数或粪便量减少、粪便干结、排便费力等。判断是否为便秘须结合各人的日常排便情况来判断。轻微的便秘症状可以通过改变饮食习惯得以改善,如少食辛辣、刺激性食物,多食用含有粗纤维的食物并补充适量水分。长期慢性便秘除会诱发痔疮外,甚至给心、脑血管疾病患者带来严重威胁。故早期预防和合理治疗便秘将会大大减轻其严重后果,改善患者生活质量。

(一) 便秘用 OTC 类化学药品

1. 比沙可啶肠溶片

【主要成分】比沙可啶。

【适应证】用于急、慢便秘和习惯性便秘。

【用法用量】口服。成人:10~20mg/次,一日1次。整片吞服。

【注意事项】不得咀嚼或压碎服用,服药前后2小时内不得服用牛奶和抗酸药,急性胃肠炎患者禁用,孕妇慎用。

2. 开塞露

【主要成分】甘油,或甘露醇与硫酸镁的复方制剂。

【适应证】用于便秘,尤其适合小儿、老年体弱便秘者。

【用法用量】外用。将容器顶部刺破或剪开,将药液挤入直肠内,成人20ml/次,儿童10ml/次。

【注意事项】避免划伤肛门或直肠;不可长期使用本品。

（二）便秘用OTC类中成药

1. 麻仁丸

【主要成分】火麻仁、苦杏仁、大黄、枳实(炒)、厚朴(姜制)、白芍(炒)。

【功能主治】用于大便干结难下、腹部胀满不舒;习惯性便秘。

【用法用量】口服。成人:6g/次,一日1~2次。

【注意事项】忌酒及辛辣食物;不宜在服药期间同时服用滋补性中药;孕妇忌用。

2. 通便灵胶囊

【主要成分】番泻叶、当归、肉苁蓉。

【功能主治】泻热导滞、润肠通便。用于大便干结,长期卧床引起的便秘,习惯性便秘。

【用法用量】口服。成人:1.25~1.5g/次,一日1次。

【注意事项】忌酒及辛辣食物;孕妇忌服。

3. 大黄通便颗粒

【主要成分】大黄。

【功能主治】用于便秘及食欲不振。

【用法用量】口服。成人:5g/次,一日2~3次。

【注意事项】孕妇禁用。

八、实火症用药

实火症又称为"上火"。从中医理论看,认为实火症是人体阴阳平衡失调的结果。感受外邪,或人体机能活动过于亢进,就会出现阳盛阴衰的热证证候。表现为发热,头痛,目赤,舌红苔黄,口干舌燥或口臭,牙龈肿痛,心情烦躁,小便黄,大便干,或是口舌鼻生疮,甚至鼻出血等症状。实火症主要以中成药治疗为主。

1. 清开灵胶囊

【主要成分】胆酸、珍珠母、栀子、水牛角、板蓝根、金银花、猪去氧胆酸、黄芩苷。

【功能主治】清热解毒,镇静安神。用于外感风热时毒、火毒内盛所致高热不退、烦躁不安、咽喉肿痛、舌质红绛、苔黄等症状。

【用法用量】口服。成人:0.4~0.8g/次,一日3次。

【注意事项】久病体虚患者如出现腹泻时慎用;不宜与含镁、铝、锌类药物合用,影响药物吸收。

2. 一清颗粒

【主要成分】黄连、大黄、黄芩。

【功能主治】清热泻火解毒。用于火毒血热所致的身热烦躁,目赤口疮,咽喉、牙龈肿痛,大便秘结,及咽炎、扁桃体炎、牙龈炎。

【用法用量】冲服。成人:7.5g/次,一日3~4次。

【注意事项】忌酒及辛辣食物;孕妇禁用。

3. 黄连上清丸

【主要成分】黄连、栀子(姜制)、连翘、蔓荆子(炒)、防风、荆芥穗、白芷、黄芩、菊花、薄荷、大黄(酒炙)、黄柏(酒炒)、桔梗、川芎、石膏、旋覆花、甘草。

【功能主治】散风清热,泻火止痛。用于风热上攻或肺胃热盛所致的头晕目眩、牙龈肿痛、口舌生疮、咽喉肿痛、耳痛耳鸣、小便短赤、大便秘结。

【用法用量】口服。成人:3~6g/次,一日2次。

【注意事项】服药期间忌酒及辛辣食物;不宜同时服滋补性中药;孕妇慎用;脾胃虚寒者禁用。

清热用OTC类其他中成药见表8-8。

表8-8 清热用OTC类其他中成药

药品名称	主要成分	功能主治	用法用量	注意事项
三黄片	大黄、盐酸小檗碱、黄芩浸膏	清热解毒,泻火通便。用于目赤肿痛、口鼻生疮、咽喉肿痛、牙龈肿痛、尿黄便秘	口服。成人:0.4g/次,一日2次	服药期间忌酒及辛辣食物;不宜同时服滋补性中药;孕妇忌用
龙胆泻肝丸	龙胆、柴胡、黄芩、栀子(炒)、泽泻、木通、车前子(盐炒)、当归(酒炒)、地黄、炙甘草	清肝胆,利湿热。用于肝胆湿热,头晕目赤,尿赤,湿热带下	口服。成人:3~6g/次,一日2次	服药期间忌酒及辛辣食物;不宜同时服滋补性中药;孕妇慎用
穿心莲片	穿心莲	清热解毒,凉血消肿。用于邪毒内盛,咽喉肿痛、口舌生疮	口服。成人:0.210~0.315g/次,一日3~4次	服药期间忌酒及辛辣、腥膻食物;不宜同时服滋补性中药;孕妇慎用

九、头痛用药

 案例分析

案例

某患者因头痛购买阿司匹林肠溶片(50mg)治疗头痛,服用1片后头痛并未缓解。

分析

阿司匹林为非甾体解热镇痛抗炎药的代表药物。随用药剂量的不同可呈现不同的药理作用:小剂量(80~100mg)用于抑制血小板聚集;大剂量(0.3~0.6g)用于可以缓解缓解如头痛、关节痛、痛经等轻至中度疼痛。所以该患者服用剂量不准确,故没有达到预期效果。

头痛是临床常见的症状,是指额、顶、颞及枕部的疼痛,发病原因繁多。常见胀痛、闷痛、针刺样痛,以及恶心、呕吐、头晕等症状。反复发作或持续的头痛不可掉以轻心,应立即就医、明确诊断、及时治疗以免耽误病情。本节主要介绍病症轻微的头痛常用 OTC 类药物。

（一）头痛用 OTC 类化学药

1. 对乙酰氨基酚片

【主要成分】对乙酰氨基酚。

【适应证】用于缓解如头痛、关节痛、偏头痛、牙痛、肌肉痛、神经痛、痛经等轻至中度疼痛。也可以用于缓解普通感冒或流行性感冒引起的发热症状。

【用法用量】口服。16 岁以上青年少年及成人:0.5g/ 次;若持续发热或疼痛,可间隔 4~6 小时重复用药一次,24 小时不得超过 2.0g。

【注意事项】不可与其他含有解热镇痛药的药物同时服用;16 岁以下的儿童和青少年不宜服用本品;3 个月以下婴儿及孕妇、哺乳期妇女禁用;服用本品期间禁止饮酒或含有酒精的饮料。若连续服用 3 天症状未改善需及时就医。

2. 布洛芬缓释胶囊

【主要成分】布洛芬。

【适应证】用于缓解如头痛、关节痛、偏头痛、牙痛、肌肉痛、神经痛、痛经等轻至中度疼痛。也可以用于缓解普通感冒或流行性感冒引起的发热症状。

【用法用量】口服。成人:0.3g/ 次,一日 2 次。

【注意事项】不可与其他含有解热镇痛药的药物同时服用;不可以掰开或者溶解后服用;对阿司匹林过敏者禁用;孕妇和哺乳期妇女禁用。若连续服用 3 天症状未改善需及时就医。

3. 阿咖酚散

【主要成分】阿司匹林、咖啡因、对乙酰氨基酚。

【适应证】用于缓解如头痛、关节痛、偏头痛、牙痛、肌肉痛、神经痛、痛经等轻至中度疼痛。也可以用于缓解普通感冒或流行性感冒引起的发热症状。

【用法用量】口服。成人:1 包 / 次,若持续发热或疼痛,可间隔 4~6 小时重复用药一次,但 24 小时内不得超过 4 次。

【注意事项】不可与其他含有解热镇痛药的药物同时服用;孕妇和哺乳期妇女禁用;若连续服用 3 天症状未改善需及时就医。

（二）头痛用 OTC 类中成药

1. 正天丸

【主要成分】钩藤、白芍、川芎、当归、地黄、白芷、防风、羌活、桃仁、红花、细辛、独活、麻黄、附片、鸡血藤。

【功能主治】疏风活血,养血平肝,通络止痛。用于外感风邪、瘀血阻络、血虚失养、肝阳上亢引起的偏头痛、紧张性头痛、神经性头痛、颈椎病型头痛或经前头痛。

【用法用量】饭后服用。成人:6g/ 次,一日 2~3 次。

【注意事项】忌烟、酒及辛辣、油腻食物。若连续使用 3 天症状未改善需及时就医。

2. 天麻头痛片

【主要成分】天麻、白芷、川芎、荆芥、当归、乳香（醋制）。

【适应证】养血祛风,散寒止痛。用于风寒头痛,血虚头痛,血瘀头痛。若服用 3 天症状未改善需及时就医。

【用法用量】口服。成人：1.2~1.8g/次，一日 3 次。

【注意事项】孕妇慎用；糖尿病患者禁用；若服用 3 天症状未改善需及时就医。

十、失眠用药

失眠是指无法入睡或无法保持睡眠状态，表现为入睡困难、睡眠深度或频度过短、早醒或睡眠质量差等症状。偶尔失眠对身体机能影响不大，但是长期失眠给患者造成极大的身心痛苦。妨碍患者的工作、生活和健康，导致疲惫感、注意力不集中、心情烦躁、焦虑不安等症状，甚至可能加重或诱发心悸、胸痹、眩晕、头痛、中风等疾病。故经常失眠要引起重视，及时有效地给予治疗。临床上多以地西泮、艾司唑仑等精神二类药物治疗失眠，长期使用易使患者产生一定的耐受性及依赖性且精二类药物不属于 OTC 药物的范畴。故本节主要讨论以中成药为主的非处方药物治疗失眠。

1. 安神补脑液

【主要成分】鹿茸、制何首乌、淫羊藿、干姜、甘草、大枣、维生素 B_1。

【功能主治】脑安神、生精补髓、益气养血。适用于神经衰弱、失眠、健忘、头晕、乏力。

【用法用量】口服。成人：10ml/次，一日 2 次。

【注意事项】用药期间忌辛辣、油腻、腥膻食物；情绪保持平静乐观。服药七天症状无缓解请及时就医。

2. 枣仁安神胶囊

【主要成分】炒酸枣仁、丹参、醋五味子。

【功能主治】本品养血安神。用于心血不足所致的失眠、健忘、心烦、头晕。

【用法用量】口服。成人：2.25g/次，一日 1 次，临睡前服用。

【注意事项】孕妇慎用；由消化不良引起的失眠患者忌用。

3. 百乐眠胶囊

【主要成分】百合、刺五加(生)、首乌藤、合欢花、珍珠母、石膏、酸枣仁、茯苓、远志、玄参、地黄(生)、麦冬、五味子、灯心草、丹参。

【功能主治】滋阴清热，养心安神。本品用于肝郁阴虚型失眠症引起的头晕乏力、入睡困难、多梦易醒、醒后不眠、烦躁易怒、心悸不安等症状。

【用法用量】口服。成人：1.08g/次，一日 2 次。

【注意事项】用药期间忌辛辣、油腻、腥膻食物；情绪保持平静乐观。服药七天症状无缓解请及时就医。

十一、眩晕用药

眩晕是患者感到自身或周围环境有旋转或者摇动的主观性障碍，常伴有客观的平衡障碍。眩晕是目眩和头晕的总称，以眼花、视物不清的症状称为"眩"；以视物旋转称为"晕"，两者常同时为"眩晕"。眩晕的发生机制有很多，如药物中毒、前庭系统疾病、脑血管疾病或晕动症(乘船、乘车或乘飞机引起的摇摆、颠簸、旋转、加速运动等所致疾病的统称)等都可以引起眩晕。本节主要讨论晕动症引起的眩晕用药。

1. 盐酸苯海拉明片

【主要成分】苯海拉明。

【适应证】过敏性疾病的治疗，也用于晕动病的防治。

【用法用量】口服。成人：出发前 30 分钟服用 25mg。

【注意事项】嗜睡作用明显，服药期间不得从事驾驶、高空作业及精密仪器的操作；不得饮酒；不得与其他含中枢抑制作用的药物同时服用。

2. 盐酸地芬尼多片

【主要成分】盐酸地芬尼多。

【适应证】防治多种原因或疾病引起的眩晕、恶心、呕吐，如乘车、船、飞机时的晕动病等。

【用法用量】口服。成人：25~50mg/次，一日 3 次。预防晕动病应在出发前 30 分钟服药。

【注意事项】患有青光眼、胃溃疡、泌尿道梗阻性疾病、窦性心动过速患者及孕妇慎用。

3. 盐酸苯环壬酯片

【主要成分】盐酸苯环壬酯。

【适应证】防治晕动症（晕车、晕船、晕机）所致的恶心、呕吐、眩晕的症状。

【用法用量】口服。出发前半小时服用 2mg，必要时 4~5 小时加服 2mg。

【注意事项】前列腺肥大者慎用；青光眼患者禁用。

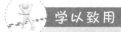

工作情景

药店工作的小王遇到一位患有晕动病的女性患者，因工作需要携带现金坐长途客车，咨询是否有无嗜睡作用的晕车片。小王给她推荐了盐酸苯环壬酯片，并且叮嘱她出发前半小时服用。

知识运用

盐酸苯环壬酯片是新型的抗晕动病药物，与传统的苯海拉明、东莨菪碱相比，具有起效快，嗜睡率低的特点。

十二、外伤用药

外伤用药是指凡在体表或某些黏膜部位应用，具有杀虫止痒、消肿散结、化腐排脓、生肌收口、收敛止血的一些药物。用于治疗身体由于外力或者物体的打击、碰撞造成的损伤如扭伤、挫伤、拉伤、刀伤等。

（一）外伤用 OTC 类化学药

1. 双氯芬酸钠凝胶

【主要成分】双氯芬酸钠。

【适应证】用于缓解肌肉、软组织和关节的轻至中度疼痛。如缓解肌肉、软组织的扭伤、拉伤、挫伤、劳损、腰背部损伤引起的疼痛以及关节疼痛等。也可用于骨关节炎的对症治疗。

【用法用量】外用。按照痛处面积大小，使用本品适量，轻轻揉搓，使本品渗透皮肤，3~4 次/日。

【注意事项】禁用于破损皮肤；避免长期大面积使用；避免接触眼睛及口部和鼻腔黏膜。

2. 布洛芬乳膏

【主要成分】布洛芬。

【适应证】用于缓解局部软组织疼痛，如肌肉痛、关节痛、腰背痛，以及扭伤、拉伤、劳损引起的疼痛，也可用于骨关节炎的对症治疗。

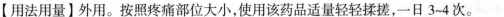

【用法用量】外用。按照疼痛部位大小,使用该药品适量轻轻揉搓,一日 3~4 次。

【注意事项】禁用于破损皮肤;避免长期大面积使用;避免接触眼睛及口部和鼻腔黏膜。

(二)外伤用 OTC 类中成药

1. 云南白药气雾剂

【主要成分】国家保密配方。

【功能主治】化瘀止血,活血止痛,解毒消肿。用于跌打损伤,瘀血肿痛,肌肉酸痛及风湿疼痛。

【用法用量】外用,喷于患处。3~5 次 / 日。

【注意事项】切勿喷入口、鼻、眼;孕妇禁用;对云南白药过敏者禁用。

2. 正红花油

【主要成分】人造桂油、白樟油、桂叶油、松节油、桂醛、水杨酸甲酯、血竭、液体石蜡。

【功能主治】消炎消肿、止血止痛、心腹诸痛、四肢麻木、风湿骨痛、腰酸背痛、扭伤瘀肿、跌打刀伤、烫火烧伤、蚊虫蜂咬、恶毒阴疽。

【用法用量】外用。用于跌打损伤、外伤诸痛,擦患处。烫火刀伤、血流不止,用纱布药棉浸油敷患处。

【注意事项】外用药品,忌内服;皮肤敏感者禁用。

3. 消肿止痛酊

【主要成分】木香、防风、荆芥、细辛、五加皮、桂枝、牛膝、川芎、徐长卿、白芷、莪术、红杜仲、大罗伞、小罗伞、两面针、黄藤、栀子、三棱、沉香、樟脑、薄荷脑。

【功能主治】舒筋活络,消肿止痛。用于跌打扭伤,风湿骨痛、无名肿毒,腮腺炎肿痛。

【用法用量】外用,擦患处。也可以少量口服治疗内出血。

【注意事项】忌生冷、辛辣食物;切勿接触眼睛及皮肤溃烂处;儿童、孕妇、经期及哺乳期妇女禁用。

十三、妇科用药

妇科用药是指治疗女性生殖系统疾病的药物。在非处方药物中应用广泛。市面上销售的 OTC 类妇科用药主要包括月经不调用药,妇科炎症用药。

(一)月经不调用药

月经不调,是妇科常见疾病,表现为月经周期或出血量的异常,可伴月经前、经期时的腹痛及全身症状。常见的调经用 OTC 药物为中成药居多。

1. 乌鸡白凤丸

【主要成分】乌鸡(去毛、爪、肠)、鹿角胶、当归、白芍、熟地黄、人参、黄芪、香附(醋制)、丹参、桑螵蛸、鹿角霜、牡蛎(煅)等味。

【功能主治】补气养血,调经止带。用于气血两虚,身体瘦弱,腰膝酸软,月经量少、后错,带下。

【用法用量】口服。9g/ 次,一日 1 次;或将药丸加适量开水溶后服。

【注意事项】忌食生冷、辛辣食物;感冒期间不宜服用;孕妇禁用。

2. 逍遥丸

【主要成分】柴胡、当归、白芍、白术(炒)、茯苓、炙甘草、薄荷、生姜。

【功能主治】疏肝健脾,养血调经。用于肝郁脾虚所致的郁闷不舒、胸胁胀痛、头晕目眩、食欲减退、月经不调。

【用法用量】口服。9g/次,一日3次。

【注意事项】忌食生冷、辛辣食物;月经过多者不宜服用。

调经用 OTC 类其他中成药见表 8-9。

表 8-9　调经用 OTC 类其他中成药

药品名称	主要成分	功能主治	用法用量	注意事项
妇科再造丸	当归(酒炙)、香附(醋炙)、白芍、熟地黄、阿胶等42味中药	养血调经,补益肝肾,暖宫止痛。用于月经先后不定期、带经日久,淋漓出血,痛经,带下等症	口服。2.6g/次,一日2次,一个月经周期为一疗程。经前一周开始服用	忌食生冷、辛辣食物;月经过多者不宜服用。感冒期间不宜服用;孕妇禁用
艾附暖宫丸	艾叶(炭)、香附(醋炙)、吴茱萸(制)、肉桂、当归、川芎、白芍(酒炒)、地黄、黄芪(蜜炙)、续断	理气养血,暖宫调经。用于血虚气滞、下焦虚寒所致的月经不调、痛经	口服。6g/次,一日2~3次	忌食生冷、辛辣食物;月经过多者不宜服用。感冒期间不宜服用;孕妇禁用

(二) 妇科炎症用药

妇科炎症是女性的常见疾病,主要是指女性生殖器官的炎症,具体包括女性外阴炎、阴道炎、宫颈炎、盆腔炎等。多数患者的症状为外阴瘙痒或有灼热感;白带增多,颜色或气味异常;尿急、尿痛等症状,急性盆腔炎和附件炎患者可出现下腹疼痛、高热等症状。

1. 妇科炎症用 OTC 类化学药

(1) 双唑泰泡腾片

【主要成分】甲硝唑、克霉唑、醋酸氯己定。

【适应证】细菌性阴道炎、霉菌性阴道炎、原虫性阴道炎、细菌霉菌原虫性阴道炎。

【用法用量】阴道用药。1粒/次,每晚1次,于睡前纳入阴道深处。

【注意事项】孕妇及哺乳期妇女禁用;用药期间应注意个人卫生并避免房事。

(2) 硝酸咪康唑栓

【主要成分】硝酸咪康唑。

【适应证】念珠菌性外阴阴道病和革兰阳性细菌引起的双重感染。

【用法用量】阴道用药。1粒/次,每晚1次,于睡前纳入阴道深处。

【注意事项】孕妇及哺乳期妇女慎用;用药期间应注意个人卫生并避免房事。

妇科用 OTC 类其他化学药见表 8-10。

表 8-10　妇科用 OTC 类其他化学药

药品名称	主要成分	适应证	用法用量	注意事项
甲硝唑氯己定洗剂	甲硝唑、氯己定	适用于防治细菌、霉菌或滴虫等病原体引起的各种阴道炎	阴道冲洗。冲洗时,将药液灌洗器内,将药液挤入阴道内	外用品不得内服;避开经期使用;妊娠头3个月禁用
复方莪术油栓	硝酸益康唑、冰片、莪术油	滴虫性阴道炎、外阴阴道念珠菌病	于睡前将本品放入阴道深处,1粒/次,一日1次	外用品不得内服;避开经期使用;妊娠头3个月禁用

2. 妇科用 OTC 类中成药

（1）花红片

【主要成分】一点红、白花蛇舌草、地桃花、白背叶根、鸡血藤、桃金娘根、菥蓂。

【功能主治】热解毒，燥湿止带，祛瘀止痛。用于湿热瘀滞所致带下病、月经不调；慢性盆腔炎、附件炎。

【用法用量】口服。4~5 片（每片 0.29g）/ 次，一日 3 次。

【注意事项】孕妇禁用；服药期间忌生冷、辛辣、油腻食物。

（2）妇科千金片

【主要成分】千斤拔、金樱根、穿心莲、功劳木、单面针、当归、鸡血藤、党参。

【功能主治】清热除湿，益气化瘀。用于湿热瘀阻所致的带下病、腹痛，慢性盆腔炎、子宫内膜炎、慢性宫颈炎。

【用法用量】口服。6 片（每片 0.32g）/ 次，一日 3 次。

【注意事项】孕妇慎服；服药期间，忌食辛辣、生冷、油腻食物。

（3）金鸡胶囊

【主要成分】金樱根、鸡血藤、千斤拔、功劳木、两面针、穿心莲。

【功能主治】金鸡胶囊，清热解毒，健脾除湿，通络活血。用于湿热下注引起的附件炎、子宫内膜炎、盆腔炎。

【用法用量】口服。4 粒（每粒 0.35g）/ 次，一日 3 次。

【注意事项】孕妇禁用；服药期间，忌食辛辣、生冷、油腻食物。

妇科用 OTC 类其他中成药见表 8-11。

表 8-11　妇科用 OTC 类其他中成药

药品名称	主要成分	功能主治	用法用量	注意事项
消糜栓	参皂苷、紫草、黄柏、苦参、枯矾、冰片、儿茶	清热解毒，燥湿杀虫，祛腐生肌。用于霉菌性、滴虫性、非特异性阴道炎和宫颈炎	阴道给药。1 粒 / 次，每晚 1 次	阴道用药禁止内服；忌辛辣、生冷、油腻食物；治疗期间忌房事
洁尔阴洗液	蛇床子、艾叶、独活、石菖蒲、苍术、薄荷、黄柏、黄芩、苦参、地肤子、茵陈、土荆皮、栀子、山银花	清热燥湿，杀虫止痒。治疗霉菌性阴道炎和滴虫性阴道炎	外用。用 10% 浓度（10ml 洗液加温开水至 100ml）洗液搽洗外阴或者冲洗阴道	阴道用药禁止内服；忌食辛辣、生冷、油腻食物；切勿接触眼睛、口腔黏膜；皮肤破溃处禁用；治疗期间忌房事

 知识链接

阴道炎分类

1. 滴虫性阴道炎是由阴道毛滴虫引起。症状：白带增多，呈黄白色、灰黄色稀薄泡沫样液体或为黄绿色脓性分泌物以及外阴瘙痒，可伴有烧灼感、疼痛。

2. 霉菌性阴道炎由霉菌感染引起。又称为白色念珠菌阴道炎。其发病率仅次于滴虫性阴道炎。症状：白带呈凝乳状或为片块状，阴道黏膜红肿，外阴及阴道灼热瘙痒，排尿困难。

3. 细菌性阴道炎是由加特纳杆菌引起的。症状:白带呈灰白色或灰绿色,伴有鱼腥臭味,外阴瘙痒、灼热感。

4. 老年性阴道炎又称为萎缩性阴道炎。为绝经前后多种原因所致的阴道局部抵抗力低下、致病菌感染所致的阴道炎。症状:白带增多,呈水状,色黄或呈脓性伴有臭味,可伴点滴出血,外阴有瘙痒或灼热感,干痛、下腹部坠胀,或有尿频、尿急、尿痛等。

十四、儿科用药

儿科用药是指应用于儿童患病所使用的药物。儿童处于不断发育的时期,新陈代谢旺盛,血循环时间较短,肝肾功能尚未成熟,生理、生化方面与成人有量的不同,对药物的反应也与成人不同,故不能单纯把他们看成"成人缩小版"。在指导儿童用药时还要充分考虑到药物在各组织分布因年龄而异,小儿对药物的反应也受年龄因素的影响。常见的市售儿科非处方药可以将其分为四大类,分别为儿童呼吸系统用药、儿童消化系统用药,儿童解热镇痛抗炎药、维生素和微量元素类药。

(一)儿童呼吸系统用药

最常见呼吸系统疾病分为感染性疾病和非感染性疾病。病毒、细菌、支原体或者衣原体引起的上呼吸道感染、扁桃体炎、气管炎、肺炎均属于感染性疾病。表现的症状为发热、鼻塞、流涕、精神不振、咳嗽等,必要时应在医师的指导下给予合理的抗菌药治疗。非感染性疾病以儿童哮喘最为常见。本节主要讨论儿童感染性疾病使用的非处方药,将其分为儿童感冒药及咳嗽药。

儿童感冒用药

1. 儿童感冒用 OTC 类化学药

(1)小儿氨酚烷胺颗粒

【主要成分】对乙酰氨基酚、盐酸金刚烷胺、人工牛黄、咖啡因、马来酸氯苯那敏。

【适应证】用于缓解儿童普通感冒引起的发热、头痛、四肢酸痛、打喷嚏、流鼻涕、鼻塞、咽痛等症状,也可以用于儿童流行性感冒的预防。

【用法用量】温开水冲服。1~2 岁:0.5 包 / 次;2~5 岁:1 包 / 次;5~12 岁:1~2 包 / 次;一日 2 次。

【注意事项】用药三天后症状未缓解请咨询医师;不得同时服用其他解热镇痛类药物;服用本品期间出现嗜睡现象停药后可自行消失。

(2)小儿伪麻美芬滴剂

【主要成分】盐酸伪麻黄碱、氢溴酸右美沙芬。

【适应证】适用于幼儿由于感冒、枯草热或其他上呼吸道过敏引起的鼻塞、流涕、咳嗽等症状的对症治疗。

【用法用量】口服。3 个月以下:0.4ml/ 次;4~11 月:0.8ml/ 次;1~2 岁:1.2ml/ 次;2~3 岁:1.6ml/ 次。每 4~6 小时可重复用药,每 24 小时用药不超过 4 次。

【注意事项】避免与其他拟肾上腺素药同时服用;不可用于滴鼻。

(3)复方锌布颗粒

【主要成分】葡萄糖酸锌,布洛芬,马来酸氯苯那敏。

【适应证】用于普通感冒或流行性感冒引起的发热、头痛、鼻塞等症状的对症治疗。

【用法用量】口服。6~14岁:1包/次;3~5岁:0.5包/次;3岁以下酌减,一日3次。

【注意事项】用药3~7天,症状未缓解请咨询医师;不得同时服用其他解热镇痛类药物;服用本品期间出现嗜睡现象,停药后可自行消失。

2. 儿童感冒用OTC类中成药

(1)小儿感冒颗粒

【主要成分】广藿香、菊花、连翘、大青叶、板蓝根、地黄、地骨皮、白薇、薄荷、石膏。

【功能主治】清热解表。用于风热感冒,发热重,恶寒轻,症见汗出而热不解,头痛鼻塞,咳嗽,口渴咽红。

【用法用量】开水冲服。1岁以内:6g/次;1~3岁:6~12g/次;4~7岁:12~15g/次;8~12岁:24g/次,一日2次。

【注意事项】忌食生冷油腻食物;感冒初起、怕冷无汗、低烧、大便稀且次数多者慎用。

(2)小儿解表颗粒

【主要成分】金银花、连翘、牛蒡子(炒)、蒲公英、黄芩、防风、紫苏叶、荆芥穗、葛根、人工牛黄。

【功能主治】宣肺解表,清热解毒。用于小儿外感风热所致的感冒,症见发热恶风、头痛咳嗽、鼻塞流涕、咽喉痛痒。

【用法用量】开水冲服。1~2岁:4g/次,一日2次;3~5岁:4g/次,一日3次;6~14岁:8g/次,一日2~3次。

【注意事项】忌辛辣、生冷、油腻食物;不宜在服药期间同时服用滋补性中药;风寒感冒者不适用。

儿童咳嗽用药

1. 儿童咳嗽用化学药

(1)氢溴酸右美沙芬口服液

【主要成分】氢溴酸右美沙芬

【适应证】用于干咳,包括上呼吸道感染(如感冒和咽炎)、支气管炎等引起的咳嗽。

【用法用量】口服。1~3岁:3ml/次;4~6岁:4ml/次;7~9岁:5ml/次;10~12岁:6ml/次;一日3~4次。

【注意事项】服药期间头晕、头痛、嗜睡或嗳气、便秘、恶心、皮肤过敏,停药后可自行消失;不得与其他中枢抑制剂同时服用。

(2)枸橼酸喷托维林糖浆

【主要成分】枸橼酸喷托维林。

【适应证】用于各种原因引起的干咳。

【用法用量】口服。5岁以上:5ml/次,一日3次。

【注意事项】服药期间头晕、头痛、嗜睡或嗳气、便秘停药可自行消失;痰多患者禁用。

2. 儿童咳嗽用中成药

(1)小儿肺热咳喘口服液

【主要成分】麻黄、苦杏仁、石膏、金银花、甘草、金银花、连翘、知母、黄芩、板蓝根、麦冬、鱼腥草。

【功能主治】清热解毒,宣肺化痰,用于热邪犯于肺卫所致发热、汗出、微恶风寒、咳嗽、痰黄,或兼喘息、口干而渴。

【用法用量】口服。1~3岁:10ml/次;4~7岁:10ml/次;8~12岁:20ml/次,一日3次。

【注意事项】忌食生冷辛辣食物;在服用咳嗽药时应停止服补益中成药;发热超过38.5℃的患者,应去医院就诊。

（2）小儿咳喘宁口服液

【主要成分】麻黄、金银花、苦杏仁、板蓝根、石膏、甘草、瓜蒌。

【功能主治】宣肺、清热,止咳、祛痰。用于上呼吸道感染引起的咳嗽。

【用法用量】口服。2岁以内:5ml/次;3~4岁:7.5ml/次;5~7岁:10ml/次,一日3~4次。

【注意事项】忌食生冷辛辣食物;在服用咳嗽药时应停止服补益中成药;发热超过38.5℃的患者,应去医院就诊。

（二）儿童消化系统用药

儿童消化系统疾病为小儿多发病,常见病。幼儿消化系统功能尚不完善,常因喂养方式不当、病原体感染或其他慢性病引起胃肠功能失调,表现出不思饮食、呕吐、腹泻、便秘等症状。

1. 消化系统用OTC类化学药及生物制剂

（1）乳酶生

【主要成分】乳酶生。

【适应证】用于消化不良、腹胀及小儿饮食失调所引起的腹泻、绿便。

【用法用量】饭前口服。1~3岁:1~2片/次;4~6岁:2~3片/次;7~9岁:2~4片/次;l0~12岁:3~4片/次,一日3次。

【注意事项】本品为活菌制剂,不应置于高温处;不宜同时服用抗生素类药物。

（2）枯草杆菌二联活菌颗粒

【主要成分】活性冻干粉(枯草杆菌、屎肠杆菌)、维生素 C、维生素 B_1、维生素 B_2、维生素 B_6、维生素 B_{12}、烟酰胺、乳酸钙、氧化锌。

【适应证】本品适用于因肠道菌群失调引起的腹泻、便秘、胀气、消化不良等。

【用法用量】口服。2岁以下:1g/次,一日1~2次;2岁以上:一次1~2g/次,一日1~2次。

【注意事项】用40℃以下温开水或牛奶冲服;切勿将本品置于高温处;直接服用时应注意避免呛咳,不满3岁的婴幼儿不宜直接服用;不宜与抗菌药同时服用。

（3）蒙脱石散(草莓味)

【主要成分】八面体蒙脱石。

【适应证】成人及儿童的急慢性腹泻;用于食道、胃、十二指肠疾病引起的相关疼痛症状的辅助治疗。

【用法用量】空腹口服。将蒙脱石散 3g 倒入 50ml 温水中,搅匀后服用。1岁以下:3g/d;1~2岁:3~6g/d;2岁以上:6~9g/d,分三次服用。

【注意事项】本品有吸附作用,不宜同时服用其他药物服用;治疗急性腹泻时,应注意纠正脱水。

2. 消化系统用OTC类中成药

（1）健胃消食片(儿童)

【主要成分】太子参、陈皮、山药、麦芽(炒)、山楂。

【功能主治】健胃消食。用于脾胃虚弱所致的食积,症见不思饮食、嗳腐酸臭、脘腹胀满;

消化不良见上述证候者。

【用法用量】口服或咀嚼服用。2~4 岁：2 片（每片 0.5g）/ 次，5~8 岁：3 片 / 次，9~14 岁：4 片 / 次，一日 3 次。

【注意事项】饮食宜清淡，忌辛辣、生冷、油腻食物。

（2）醒脾养儿颗粒

【主要成分】一点红、毛大丁草、山栀茶、蜘蛛香。

【功能主治】醒脾开胃，养血安神，固肠止泻。用于脾气虚所致的儿童厌食，腹泻便溏，烦躁盗汗，遗尿夜啼。

【用法用量】温开水冲服。1 岁以内：2g/ 次，一日 2 次；1~2 岁：4g/ 次：一日 2 次；3~6 岁：4g/ 次，一日 3 次；7~14 岁：6~8g/ 次，一日 2 次。

【注意事项】忌食生冷油腻及不易消化食物。

（三）儿童解热镇痛药

发热是小儿最常见的症状。正常小儿的基础体温为 36.9~37.5℃（肛门温度）。一般口腔温度较其低 0.3~0.5℃，腋下温度又较口腔温度低 0.3~0.5℃。当体温超过基础体温 1℃以上时，可认为发热。其中，低热是指体温波动于 38℃左右，高热是指体温在 39℃以上。小儿发热的高低并不能完全表明疾病的严重程度。大多数家长对孩子发热过度焦虑，早早服用解热镇痛药，却掩盖了真正的病情。事实上，发热是机体防御机制的一种表现，不宜急于退热。故儿科医生主张体温超过 38.5℃以上才进行退热治疗，并鼓励患儿增加液体的摄入，必要时需到医院就诊，检查病灶、找出发热原因，及时治疗。

1. 布洛芬混悬液

【主要成分】布洛芬。

【适应证】用于缓解儿童普通感冒或流行性感冒引起的发热。也用于缓解儿童轻至中度疼痛，如头痛、关节痛、偏头痛、牙痛、肌肉痛等。

【用法用量】口服。1~3 岁，4ml/ 次；4~6 岁，5ml/ 次；7~9 岁，8ml/ 次；10~12 岁，10ml/ 次，发热时服用。若持续疼痛或发热，可间隔 4~6 小时重复用药 1 次，24 小时不超过 4 次。

【注意事项】仅为对症治疗药，不宜长期或大量使用，用于止痛不得超过 5 天，用于解热不得超过 3 天，症状不缓解，请咨询医师或药师；支气管哮喘、肝肾功能不全、凝血机制或血小板功能障碍的患者慎用。

2. 对乙酰氨基酚栓剂

【主要成分】对乙酰氨基酚。

【适应证】用于缓解儿童普通感冒或流行性感冒引起的发热。也用于缓解儿童轻至中度疼痛，如头痛、关节痛、偏头痛、牙痛、肌肉痛等。

【用法用量】直肠给药。1~6 岁：1 粒 / 次，塞入肛门内，若持续发热或疼痛，可间隔 4~6 小时重复用药一次，24 小时内不超过 4 粒。

【注意事项】外用药品不得口服；其他同布洛芬混悬剂。

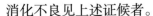 课堂活动

如何正确地给婴幼儿喂药，你的建议是什么？什么情况下建议家长给儿童使用退热栓？退热栓正确的给药方法是什么？所有的肛门栓都可以避免首过效应吗？

工作场景

小秦是一名在药店工作的药剂士。一患者的儿子发热 39℃,已经使用了对乙酰氨基酚栓剂,体温仍是 38.5℃。据说布洛芬混悬剂效果好,要求购买该药给儿子服用。小秦听后,告诉这位妈妈孩子发热关键是找到发热的原因,建议她带孩子到医院就诊。布洛芬和对乙酰氨基酚均为解热镇痛药物,两药交替用于退热至少间隔 2 小时方可重复使用。

知识运用

1. 对乙酰氨基酚和布洛芬都属于非甾体类解热镇痛抗炎药,可缓解儿童轻中度的发热症状。

2. 若持续发热,同一药物用于退热时,至少间隔 4~6 小时方可重复用药一次,且一天不得超过 4 次,否则会加重儿童的肝脏负担。

(四) 维生素和微量元素

维生素是维持小儿生长及调节正常生理功能所必需的,包括维生素 A、维生素 B 族、维生素 C、维生素 D、维生素 E 等。微量元素为人体所必需的一些元素,如钙、铁、锌、硒等。它们的摄入过量或不足都会不同程度地引起人体生理的异常或发生疾病。婴幼儿期体格生长快,脑发育也很迅速,要注意合理喂养,保证供给充足的营养。可适当补充维生素和微量元素。

1. 儿童维 D 钙咀嚼片

【主要成分】碳酸钙、维生素 D_3。

【适应证】用于儿童钙补充。

【用法用量】口服。咀嚼后咽下,儿童:1 片 / 次,一天 1 次。

【注意事项】服药期间可能出现嗳气、便秘症状,停药后可自行消失;不宜与抗菌药同时服用。

2. 维生素 AD 滴剂(胶囊型)

【主要成分】维生素 A、维生素 D。

【适应证】用于预防和治疗维生素 A 及 D 的缺乏症。如佝偻病、夜盲症及小儿手足抽搐症。

【用法用量】口服。将软囊滴嘴开口后,内容物滴入婴儿口中。1 粒 / 次,一日 1 次。

【注意事项】必须按推荐剂量服用,不可超量服用。

3. 葡萄糖酸钙锌口服液

【主要成分】葡萄糖酸钙、葡萄糖酸锌、盐酸赖氨酸。

【适应证】用于治疗因缺钙、锌引起的疾病,如骨质疏松、手足抽搐症、骨发育不全、佝偻病,或用于妊娠妇女和哺乳期妇女、绝经期妇女钙的补充以及小儿生长发育迟缓、食欲缺乏、厌食症、复发性口腔溃疡以及痤疮等。

【用法用量】口服。婴幼儿一日 5~10ml,成人一日 20~30ml,分 2~3 次,饭后服。

【注意事项】可能引起恶心、呕吐或便秘等症状,停药后可自行消失。

4. 小儿善存片

【主要成分】维生素 A、维生素 D、维生素 B_1、维生素 B_2、维生素 B_6、维生素 B_{12}、维生素 C、烟酰胺、叶酸、泛酸、钙、磷。

【适应证】本品用于 3~12 岁儿童维生素和矿物质的补充。

【用法用量】口服。1 片 / 次,一天 1 次。

【注意事项】必须按推荐剂量服用,不可超量服用。

知识链接

常用钙剂的组成

市售的钙剂大多由钙和维生素 D_3 组成。钙是人体骨骼、牙齿组成的重要成分,在机体生理学和生物化学过程中也有十分重要的作用。缺钙的根源主要就是缺乏维生素 D 造成的,而维生素 D_3 是维生素 D 的一种衍生物,是影响钙吸收的最重要物质。故补充钙剂的同时补充维生素 D_3,可以更好地促进钙离子的吸收。

十五、五官科用药

五官科疾病用药包括眼部用药:用于眼睑内缘,能减轻眼部炎症而引起不适的药物;耳部用药:治疗耳鸣耳聋或滴入耳内或涂于外耳,能减轻耳部炎症或疼痛的药物;鼻部用药:治疗鼻炎或用于鼻腔,能消除炎症、出血及减轻鼻塞的药物;口腔用药用于口腔或咽喉,缓解炎症,减轻疼痛的药物。

(一) 眼部用药

1. 复方门冬维甘滴眼液

【主要成分】门冬氨酸、维生素 B_6、甘草酸二钾、盐酸萘甲唑林、甲硫酸新斯的明、马来酸氯苯那敏。

【适应证】用于抗眼疲劳、减轻结膜充血的症状。

【用法用量】外用滴眼。1~2 滴 / 次,一天 4~6 次。

【注意事项】药液开封一个月请丢弃;用药一周后症状未改善请就医。

2. 珍珠明目滴眼液

【主要成分】珍珠液、冰片。

【适应证】清肝、明目、止痛。用于早期老年性白内障、慢性结膜炎、视疲劳等。

【用法用量】外用滴眼。1~2 滴 / 次,一日 3~5 次。

【注意事项】药液开封一个月请丢弃;用药一周后症状未改善请就医。

课堂活动

示范怎样正确地使用滴眼液?为什么外包装上标明滴眼液的保质期是 2 年,开封 1 个月后的滴眼液却要丢弃?

(二) 耳部用药

1. 耳聋左慈丸

【主要成分】磁石(煅)、熟地黄、山药、山茱萸(制)、茯苓、牡丹皮、竹叶柴胡、泽泻。

【功能主治】滋肾平肝。用于肝肾阴虚的耳鸣耳聋,头晕目眩。

【用法用量】口服。9g/ 次,一日 2 次。

【注意事项】突发性耳聋禁用;中耳、外耳病变引起的耳鸣、耳聋需就医。

2. 滴耳油

【主要成分】胡桃仁油、冰片、麝香。

【功能主治】清热解毒,消肿止痛。用于肝经湿热上攻,耳鸣耳聋,耳内生疮,肿痛刺痒,破流脓水,久不收敛。

【用法用量】滴耳用。先擦净脓水,2~3滴/次,一日3~5次。

【注意事项】忌辛辣、鱼腥食物;不宜在用药期间同时服用温补性中成药,用药3天后症状未缓解或出现其他症状请及时就医。

(三)鼻部用药

1. 鼻炎片

【主要成分】苍耳子、辛夷、防风、连翘、野菊花、五味子、桔梗、白芷、知母、荆芥、甘草、黄柏、麻黄、细辛。

【功能主治】本品用于祛风宣肺,清热解毒。用于急、慢性鼻炎风热蕴肺证,症见鼻塞、流涕、发热、头痛。

【用法用量】口服。2片/次,一日3次。

【注意事项】忌烟酒、辛辣、鱼腥食物;不宜在服药期间同时服用滋补性中药;高血压、心脏病患者慎用。

2. 盐酸萘甲唑啉滴鼻液

【主要成分】盐酸萘甲唑啉。

【适应证】用于过敏性及炎症性鼻充血、急慢性鼻炎、鼻窦炎以及感冒引起的鼻塞。

【用法用量】滴鼻,1~2滴/次,一日3~4次,每次间隔4小时以上,连续使用不超过7日。

【注意事项】对本品过敏者禁用;萎缩性鼻炎及鼻腔干燥者禁用;小儿、孕妇、高血压及甲状腺功能亢进患者慎用。

3. 呋麻滴鼻液

【主要成分】呋喃西林、盐酸麻黄碱。

【适应证】本品用于缓解急、慢性鼻炎的鼻塞症状。

【用法用量】滴鼻用。1~3滴/次,一日3~4次。

【注意事项】小儿、孕妇慎用;频繁使用可产生"反跳"现象,出现更为严重的鼻塞,长期使用可造成鼻黏膜损伤。

(四)口腔用药

1. 咽炎片

【主要成分】玄参、百部(制)、天冬、牡丹皮、麦冬、款冬花(制)、木蝴蝶、地黄、板蓝根、青果、蝉蜕、薄荷油。

【适应证】养阴润肺,清热解毒,清利咽喉,镇咳止痒。用于慢性咽炎引起的咽干,咽痒,刺激性咳嗽。

【用法用量】口服。1.25g/次,一日3次。

【注意事项】忌辛辣、鱼腥食物;孕妇慎用。

2. 蓝芩口服液

【主要成分】板蓝根、黄芩、栀子、黄柏、胖大海。

【功能主治】清热解毒,利咽消肿。用于急性咽炎、肺胃实热证所致的咽痛、咽干、咽部

灼热。

　　【用法用量】口服。20ml/次,一日 3 次。

　　【注意事项】忌烟酒、辛辣、鱼腥食物;不宜在服药期间同时服用温补性中药;孕妇慎用。

　　3. 碘甘油

　　【主要成分】碘。

　　【适应证】本品用于口腔黏膜溃疡、牙龈炎及冠周炎。

　　【用法用量】外用,用棉签蘸取少量本品涂于患处,一日 2~4 次。

　　【注意事项】新生儿慎用;仅供口腔局部使用。如误服中毒,应立即用淀粉糊或米汤灌胃,并送医院救治;用药部位如有烧灼感、瘙痒、红肿等情况应停药并将药物清净。

　　口腔用 OTC 类其他药物见表 8-12。

表 8-12　口腔用 OTC 类其他药物

药品名称	主要成分	适应证	用法用量	注意事项
西瓜霜清咽含片	西瓜霜、硼砂(煅)、黄芩、黄连、黄柏、山豆根、浙贝母、射干、青黛、冰片、无患子(碳)、薄荷脑	清热解毒,消肿利咽。本品用于缓解咽痛,咽干,灼热,声音不扬或急性咽炎	口含。成人:1.8g/次,一日 6 次	忌烟酒、辛辣、鱼腥食物;不宜在服药期间同时服用滋补性中药
西地碘含片	分子碘	用于慢性咽喉炎、口腔溃疡、慢性牙龈炎、牙周炎	口含。成人:1.5mg/次,一日 3~5 次	孕妇及哺乳期妇女慎用;甲状腺疾病患者慎用

十六、骨伤科用药

　　骨伤科用药是指可以治疗骨折、颈椎病、风湿性关节炎、骨质疏松、肩周炎、坐骨神经痛、或腰肌劳损或缓解上述病症引起的疼痛的一类药物。

　　1. 仙灵骨葆胶囊

　　【主要成分】淫羊藿、续断、补骨脂、地黄、丹参、知母。

　　【功能主治】滋补肝肾,接骨续筋,强身健骨。用于骨质疏松和骨质疏松症,骨折,骨关节炎,骨无菌性坏死等。

　　【用法用量】口服。1.5g/次,一日 2 次。

　　【注意事项】重症感冒期间不宜服用。

　　2. 伤湿止痛膏

　　【主要成分】生草乌、生川乌、乳香、没药、生马钱子、丁香、肉桂、荆芥、防风、老鹳草、香加皮、积雪草、骨碎补、白芷、山柰、干姜、水杨酸甲酯、薄荷脑、冰片、樟脑、芸香浸膏、颠茄流浸膏。

　　【功能主治】祛风湿,活血止痛。用于风湿性关节炎、肌肉疼痛,关节肿痛。

　　【用法用量】外用。贴于患处。

　　【注意事项】仅限于外用;忌生冷、油腻食物;皮肤破溃或感染处禁用;孕妇慎用;用药 3 天症状未缓解应及时就医。

　　3. 麝香壮骨膏

　　【主要成分】药材浸膏(八角茴香、山柰、生川乌、生草乌、麻黄、白芷、苍术、当归、干姜)、人工麝香、薄荷脑、水杨酸甲醋、硫酸软骨素、冰片、盐酸苯海拉明、樟脑。

【功能主治】镇痛,消炎。用于风湿痛,关节痛,腰痛,神经痛,肌肉酸痛,扭伤,挫伤。

【用法用量】外用,贴患处。

【注意事项】仅限于外用;忌生冷、油腻食物;开放性创口忌用;孕妇禁用;用药 3 天症状未缓解应及时就医。

十七、皮肤科用药

皮肤用药是指能够治疗皮肤病的一类药物。用于治疗常见的真菌皮肤病(手脚癣、体股癣、甲癣);细菌性皮肤病(水痘、扁平疣及疱疹);过敏性皮肤病(接触性皮炎、湿疹、荨麻疹)等,多为外用药。

1. 莫匹罗星软膏

【主要成分】莫匹罗星。

【适应证】适用于革兰阳性球菌引起的皮肤感染,如脓疱病、疖肿、毛囊炎等原发性皮肤感染及湿疹合并感染、溃疡合并感染、创伤合并感染等继发性皮肤感染。

【用法用量】外用,局部涂于患处。必要时患处可用辅料包扎或敷盖,每日 3 次,5 天一疗程。

【注意事项】如使用一疗程后症状无好转或加重,应立即去医院就医;避免接触眼睛和口鼻黏膜。

2. 复方醋酸地塞米松软膏

【主要成分】醋酸地塞米松、樟脑、薄荷脑。

【适应证】用于皮肤瘙痒症,神经性皮炎,接触性皮炎,脂溢性皮炎,慢性湿疹。

【用法用量】外用。涂于患处。每日 2~3 次。

【注意事项】避免接触眼睛、口鼻黏膜;孕妇及哺乳期妇女慎用。

3. 曲安奈德益康唑乳膏

【主要成分】曲安奈德、硝酸益康唑。

【适应证】用于皮肤、黏膜的真菌感染和湿疹等。

【用法用量】外用。每日早晚各 1 次。

【注意事项】结核性皮肤损害和病毒性皮肤病患者禁用;不适合长期大剂量使用;孕妇局部用药不适合滥用或者长期大量使用。

皮肤外用 OTC 类其他药物见表 8-13。

表 8-13 皮肤外用 OTC 类其他药物

药品名称	主要成分	适应证 / 功能主治	用法用量	注意事项
复方炉甘石洗剂	炉甘石、氧化锌、甘油	用于急性瘙痒性皮肤病,如荨麻疹和痱子	局部外用,用时摇匀,取适量涂于患处,每日 2~3 次	用时摇匀;破损皮肤禁用;避免接触眼睛、口鼻黏膜
丹皮酚软膏	丹皮酚,丁香油	抗过敏药,有消炎止痒作用。用于各种湿疹,皮炎,皮肤瘙痒,蚊臭虫叮咬红肿等各种皮肤疾患	外用,涂敷患处,一日 2~3 次	避免接触眼睛和口鼻黏膜;用药部位如有烧灼感、红肿等情况应停药,并将局部药物洗净
林可霉素利多卡因凝胶	林可霉素、利多卡因	用于烧伤及蚊虫叮咬后引起的各种皮肤感染	外用,搽于患处,一日 2~3 次	一个月以内的婴儿禁用

点滴积累

1. 使用非处方药自行诊疗的过程中,3天病症未缓解或者出现其他症状必须立即就医。
2. 使用中成药治疗感冒和咳嗽,一定要辨证施治,不可一概而论。
3. 治疗消化不良的活性菌制剂需置于冷处保存,且不能和抗菌药物同时服用;蒙脱石散需空腹服用效果更佳。
4. 小儿发热低于38.5℃建议物理降温,高于38.5℃可用解热镇痛类药物缓解症状,如出现高热症状须立即就医。
5. 调经类中成药及骨伤科用药多含活血化瘀成分,孕妇禁用。

 目标检测

一、单项选择题

1. 根据非处方药的(　　　)将其分为甲类非处方药和乙类非处方药
　　A. 经济性　　　　　　B. 有效性　　　　　C. 安全性　　　　　D. 技术性

2. 不得进行广告宣传的是(　　　)
　　A. 非处方药　　　　　B. 医院制剂　　　　C. 处方药　　　　　D. 儿科用药

3. 宣传对象仅限于医师、药师和其他医学专业人员的药品是(　　　)
　　A. 非处方药　　　　　B. 妇科用药　　　　C. 儿科用药　　　　D. 处方药

4. 风寒感冒患者可服用(　　　)进行治疗
　　A. 午时茶颗粒　　　　B. 牛黄解毒丸　　　C. 清开灵口服液　　D. 双黄连胶囊

5. 服用缓解感冒症状的复方制剂时,含有(　　　)成分可能导致患者嗜睡
　　A. 胺酚烷胺　　　　　B. 扑尔敏　　　　　C. 扑热息痛　　　　D. 咖啡因

6. 以下哪种用于治疗腹泻的药品要求空腹服用(　　　)
　　A. 洛哌丁胺胶囊　　　　　　　　　　　B. 地衣芽孢杆菌胶囊
　　C. 蒙脱石散　　　　　　　　　　　　　D. 双歧三联活菌胶囊

7. 孕妇出现便秘的症状可以使用以下哪种药品(　　　)
　　A. 口服芦荟通便胶囊　　　　　　　　　B. 口服比沙可啶肠溶片
　　C. 口服大黄通便颗粒　　　　　　　　　D. 外用开塞露

8. 复方制剂阿咖酚散的主要成分中,(　　　)属于精二类药物
　　A. 对乙酰氨基酚　　B. 阿司匹林　　　　C. 咖啡因　　　　　D. 布洛芬

9. 复方制剂氨酚烷胺咖敏胶囊的主要成分之一金刚烷胺,既可以对抗流感病毒,又有治疗(　　　)的作用
　　A. 精神分裂　　　　　B. 头痛　　　　　　C. 帕金森综合征　　D. 晕动病

10. 以下哪种药物治疗晕动症出现嗜睡的副作用几率最小
　　A. 茶苯海明　　　　　B. 苯海拉明　　　　C. 东莨菪碱　　　　D. 苯环壬酯

11. 复方制剂酚麻美敏胶囊需要患者持有效身份证才可以购买,是因为其中含(　　　)成分
　　A. 对乙酰氨基酚　　B. 伪麻黄碱　　　　C. 右美沙芬　　　　D. 马来酸氯苯那敏

12. 胃溃疡患者因感冒引起的发热可以服用(　　　)缓解发热症状

A. 阿司匹林泡腾片   B. 吲哚美辛片

C. 萘普生胶囊   D. 布洛芬缓释片

13. 服用以下哪种药品可能会导致黑便(   )

     A. 氢氧化铝   B. 碳酸氢钠   C. 枸橼酸铋钾   D. 西咪替丁

14. 滴虫性阴道炎首选(   )治疗

     A. 口服甲硝唑片   B. 外用甲硝唑栓剂

     C. 口服伊曲康唑胶囊   D. 外用制霉素栓剂

15. 以下属于合理用药的是(   )

     A. 维生素C+阿司匹林   B. 大山楂丸+氢氧化铝

     C. 维生素C+右旋糖酐铁片   D. 四环素+碳酸钙

16. 关于非处方药的描述错误的是(   )

     A. 不需要执业医师的处方可以购买

     B. 使用方便、疗效确切

     C. 根据安全性将其分为甲类非处方药和乙类非处方药

     D. 可以在互联网上自行购买所有的非处方药

17. 风热感冒不宜选用(   )

     A. 清开灵口服液   B. 板蓝根颗粒   C. 感冒软胶囊   D. 桑菊感冒片

18. 适用于风寒咳嗽的有(   )

     A. 川贝枇杷糖浆   B. 蛇胆陈皮散   C. 急支糖浆   D. 鲜竹沥口服液

19. 无嗜睡副作用的复方制剂为(   )

     A. 氨酚黄那敏胶囊   B. 复方氨酚苯海拉明片

     C. 氨酚伪麻美那敏片   D. 酚咖片

20. 治滴虫性阴道炎可以选用(   )

     A. 制霉菌素阴道泡腾片   B. 硝酸咪康唑栓剂

     C. 硝酸益康唑栓剂   D. 甲硝唑阴道泡腾片

21. 孕期可服用的中药饮片有(   )

     A. 黄芩   B. 桃仁   C. 麝香   D. 大黄

22. 荨麻疹常用以下哪种药物缓解症状(   )

     A. 阿昔洛韦软膏   B. 莫匹罗星软膏

     C. 布洛芬缓释片   D. 氯雷他定片

23. 以下哪些药物没有保护胃黏膜的作用(   )

     A. 硫糖铝咀嚼片   B. 胶体果胶铋胶囊

     C. 蒙脱石散   D. 多潘立酮片

24. 不要求睡前给药的药物是(   )

     A. 硝酸咪康唑栓剂   B. 磷酸哌嗪宝塔糖

     C. 安神补脑液   D. 盐酸氨溴索口服液

25. 婴幼儿最佳给药剂型(   )

     A. 胶囊剂   B. 糖浆剂   C. 糖衣片   D. 缓释制剂

二、是非判断题

1. 不适应饭前服用的药物是阿苯达唑片。(   )

2. 补充钙剂应该避免同时服用四环素。( )

3. 比沙可啶肠溶片瓣开服用不会影响其药效。( )

4. 妇科用栓剂最佳给药时间为清晨起床后。( )

5. 空腹服用驱虫药的原因是为了避免首过效应。( )

（廖可叮）

下篇　中药房调剂

第九章　中药调剂的相关基础知识

学习目标

1. 掌握常见外形相似中药饮片的识别要点。
2. 熟悉常用中药饮片的炮制方法;常用毒性中药的炮制方法。
3. 了解中药饮片保管养护知识理论。
4. 学会对外形相似中药饮片的识别方法。
5. 具有认真细心,工作严谨实事求是,爱岗敬业的职业操守。

导学情景

情景描述:

王大妈因为老伴体弱多病,听邻居说离家不远的药市上有卖人参的,于是在药市上花了300元买了一株人参。回家打开包装时,发现人参有异味,王大妈怀疑是假的,为了验证自己的想法,王大妈到药检所请专家鉴定,结果是300元买回的人参只是普通的白萝卜。

学前导语:

掌握中药饮片的识别方法,是药品调剂的重要内容,如果中药饮片识别等基本知识不扎实,很难完成调剂工作,若调剂工作不当更有可以酿成医疗事故。本章将为大家介绍相似中药饮片的识别、中药炮制等中药调剂的相关基本知识。

中药调剂是中药店或中药房药学专业技术人员根据医师处方要求,按照中医用药特点,依据调配程序和原则,及时、准确地调配药剂的操作过程。由于中药饮片存在真、伪、劣与原药材、炮制药材之分。对伪劣药材、霉变药材、炮制不合格药材绝不能调配,以确保用药安全。因此必须学习中药饮片的性状识别,中药饮片炮制与中药饮片保管养护等相关的基本知识。

第一节　外形相似中药饮片的识别

中药饮片是根据调配或制剂的需要,对经产地加工的净药材进一步切制、炮制而成的成品,可直接应用到中医临床。中药饮片包括植物药、动物药和矿物药以及加工品,根据其来源、用药部位不同,其性状也有差异,有一些中药饮片的外形比较相似,在中药调配过程中容易混淆。有一些不法商家利用这一点造假、掺假,当这些假、伪、劣药品流入药房,将会对人民的生命健康造成一定的危害。因此中药饮片的性状识别对药学专业技术人员来说是非常重要的,是提高药品调剂质量,确保用药安全的前提。

案例分析

案例
某药剂班到某药材市场见习,见习结束后,一位同学因当归饮片便宜,买了好几斤,在回程上,带队老师发现该同学买的当归饮片中混有独活饮片,便现场讲解当归饮片与独活饮片的异同点,提醒大家以后购买药材时留意是否有掺假。

分析
当归饮片与独活饮片的相同点是:同为伞形科植物,气香特异,外表皮都具有纵皱纹,切面都散有众多棕色油点,有棕色形成层环。不同点:当归饮片切面黄白或淡棕黄色,多有裂隙,木质部黄白色,味甜而后微苦、辛;而独活饮片切面灰白至灰褐色,木质部灰黄至黄棕色,味苦、辛,略有麻舌感。

当归饮片与独活饮片是两种性状十分相似的中药材,由于独活的价格相对较低,这是一些不法商家为牟利而惯用的掺假伎俩。

一、根及根茎类中药

(一)根及根茎类中药的概述
根与根茎是植物的两种不同的器官,具有不同的外形与内部结构,根没有节和节间,一般不长叶和芽,表面常有纹理,顶端带有根茎或茎痕,根常有分枝,少数根部细长,集生于根茎上,如威灵仙。地下变态茎可分为根茎、块茎、球茎和鳞茎。根茎是一种地下变态茎,有节和节间,节上有退化的鳞片或膜质状小叶、叶柄基残余物或叶痕。根茎上或顶端常残存茎基和茎痕,侧面和下面有细长不定根的根痕。

(二)根及根茎类外形相似中药饮片的识别
1. 防风与前胡(见书末彩图3)
防风为类圆形或不规则的中片,外表皮灰棕色至棕褐色、粗糙、有纵皱纹,多数横长皮孔及点状突起的细根痕。根头部有明显密集的环纹如蚯蚓,习称"蚯蚓头",有的环纹上残存棕褐色毛状叶基,习称"旗杆顶"。切面有放射状裂隙,皮部浅棕黄色至棕黄色,可见散在黄棕色油点,木部浅黄色,体轻,质松。气特异,味微甜、辛。

功能与主治:祛风解表,胜湿止痛,解痉。用于外感风寒所致的头痛、身痛、恶寒;风寒湿痹、关节疼痛、四肢挛急;破伤风角弓反张、牙关紧闭、抽搐痉挛等症。

前胡为类圆形的薄片,外表皮灰褐色,可见纵皱纹,有的可见横环纹,茎痕及纤维状叶鞘残基。切面黄白色,具淡棕色环纹(形成层)和放射状纹理,有众多淡棕色油点。质坚。气香,味微苦。

功能与主治:降气祛痰,宣散风热。用于肺气不降,喘咳、痰稠;外感风热,风热所致的郁肺咳嗽。

2. 郁金与莪术(见书末彩图 4)

郁金为圆形、类圆形或椭圆形的薄片,外表皮灰黄色,具细密网状皱纹。切面淡棕色或淡黄色,角质样,具灰黄色环(内皮层)。中部与外周分离或脱落。质坚硬。气微,味淡,微辛。

功能与主治:行气化瘀,清心解郁,利胆退黄。用于经闭痛经,胸腹胀痛、刺痛,热病神昏,癫痫发狂,黄疸尿赤。

莪术为圆形、类圆形或不规则形的薄片,外表皮灰黄色至灰褐色,具不规则皱纹。切面平坦,具灰黄色环(内皮层)及众多散在的筋脉小点。质坚硬。气微香,味微辛而苦。

功能与主治:破血祛瘀,行气止痛。用于气滞血瘀所致的经闭腹痛及症瘕积聚;饮食不节、脾运失常所致的积滞不化、脘腹胀满疼痛等症。

3. 三棱、山药与天花粉(见书末彩图 5)

三棱为类圆形或椭圆形的薄片,外表面淡黄色至淡棕黄色,残留外皮呈棕褐色至灰褐色,有的可见点状须根痕。切面淡黄色至淡灰棕色,具散在的筋脉小点及筋脉纹。质坚,气微,味淡,嚼之有麻舌感。

功能与主治:破血祛瘀,行气止痛。用于气滞血瘀所致的经闭腹痛及症瘕积聚;食积气滞、脘腹胀痛。

山药为类圆形或不规则形中片,外表类白色,粉性,有光滑细腻感,切面可见散在淡棕黄色小点。质脆,易断。气微,味淡,嚼之发黏。

功能与主治:补脾养胃,生津益肺,补肾涩精。用于脾虚食少,久泻不止,肺虚喘咳,肾虚遗精,带下,尿频,虚热消渴。麸炒山药补脾健胃。用于脾虚食少,泄泻便溏,白带过多。

天花粉为类圆形、类长方条或不规则形中片,外表黄白色或淡黄色,残存黄褐色外皮。切面可见散在的淡黄色筋脉纹或脉纹小点,质坚,粉性,气微,嚼之味苦。

功能与主治:清热泻火,生津止渴,消肿排脓。用于热病烦渴,肺热燥咳,内热消咳,疮疡肿毒。

根类中药饮片外观相似的还有天南星与浙贝母,识别见表9-1;木防己与汉防己,识别见表9-2;川芎与藁本,识别见表9-3;制川乌与制草乌,识别见表9-4。

表9-1　天南星与浙贝母

品名		天南星	浙贝母
饮片特点		为肾形或者不规则形的薄片,外表皮黄白色至淡棕黄色,未除尽外皮部呈灰褐色至棕褐色,有的可见茎痕及麻点状须根痕。切面黄白色,粉性。质坚脆。气微,味淡	为肾形、新月形或不规则形的薄片,外表皮类白色至黄白色,未除尽外皮部呈淡棕色至棕黄色,有的可见根的残基。切面类白色至淡棕黄色,边缘色较浅,粉性。质坚脆。气微,味苦
区别点	外表皮	有细小的棕眼	无棕眼
	切面	黄白色,粉性	类白色至淡棕黄色
	气味	气微,味淡	气微,味苦

表 9-2　木防己与汉防己

品名	木防己	汉防己
饮片特点	为类圆形、半圆形或者不规则形的薄片,外表皮灰褐色,粗糙,有纵沟纹。黄白色至淡黄色,皮部薄,木质部有灰褐色排列致密的放射性纹理,形成车轮状。质坚。气微,味苦	为类圆形、半圆形或者不规则形的薄片,外表皮灰黄色至灰褐色,有的残留外皮。切面黄白色,皮部薄,木质部有灰褐色排列稀疏的放射性纹理,有的具裂隙。质坚,粉性。气微,味苦
区别点(切面)	黄白色至淡黄色,木质部有车轮纹理,不易折断	黄白色,木质部有不规则放射性纹理,粉性大,易折断

表 9-3　川芎与藁本

品名		川芎	藁本
饮片特点		为不规则形的中片,边缘多有明显的凹陷与缺刻,外表皮黄褐色至暗褐色,粗糙。切面黄白色至灰黄色,散有众多棕色油点,可见波状环纹(形成层),皮部有散在类圆形灰黄色小点。质坚。气香特异,味苦、辛,略有麻舌感	为不规则形的中片,边缘多有明显的凹陷与缺刻,外表皮黄褐色至棕褐色,粗糙。切面黄白色,散有棕色油点,具有裂隙及不规则纹理。气浓香特异,味微苦、辛
区别点	外形	多呈蝴蝶形	不规则形
	切面	有波状环纹	有裂隙及不规则纹理
	气味	气浓香特异,味苦、辛,略有麻舌感	气浓香特异,味微苦、辛

表 9-4　制川乌与制草乌

品名	制川乌	制草乌
饮片特点	为三角形或者不规则形的片,表面黑褐色或黄褐色,有灰棕色环纹。体轻,质脆,断面有光泽。气微,微有麻舌感	为近三角形或者不规则形的片,表面黑褐色,可见灰白色多角形形成层环和点状维管束并有空隙,周边皱缩或弯曲。质脆,气微,味微苦,稍有麻舌感
区别点	有灰棕色环纹,断面有光泽	有灰白色多角形形成层环,有空隙,皱缩

二、茎(藤)木类中药

(一)茎(藤)木类中药的概述

茎(藤)木类中药是指木本植物的茎藤或茎形成层以内的木质部部分入药的药材,根据植物分类方法,茎(藤)木类中药分为茎类和木类。茎类中药的用药部位,有的用茎藤入药,如络石藤、青风藤;有的用茎枝,如桂枝、桑枝;有的用茎刺入药,如皂角刺;有的用茎的髓部入药,如灯心草、通草;木类中药的用药部位主要采用木本植物茎的形成层以内的部分,通常称为木材。木材又分为边材与心材,通常心材含有较多的挥发油与树脂,所以木类中药大多数是采用心材入药。

（二）茎（藤）木类中药饮片之木通与川木通的识别（表9-5）

表9-5 木通与川木通

品名	木通	川木通
饮片特点	呈圆形、椭圆形或不规则形片。外表皮灰棕色或灰褐色、粗糙,有许多不规则的裂纹或纵沟纹。切面放射线呈放射状排列,髓小或者中空,气微,味微苦而涩	呈圆形厚片。外皮有纵向凹沟及棱线,节多膨大。切面边缘不整齐,残存皮部黄棕色,木质部浅黄棕色或淡黄色,有黄白色放射状纹理及裂隙,其间密布细孔状导管,髓部较小,类白色或黄棕色,偶有空腔。气微,味淡
区别点	切面放射线呈放射状排列,髓小中空;味微苦而涩	切面边缘不整齐,残存皮部黄棕色,放射状纹理处密布细孔状导管,味淡

三、皮类中药

（一）皮类中药的概述

皮类中药来源于裸子植物和被子植物的茎干、枝和根的形成层以外部分,又叫树皮和根皮,它从内向外由次生和初生韧皮部、皮层和周皮组成。皮类中药由于采皮剥离后,皮在干燥时收缩程度不同,而呈现各种不同的弯曲状态。皮的外侧为木栓层,颜色多为灰黑色、灰褐色、棕褐色或棕黄色等,有的树干皮外表面由于有斑片状的地衣、苔藓等附生物,呈现不同的颜色;有的树干皮外表面由于有片状剥离的落皮层和纵横深浅不同的裂纹;有的有各种形状的突起物导致树皮表面呈现不同程度的粗糙;多数树皮可见到横向或纵向延长的皮孔,皮孔的边缘略突起,中央略向下凹;少数的枝干皮上有刺,如红毛五加皮;有的有钉状物,如海桐皮;若是除去木栓层或部分刮去木栓层的皮片,则表面常较光滑,如川黄柏、桑白皮等。树皮的内表面比外表面色浅、平滑,有粗细不等的纵向皱纹或有显网状皱纹;有的树干皮平滑坚硬,如秦皮;有少数的树皮还残留少量的木质部。

（二）皮类外形相似中药饮片的识别

牡丹皮与白鲜皮（见书末彩图6）

牡丹皮为圆形、类圆形的薄片或一侧有半径性切开,中空,外表面灰褐色,略粗糙,有的可见圆形枝痕及横向皮孔,外皮脱落处显棕红色。切面黄白色至淡粉红色,粉性,外皮薄。偶可见发亮的细小结晶。质坚、脆。气香特异,味微苦。

功能与主治:清热凉血,活血散瘀。用于温热病热入血分而发斑疹,及血热妄行所致的吐血、衄血;温热病后期,阴分伏热发热,或夜热早凉,以及阴虚内热;血滞经闭、痛经或症瘕;痈肿疮毒及内痈等症。

白鲜皮为圆形、类圆形的薄片或一侧有半径性切开,中空,有的已破碎成半圆形,外表面淡灰黄色,具纵皱纹,有的残留黄褐色的外皮及须根痕。切面黄白色至淡黄色,有裂隙状层纹。质脆。具羊膻气,味微苦。

功能与主治:清热解毒,除湿,止痒。用于湿热疮疹、多脓或黄水淋沥、肌肤湿烂、皮肤瘙痒等症。

皮类中药饮片外观相似的还有地骨皮与香加皮,识别见表9-6;秦皮与合欢皮,识别见表9-7。

表9-6　地骨皮与香加皮

品名	地骨皮	香加皮
饮片特点	呈卷筒状、槽状或不规则形的块片,长短不一,外表皮灰黄色至黄褐色,呈鳞片状,易剥落。内表面灰褐色至黄褐色。具细纵皱纹。质坚脆,易折断。断面皮层灰黄色中杂有灰白色细点。气微,味微苦	呈卷筒状、槽状或不规则形的块片,长短不一,外表皮灰棕色至黄棕色,呈鳞片状,易剥落。内表面灰黄色至淡黄黄色。具细纵皱纹。质坚脆,易折断。有特异香味,味苦
区别点	气微,味微苦	气香特异(奶油话梅香)。味苦

表9-7　秦皮与合欢皮

品名	秦皮	合欢皮
饮片特点	呈长短不一的丝条状。外表皮灰白色、灰棕色或黑棕色。内表面黄白色或棕色。平滑。切面成纤维性。质硬。气微,味苦	呈弯曲的丝或块状。外表皮灰棕色至灰褐色,稍有纵皱纹,密生明显的椭圆形横向皮孔,棕色或棕红色。内表面淡黄棕色或黄白色。平滑,具细密纵纹。切面成纤维性片状,淡黄棕色或黄白色。气微香,味淡、微涩,稍刺舌,后喉头有不适感
区别点	外表皮无纵皱纹,内表面无纵纹,味微苦,水浸液有蓝色荧光	外表皮有纵皱纹,内表面具细密纵纹,味微涩,稍刺舌,后喉头有不适感

四、叶类中药

(一)叶类中药的概述

叶类中药多数是完整,已成熟的干燥叶,有的只用嫩叶,如苦竹叶。叶类中药大多数为单叶,少数是用复叶的小叶,如番泻叶;有的则用带部分嫩枝,如侧柏叶。

(二)叶类外形相似中药饮片的识别(石楠叶与苦丁叶识别见表9-8)

表9-8　石楠叶与苦丁叶

品名	石楠叶	苦丁叶
饮片特点	呈丝条状,平坦,革质。上表面绿棕色至灰棕色,主脉突起,侧脉较密而明显。叶缘有尖锯齿,较密。质脆,气微,味微苦、涩	呈丝条状,平坦,厚革质。上表面黄绿色至褐绿色,主脉突起,侧脉少而明显。叶缘有尖锯齿,较疏。质脆,气微,味微苦
区别点	质薄,侧脉较密,叶缘锯齿较紧密	质厚,侧脉少,叶缘锯齿较稀疏

五、花类中药

(一)花类中药的概述

花类中药包括完整的花、花序或花的某一部分。有的用已开放的花入药,如红花;有的用未开放的花蕾入药,如辛夷。有的用已开放的花序入药,如菊花;有的用未开放的花序入药,如头状花序款冬花;有的用带花的果穗入药,如夏枯草。有的用花粉入药,如松花粉、蒲黄;有的用雄蕊入药,如莲须;有的用花柱入药,如玉米须;有的用柱头入药,如西红花。

（二）花类外形相似中药饮片的识别（玫瑰花与月季花识别见表9-9）

表9-9 玫瑰花与月季花

品名	玫瑰花	月季花
饮片特点	呈卵圆形或类球形，花托近球形，暗绿色至褐绿色，萼片5枚，暗绿色，披针形，有时向下反卷，外表面具小刺，内表面密被白色短柔毛，花瓣呈覆瓦状排列，宽卵形，紫红色，脉纹少而明显。气芳香，浓郁	呈卵圆形或类球形，花托倒圆锥形，暗绿色至褐绿色，萼片5枚，暗绿色，先端微尖，常向下反卷，边缘有时可见小裂叶，内表面密被白色短柔毛，花瓣呈覆瓦状排列，倒卵圆形，紫红色，脉纹明显。气清香，味淡，微苦
区别点	花托圆球形，萼片外表面具小刺，气芳香，浓郁	花托倒圆锥形，萼片外表面无小刺，气清香

六、果实及种子类中药

（一）果实及种子类中药的概述

果实与种子是植物的两种不同器官，在中药的实际应用中，大多数是将果实、种子一起入药，如乌梅、枸杞子、马兜铃等，少数使用的是种子，如苦杏仁、莱菔子等，而有一些以果实储存、销售，临用时再剥去果皮取出种子入药，如砂仁、巴豆等。

果实类中药大多数是采用完全成熟或近成熟的果实，少数为幼果，如枳实。表面干缩有皱纹，果皮表面稍有光泽，有的用整个果穗入药，如桑葚；有的用完整的果实入药，如佛手；有的用果皮入药，如陈皮；有的用带果皮的果柄入药，如甜瓜蒂；有的用果实上的宿萼入药，如柿蒂；还有的用中果皮的维管束入药，如橘络；有的用发了芽的果实入药，如麦芽。

种子类中药均采用成熟种子。种皮的表面常有各种纹理，表面有种脐、合点和种脊，大多数是用完整的种子入药，如决明子；有的用种皮入药，如花生衣、扁豆衣；有的用假种皮入药，如龙眼肉；有的用种子的胚芽入药，如莲子心；有的用发了芽的种子入药，如大豆黄卷；有的用发酵后的种子入药，如淡豆豉。

（二）果实及种子类外形相似中药饮片的识别

1. 桃仁与苦杏仁（见书末彩图7）

桃仁呈扁椭圆形，一端尖，中间膨大，另一端钝圆，稍偏斜，边缘较薄，外表面黄棕色至红棕色，具纵向筋脉纹，尖端一侧有短线形痕迹（种脐），另一端可见类圆形斑点（合点）。种皮薄，除去种皮可见类白色子叶片。质坚，富有油性。气微，味微苦。

功能与主治：活血祛瘀，润肠通便。用于痛经、血滞经闭、产后瘀滞腹痛，症瘕、跌打损伤、瘀阻疼痛以及肺痈、肠痈；肠燥便秘等症。

苦杏仁呈心脏形，稍扁，一端尖，另一端钝圆而肥厚，两侧不对称，外表面淡棕色至红棕色，具纵向筋脉纹，尖端一侧有短线形痕迹（种脐），另一端可见类圆形斑点（合点）。种皮薄，除去种皮可见类白色子叶片。质坚，富有油性。气微，味苦。

功能与主治：止咳平喘，润肠通便。用于咳嗽气喘；肠燥便秘。

2. 菟丝子与紫苏子（见书末彩图8）

菟丝子呈卵圆形或类圆形，腹棱线明显，两侧常凹陷，外表面黄棕色至褐棕色，微粗糙。种皮坚硬，不易破碎。气微，味淡。

功能与主治：补阳益阴，固精缩尿，明目止泻。用于腰膝酸痛、阳痿滑精、小便频数，白带过多；目暗不明；脾虚便溏或泄泻。

菟丝子故事传说

从前，江南有个养兔成癖的财主，雇了一名长工为他养兔子，并规定如果死一只兔子，要扣掉他四分之一的工钱。一天，长工不慎将一只兔子的脊骨打伤。他怕财主知道，便偷偷地把伤兔藏进了豆地。事后，他却意外地发现伤兔并没有死，并且伤也好了。为探个究竟，长工又故意将一只兔子打伤放入豆地，并细心观察，他看见伤兔经常啃一种缠在豆秸上的野生黄丝藤。长工大悟，原来是黄丝藤治好了兔子的伤。于是他便用这种黄丝藤煎汤给有腰伤的爹喝，爹的腰伤也好了。又通过几个患者的试用，断定黄丝藤可治疗腰伤病。不久，这位长工辞去了养兔的活计，当上了专治腰伤的医生。后来他把这药干脆就叫"兔丝子"。由于它是草药，后人又在兔字头上面冠以草字头，便叫成"菟丝子"。

紫苏子呈小坚果卵圆形或类球形，表面灰棕色或灰褐色，有微隆起的暗紫色网状花纹，基部稍尖，有灰白色点状果梗痕。果皮薄而脆，易压碎。富有油性。压碎有香气，味微辛。

功能与主治：降气消痰，止咳平喘，润肠通便。用于痰壅气逆，咳嗽气喘，肠燥便秘。

3. 小茴香与蛇床子（见书末彩图9）

小茴香略呈圆柱形（双悬果），或半圆柱形（分果），有的稍弯曲，两段略尖，形似谷粒，外表面黄绿色至淡黄色，顶端有黄棕色花柱残基，基部有细小果柄或果柄痕。半圆柱形者可见纵棱线5条，接合面平坦。质稍坚。气香特异，味微甜、辛。

功能与主治：祛寒止痛，理气和胃。用于寒疝疼痛，睾丸偏坠等症。胃寒呕吐食少、脘腹胀痛等症。

蛇床子呈椭圆形，多数已分离成两片（分果），外表面灰黄色至灰褐色，顶端有小突起，基部偶有细果柄。背面有纵棱线5条，腹面较平坦。中心部位稍凹陷，有2条棕色纵棱线。质脆。碾碎后，可见细小种1粒，略呈纺锤形，气香特异，味辛凉、微辣。

功能与主治：温肾壮阳，散寒祛风，燥湿杀虫。用于阳痿，宫寒不孕；寒湿带下、湿痹腰痛；阴部湿痒、湿疹、湿疮、疥癣。

七、全草类中药

（一）全草类中药的概述

全草类中药是指可供药用的草本植物的全株或地上部分。全草类中药有的用带根或根茎的全株入药，如蒲公英；有的用地上部分的茎叶入药，如藿香；有的用带有花或果实的地上部分入药，如荆芥；有的用小灌木的幼枝梢入药，如麻黄，有的用草本植物地上草质茎，如石斛。

（二）全草类外形相似中药饮片的识别（荆芥与香薷识别见表9-10）

表9-10 荆芥与香薷

品名	荆芥	香薷
饮片特点	呈短段状，全体被灰白色疏短柔毛。茎方柱形，外表面黄绿色至紫棕色，叶较小，多皱缩或破碎，暗绿色至黄绿色，切面类白色，中央有髓。气香特异，味辛凉	呈中段状，全体密被白色柔毛。茎方柱形，外表面黄绿色至淡黄或紫红色，分枝对生，叶少见，多皱缩或破碎，切面类白色，气香特异，味凉微辛
区别点	茎较粗，茎叶与切碎的花序的毛较稀疏	茎较细，茎叶与切碎的花序密被白毛

八、藻菌类和地衣类中药

藻菌类和地衣类中药均来自低等植物,它们在形态上无根、茎、叶的分化,是单细胞或多细胞的叶状体或菌丝体,可分枝或不分枝,在构造上一般无组织,无分化。植物体都有各种不同的色素,能进行光合作用,生活方式是自养式,如土茯苓、海藻、雷丸、猪苓、马勃。

藻菌类和地衣类外形相似中药饮片的识别(土茯苓与雷丸识别见表9-11)

表9-11 土茯苓与雷丸

品名	土茯苓	雷丸
饮片特点	呈椭圆形或不规则形的薄片,边缘不整齐。切面类白色至淡红棕色,粉性,可见点状维管束及多数小亮点;气微,味微甘、涩	呈椭圆形或类圆形的薄片,边缘呈波浪或有凹陷。切面类白色至黄白色,可见筋脉点状的花纹;质坚硬;气微,味淡、微涩
区别点	切面类白色至淡红棕色,粉性,用水湿润后有黏滑感	切面类白色至黄白色,质坚硬

九、树脂类中药

树脂类中药外形相似中药饮片的识别

制乳香与制没药(见书末彩图10)

制乳香为不规则形的小块,外表面棕黑色,具光泽。质坚,破碎面棕褐色。气香特异,味微苦。

功能与主治:活血止痛,消肿生肌。用于①痛经、经闭、胃脘疼痛、风湿痹痛、跌打伤痛及痈疽肿痛、肠痈等证;②疮疡溃破,久不收口。

制没药为不规则形的团块或小块,表面黑棕色至黑褐色,粗糙。质坚,破碎面棕褐色。气香特异,味苦。

功能与主治:活血止痛,消肿生肌。用于痛经、经闭,胃腹疼痛、跌打伤痛、痈疽肿痛及肠痈等症。

十、动物类中药

动物类中药是指以动物全体或某一部分入药的药材总称。有的是以完整动物体入药,如蜈蚣、金钱白花蛇等;有的是以动物体的一部分入药,如角类中药羚羊角,骨类中药猴骨,贝壳类中药牡蛎;有的是用动物体的分泌物入药,如麝香;有的用动物体的病理产物入药,如牛黄。

动物类中药外形相似中药饮片的识别(龟甲与鳖甲识别见表9-12)

表9-12 龟甲与鳖甲

品名	龟甲	鳖甲
饮片特点	呈长方形、类方形或不规则形的块片,平坦或略弯曲,有的具有向上倾斜的角状突起(墙板)。棕黄色至棕褐色,有的一面较平滑,有的上表面具脊状隆起。有的可见弧形、三叉形或直角形的浅沟纹。边缘具细锯齿或平滑。质坚脆,略具焦臭和醋气	呈长方形的块片,两端微向内曲。棕黄色至黄棕色,一面具细网状皱纹,一面较平滑,中间有一条脊状隆起,一端突出呈矛头状,另一端稍扁而翘离,两侧边缘具细密锯齿。质坚脆,略具焦臭和醋气
区别点	外形平坦,具向上倾斜的角状突起(墙板)	外形两端微向内曲,具细网状皱纹

十一、矿物类中药

(一)矿物类中药的概述

矿物类中药指由地质作用所形成的具有一定药用价值的天然单质或化合物。一般矿物类中药的分类是以矿物中所含主要的或含量最多的某种化合物为根据的,《中华人民共和国药典》对矿物类中药则是采用的阴、阳离子分类法,按阴离子分类法,分有硫化物类,如雄黄、朱砂;氧化物类,如赭石、磁石;卤化物类,如轻粉;硫酸盐类,如石膏;碳酸盐类,如炉甘石。按阳离子分类法,分有铜化合物类,如胆矾;钠化合物类,如芒硝;镁化合物类,如滑石;钙化合物类,如石膏;铁化合物类,如磁石;汞化合物类,如朱砂;铅化合物类,如铅丹;砷化合物类,如雄黄。

(二)矿物质类外形相似中药饮片的识别(石膏与芒硝识别见表9-13)

表9-13 石膏与芒硝

品名	石膏	芒硝
饮片特点	呈棱长块状、块状或不规则块状。白色、灰白色或淡黄色,有的半透明。质软,体重,断面呈绢丝样光泽。气微,味淡	呈棱柱状、长方形或不规则块状及粒状。无色透明或类白色半透明。质脆,易碎,断面呈玻璃样光泽。气微,味咸
区别点	质软,断面呈绢丝样光泽,味淡	质脆,断面呈玻璃样光泽,味咸

识别各种中药饮片的外观是药学专业技术人员应该具备的基本技能,目前中药紧缺品种较多,坏人乘机伪造掺假,加之药学专业技术人员素质下降,收假用错,屡见不鲜,滥用、误用、混用现象,严重影响中医药的信誉,难以保证人民用药安全。因此,抓住中药饮片的外观特点,是保证用药的疗效与安全的前提。

课堂活动

在日后的工作中,若遇到不能确定的中药饮片时,应该如何处理?

学以致用

工作场景

小玉是某连锁药店药师,今年负责带一个实习生,某天早上较忙,实习生帮一位大叔抓了三剂中药,小玉负责审方核对处方,

处方:麦冬10g 山楂10g 麦芽10g 谷芽10g 山药10g 熟地10g 叁剂

用法:水煮煎服

处方无误,但在核对药材时,小玉发现实习生错抓了天花粉当作山药,换药后,再核对无误才把药交到顾客手上。后来小玉把天花粉与山药地区别向实习生清楚讲解了一遍。

知识运用

1. 药品调剂复核时,对存在外形相似的药品需仔细辨认清楚,确保无误。

2. 山药饮片与天花粉饮片的区别点:山药饮片外表类白色,粉性,有光滑细腻感,质脆,易断,嚼之发黏;而天药粉饮片外表黄白色或淡黄色,残存黄褐色外皮,质坚,嚼之味苦。

点滴积累

1. 中药材包括植物药、动物药、矿物药,又可分为原药材与中药饮片。
2. 相似中药饮片的识别方法要在外观、味道、手感等方面找出各自的不同点。

第二节 中药的贮存与养护

中药品种繁多,成分性质各异,若没有科学合理的养护方法,中药将会发生霉变、虫蛀、走油、变色、走味、风化等现象,而失去原有的活性成分,严重的还会危害到人民的身体健康。因此,应根据中药的不同性质、中药所含化学成分以及其发生质量变化的规律,采取合理的养护方法和技术,以达到保护中药原有的品质,保证中药质量,降低中药损耗,以达到确保临床用药安全有效的目的。中药贮存养护的原则是"以防为主,防治结合"。中药的品质变异主要由内在因素和外界因素造成,内在因素包括中药的含水量和化学成分及其性质;外界因素包括温度、湿度、日光、生物(害虫、霉菌)、空气中的氧气和臭氧等。

一、中药变异的内在因素

(一)中药材的含水量

中药的含水量直接影响其质量与重量,控制水分是中药养护的首要问题。中药由于受自然条件和本身的性质的影响,都含有一定的水分。中药在贮存过程中,含水量的多少直接影响到中药质量变化,所以中药水分含量是中药养护过程中的主要监控指标。一般来说,当空气的相对湿度不超70%、温度在15℃以下时,药材本身的含水量在10%以下,药材就可以安全贮存。

案例分析

案例

梅雨天气时,南方某药店的老板为了节省电费,不许职员开空调,导致药店中枸杞子吸潮泛油变色,黄芪、麦冬、当归、党参等药材吸潮泛油、发霉和虫蛀,在经济上造成一定的损失。

分析

由于枸杞子含糖较多,色泽鲜艳,吸潮后泛油色泽变得暗淡无光,其他药材在吸潮后,色泽都有一定的变化,变得无光泽。在贮存药材时必须时刻关注环境的温度与湿度,防止药材霉变或吸潮变质。

(二)中药的化学成分

中药的成分比较复杂,常归纳为六大类:生物碱、苷类、鞣质类、油脂类、挥发油类和植物色素类。

1. 含生物碱类药材 这类药材如果干燥或贮存方法不恰当,会导致其含量降低;如因久与空气和日光接触,会有部分氧化、分解而变质,所以此类药材应避光贮存。如麻黄、黄连、川贝等。

2. 含苷类药材　这类药材大都本身含有苷水解酶,能把苷水解而失效,贮存时,应控制药材本身的含水量,避免水解的发生。所以此类药材应密闭干燥贮存,避免湿气侵入。如苦杏仁、牡丹皮、三七等。

3. 含鞣质类药材　这类药材如果暴露在空气中,易被空气中的氧气氧化而变质失效,所以此类药材应密闭贮存,尽量减少与空气的接触。如五倍子、地榆、诃子等。

4. 含油脂类药材　光线、温度、水分以及油脂中的杂质等都能加速油脂类药材的酸败,所以此类药材应尽量除去水分与杂质,在避光、低温、干燥处密闭贮存。如蓖麻子、火麻仁、柏子仁等。

5. 含挥发油类药材　由于温度过高会导致药材所含挥发油散失或走油,所以此类药材应避光、阴凉存贮。如细辛、当归、薄荷、肉桂等。

6. 植物色素类药材　植物色素在日光下或与氧气接触易变色,所以此类药材应在低温阴凉处存放;干燥过程中要避免强烈日光暴晒,防止氧化,防止变色,以保其固有色泽。如枸杞子等。

二、中药变异的外界因素

(一) 生物——霉菌、鼠和害虫

1. 霉菌常寄生或腐生在粮食、食品、药材等有机体上,使之发生霉变(又叫发霉),有的霉菌还可以产生毒素,危害到人民的身体健康。中药表面附着的霉菌在适宜的温度(20~35℃)、湿度(相对湿度75%以上或药材本身含水量超过15%)和附着体能提供足够的营养下,就能繁殖,其分泌的酶溶蚀药材组织,导致中药有效成分发生变化而失效。一般来说药材本身含水量在10%以下,空气相对湿度不超70%,温度在15℃以下时,不易发霉;在光线强烈或空气流通的情况下,药材也不易发霉。

2. 鼠害对中药的贮存会造成极大的危害,鼠类不仅偷吃药材,还随处排泄粪便,鼠类是传播病原微生物的媒介,它能把一些病毒、致病菌带到药材上如鼠疫等,对药材造成严重污染,危害性是难以估计的。

3. 害虫会蛀食中药,使药物有效成分流失,甚至失效。15~30℃为害虫适宜活动温度范围,0~15℃或35~40℃为害虫不活动范围,50~60℃为高温致死区,-8~-4℃为低温致死区;温度18~27℃(相对湿度70%~80%)为最适宜温度范围,相对湿度75%~90%(温度27~35℃)为适宜湿度范围,相对湿度30%~40%为不适宜湿度范围(害虫会生理失调或死亡)。

(二) 空气

空气中的氧和臭氧对药材的变质起着催化的作用,可使药材氧化变质、变色,特别是含鞣质类药材和含植物色素类药材。

(三) 温度

温度对中药的影响是最大的,药材在常温(15~20℃)下,其有效成分基本稳定,利于贮存。当温度升高时,药材水分蒸发,表面失去润泽,甚至干裂;各种氧化、水解反应都会因温度升高而加快;中药泛油、气味散失亦加快;动物胶类和部分树脂类,会发生变软、变形、黏结、融化等现象;含结晶水矿物药材中会失水变成粉末或融化。

(四) 湿度

湿度的大小可引起中药药材潮解、融化、霉变等各种变化;同时也会导致药材中的糖类、蛋白质分解。当中药材的含水量控制在10%左右、室内相对湿度控制在60%~70%时,有利于药材的贮存。当空气的湿度超过 70% 以上时,中药材本身的含水量会因为药材吸收了空气中的水分而增加。含糖质多的中药如糖人参及蜜制品(蜜炙甘草、蜜炙黄芪等),会吸潮发软,继而导致虫蛀。盐制药材(盐附子、盐巴戟等)以及钠盐类的矿物药如芒硝(硫酸钠 $Na_2SO_4 \cdot 10H_2O$)会潮解风化;当空气中的相对湿度在 60% 以下时,空气中的水分含量明显降低,中药材本身的含水量会因被干燥的流动空气带走而明显减少,含结晶水较多的矿物药,如胆矾(硫酸铜 $CuSO_4 \cdot 5H_2O$)、芒硝(硫酸钠 $Na_2SO_4 \cdot 10H_2O$)则易风化(失去结晶水)。叶类、花类、胶类中药因失水而干裂发脆,影响中药质量。

(五) 日光

日光含大量的能量与紫外线,不合理的直射日光会促进中药成分发生氧化、分解、聚合等光化反应,如油脂的酸败、苷类及维生素的分解、色素破坏等,从而导致中药材变质。如含有色素的中药材(番红花、红花等)会逐渐变色;某些全草、叶类等植物药(薄荷、藿香、大青叶等)的颜色也会由深色褪为浅色;含有挥发油类中药会减弱或散失芳香味,从而影响中药材质量。但光线中的紫外光又有较强的杀菌作用,可以利用暴晒杀灭微生物和害虫。

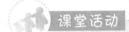

课堂活动

参类药材(包括野山参、红参、糖参、生晒参、西洋参等)要怎样贮存会更妥当呢?

三、药房常用养护方法

(一) 干燥除湿法

1. 曝晒法 曝晒也称为阳干法,是利用太阳光的热能使药材散发水分而干燥,同时利用其紫外光杀死霉菌及虫卵,因此曝晒可达到防霉、治虫的双重目的。直射阳光的温度有时可达 50℃ 左右,凡曝晒不会影响其质量的药材,都可在阳光下直晒。但要随时注意药材本身水分是否已降至所需要求,否则过干会引起药材的脆裂,会增加损耗率。

2. 摊晾法 摊晾法也称阴干法,即将药材置于室内或阴凉处,使其借温热空气的流动,带走水分而干燥,适用于芳香性叶、花、果皮等类药材。由于曝晒法会使这些药材的挥发油损失,或引起质地脆裂、走油、变色等。例如,陈皮水分多时易霉烂,水分少则易于干脆而损耗增加,若置于烈日则易于干枯变色,因此只能采用摊晾的方法。又如酸枣仁、柏子仁、桃仁、苦杏仁、火麻仁等药材,不宜曝晒,可放于光线不太强的地方或阴凉处加以摊晾,以免走油降低质量。

3. 加热烘干法 采用火盆、土坑,现多采用烘箱、烘房、干燥机等加热增温驱除水分的方法称加热烘干法。对于水分过高而又不能曝晒的药材,或者因为阴雨连绵,无法利用日光曝晒法时,可采用此法。使用此法时,要注意温度及时间的调节。

4. 石灰干燥法 应用生石灰吸取药材水分的方法称为石灰干燥法,一般采用石灰箱、石灰缸或石灰吸潮袋等工具。生石灰吸潮后变成熟石灰,再吸收空气中的二氧化碳生成碳酸钙,吸潮能力逐渐降低,故应经常撤换,以保证药材的干燥。对于质地娇嫩、容易走油、溢糖而发霉虫蛀、回潮后不宜采用曝晒或烘干的药材品种,如人参、枸杞、鹿茸等,可采用石灰干燥法。石灰箱所放量约占灰缸高度的 1/6~1/5 为宜。

5. 机械吸潮法 机械吸潮法是借助空气去湿机(抽湿机)使药材内含水量降低的吸潮方法。即在一个相对密闭的空间内,利用空气去湿机(抽湿机)连续吸潮,从而达到除去药材内部一定水分的方法。此方法属于现代中药养护大力推广的技术。此方法不仅效率高,降潮快,而且不受外界环境的影响,亦不改变药材的性质;在防霉除虫方面都有着重大的意义。使用空气去湿机(抽湿机)吸潮时,一定要注意中药内部的水分变化,避免盲目开动机器,影响药材质量。

 知识链接

> **家中常用药材的自然贮存方法**
>
> 在南方很多市民家中都会备存一些普通中药材,用作汤料,这些中药材可选择自然保存,存放要通风干燥,同时放置一些花椒在旁边驱虫,用草纸或柴火炭防潮。

(二) 防霉除虫养护法

中药在贮存保管中引起质量变异的主要现象是霉变和虫蛀,其主要原因是霉菌和害虫的侵蚀和蛀食所致。常用的防霉除虫养护有清洁卫生、密封、冷藏、热蒸、醇闷以及硫磺熏蒸等方法。

1. **清洁卫生防治法** 清洁卫生防治也称环境卫生防治,是各种防治工作的基础,也是贯彻"以防为主,防治并举"的中药养护方针的重要措施之一。符合经济、安全、有效、不污染的防治原则,是一项积极主动的防治措施。

中药害虫对生存环境的要求是温暖、潮湿、肮脏,喜在洞孔、缝隙、阴暗处栖息活动;而中药贮存的环境要求是低温、干燥、清洁。经验证明,重视仓库的清洁卫生工作,切断害虫感染途径,恶化害虫的生活条件,是防止仓虫侵入的最有效的方法。清洁卫生防治法既能防治害虫,保证中药卫生清洁,又能抑制霉腐微生物的滋生、发育和蔓延,对保证中药质量、安全贮存中药起很重要的作用。

2. **冷藏养护法** 采用低温(0~10℃之间)贮存中药的方法称为冷藏养护法。此法有效防止不宜烘、晒药材发生生虫、发霉、变色等变质现象。进入冷库的药材含水量必须控制在安全水分范围内,最好是密封,以防湿气入侵。贵重中药如人参、虫草等多采用冷藏养护法。

3. **热蒸法** 将生虫的药材放入蒸锅或蒸笼内,利用水蒸气杀死害虫,然后将药材晾晒干燥后包装的方法,称为热蒸法。热蒸法适用于已加工制熟药材,以及热蒸后不走味、不变色、不泛油的药材。蒸时应注意掌握"火候",以蒸至热气透顶为度。时间短蒸不透,杀不死害虫,过久又会影响药材质量。适宜热蒸杀虫的药材有根及根茎类如郁金、天南星、白芷、川乌、草乌、何首乌、锁阳、肉苁蓉以及筋皮类的动物类药材等。芳香类及易挥发药不宜用此法。

4. **化学药剂防治杀光虫法** 用于防治中药害虫的化学药剂一般分为熏蒸剂、触杀剂和驱避剂,常以熏蒸剂多用。通常采用的有:硫磺熏蒸法、氯化苦熏蒸法、磷化铝熏蒸法等。化学药剂杀虫法虽然杀虫效果较好,但对操作人员、周围环境和药材本身都有毒性污染,且本身属于易燃物品,故需小心谨慎使用。

学以致用

> **工作场景**
>
> 小翠是某连锁药店的药士,在店长休年假期间,店中的药品出现贮量不足现象了,店长让小翠做进货计划,小翠根据本店上一季度的使用量进了清开灵、蜈蚣、蝎子等库存不足的药品,店长休假回来后,却批评了小翠,原因是春天夏天是关节炎高发季节,

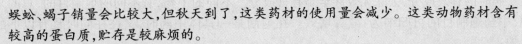

蜈蚣、蝎子销量会比较大,但秋天到了,这类药材的使用量会减少。这类动物药材含有较高的蛋白质,贮存是较麻烦的。

知识运用

在实际工作中需根据药品的保存特性、用药的季节性做恰当、合理的购进药品计划,以免造成不必要的浪费与损失。

点滴积累

1. 空气的相对湿度不超 70%、温度在 15℃以下时,而药材本身的含水量在 10% 以下,就是药材的最佳贮存条件。
2. 曝晒、摊晾和机械吸潮法是药房最常用的除湿法。

第三节 中药炮制

中药炮制是指在中医理论的指导下,按照中医用药要求将中药材加工成中药饮片的传统方法和技术,古时又称"炮炙"、"修事"、"修治"。药物经炮制后,不仅可以提高药效、降低药物的毒副作用,而且方便存储,是中医临床用药的必备工序。炮制工艺的确定应以临床需求为依据,炮制工艺是否合理、方法是否恰当,直接影响到临床疗效;而中药的净制、切制、加热炮制与加辅料炮制均可影响临床疗效。

知识链接

中药炮制的历史

中药炮制最早的史料是根据马王堆汉墓出土的竹简辑复而出版的处方集《五十二病方》,书中每一个方剂下都以注释的形式列出了炮、炙、燔、熬等中药炮制方法;中国最早的药学专著《神农本草经》中则记述了中药炮制的基本原则:"药,有毒无毒,阴干暴干,采造时月,生熟土地所出,真伪新陈并各有法,若有毒宜制,可用相畏相杀,不尔勿合用也"。《伤寒杂病论》记载了近百种中药炮制方法。如蒸、炒、炙、煅、炮、炼、煮、沸、火熬、烧、咀、斩折、研、锉、捣膏、酒洗、酒煎、苦酒煮、水浸、汤洗等,炮制技术已初具规模。

一、中药炮制的目的

中药的炮制方法是根据中药的性味归经和治疗的需要而定的。中药的性味归经、功能主治决定了中药的临床药理作用。不同的炮制方法和加入不同的辅料,对中药的性味归经和治疗作用有着不同的影响。中药经过炮制以后,由于温度、时间、溶剂以及不同辅料的处理,使其所含的成分产生不同的变化。

中药的化学成分非常复杂,如具有一定生理活性的化学成分,在治疗某种疾病的过程中,可能是起治疗作用的有效成分,也可能是无效甚至是有害成分。炮制就是要保留治疗某疾病时的有效成分,去除无效甚至是有害成分。不同的中药,有不同的炮制目的,总的来说,中药炮制目的可归纳为:减毒增效。在炮制某一具体中药时,又往往同时具有以下的目的:

1. 降低或消除药物的毒副作用,确保用药安全。例如,姜制半夏、甘草,水制吴茱萸均可解毒;巴豆加热制霜可使毒性蛋白质变性除去毒性;何首乌经炮制后可除去致泻的副作用。

2. 增强药物的作用,提高临床疗效。姜汁炙竹茹可增强其和胃止呕的功效;蜜炙款冬花可增强润肺止咳的功效;种子类中药经过炒制后,质地酥松,易煎出有效成分,可增强疗效。

3. 改变中药的性味归经或功能主治,使之更能适应临床的需要。例如:黄连生品用于泻火燥湿,解热毒;姜制黄连用于胃热呕吐。

4. 改变或增强中药作用的部位。例如,醋制延胡索可引药入肝,增强疏肝止痛的作用。

5. 方便调剂和制剂。为了方便入药配方,中药材绝大部分经过整理加工,切制成一定规格的片、段、丝、块等的饮片。

6. 矫臭、矫味,利于服用。有些动物中药如僵蚕、紫河车,有些含树脂中药如乳香、没药,及其他有特异味的中药,服用后常使人有恶心、呕吐、心烦等不良反应。炮制能减轻或消除不良气味,利于患者的服用。

 案例分析

案例

某患者,男,36岁,胃出血,胃痛甚且胀,服用三七、郁金、熟大黄、牛膝、降香各10g。服用三剂后,症状消失。

分析

大黄具有泻热通便,解毒消痈,行瘀通经,清热除湿,凉血止血,生大黄苦寒沉降,气味重浊,走而不守,直达下焦,泻下作用峻烈,炮制后得到的熟大黄泻下作用缓和,收敛力亦有减弱,能减轻腹痛的副作用。虽然生大黄的止血效果比熟大黄强,但熟大黄的不良反应少,结合患者的情况选择熟大黄比生大黄更为合理。

二、中药炮制的常用辅料

中药炮制辅料是指在炮制过程中必须加入的、具有辅助作用的附加物料,它对主药起协调作用,或增强疗效,或降低毒性,或减轻副作用,或影响主药的理化性质,又或起到消除不良气味的作用。中药炮制常用的辅料一般分液体辅料和固体辅料。

(一)液体辅料

液体辅料是指在常温下为液体或黏稠状液体的辅料,常用的有酒、米醋、食盐水、蜂蜜、生姜汁、甘草汁、黑豆汁、胆汁、麻油、米泔水等。

1. 酒 炮制常用的酒有黄酒和白酒两类,其中用黄酒较多。酒味甘辛,性大热,有提升、引药上行归经、通血脉、散寒、矫臭、矫味的作用。酒是一种很好的有机溶剂,可以溶解药物中的许多成分,有一定的防腐作用。中药经酒制后既有助于中药有效成分的溶出,增强药效,又可以引药上行,缓和药性,解腥,防腐。酒制的中药饮片有黄芩、白芍、当归、大黄、黄连、蕲蛇等。

2. 醋　醋又叫苦酒,炮制用醋是米醋。醋味酸苦,性温,有散瘀止血、理气止痛、行水解毒、矫臭、矫味的作用。醋也是一种很好的有机溶剂,能与生物碱结合生成溶于水的醋酸生物碱盐。中药经醋制后既有助于生物碱有效成分的溶出,增强药效,又可以引药入肝经,降低中药的毒性,去腥。醋制中药饮片有穿山甲、五灵脂、延胡索、香附、甘遂、芫花、柴胡等。

3. 食盐水　炮制所用的食盐水是食盐的水溶液,是用规定量的食盐加适量的开水,溶化过滤而制成。食盐水味咸,性寒,有清热凉血、软坚散结、强筋骨、解毒防腐、矫味的作用。盐水炮制的中药既可引药下行入肾经,增强疗效,又可以缓解药性。盐水炮制的中药饮片有杜仲、车前子、巴戟天、黄柏、补骨脂、益智仁、橘核等。

4. 蜂蜜　炮制所用的蜂蜜多为油菜花等无毒性的花蜜,不能使用有毒性的花蜜如夹竹桃花蜜。使用蜂蜜炮制药物时,必须用炼蜜,即经加热炼熟的蜂蜜,目的是除去蜂蜜中的水分、杂质、死蜂和酵素。炼蜜分为嫩蜜、中蜜和老蜜,炮制时选用中蜜较多。蜂蜜味甘,性平。具补中润燥、止痛、解毒、矫味,与中药起协同作用。所以中药经蜂蜜炮制后,能增强润肺止咳、补中益气的疗效,缓和中药药性过偏,矫味和消除中药的副作用。蜂蜜炮制的中药有甘草、黄芪、麻黄、紫菀、款冬花、前胡等。由于蜂蜜是属于弱酸性的液体,能与金属起化学反应,在贮存过程中接触到铅、锌、铁等金属后,会发生化学反应。因此,应采用非金属容器如陶瓷皿、玻璃瓶、不锈钢皿等贮存蜜炙后的中药,不能用铁、铜器皿以避免发生化学反应。

5. 生姜汁　炮制所用的生姜汁是用姜的新鲜根茎经捣烂榨取的汁,或用干姜切碎,加适量的水共煮后去渣而得到的煎煮液。生姜汁味辛,性温,有发汗、止呕、开痰、解毒的功效,具有缓和药性,增加疗效,降低中药毒性的作用。生姜汁炮制的中药有竹茹、半夏、黄连、厚朴等。

此外,甘草汁、黑豆汁、胆汁、麻油、米泔水这些液体辅料使用较少。甘草汁味甘、性平,具有缓和药性,降低中药毒性的作用,甘草汁炮制的中药主要有乌头、附子、远志、半夏等;黑豆汁味甘、性平,具有降低中药毒性的作用,黑豆汁炮制的中药主要有何首乌等;胆汁味苦、性大寒,具有增强中药疗效,降低中药毒性的作用,胆汁炮制的中药主要有天南星等;麻油性味甘、微寒,用麻油炮制过的骨质中药,使有效成分更易溶出,麻油炮制的中药主要有蛤蚧等;米泔水味甘、性寒,清热凉血,具有吸附油脂的作用,米泔水炮制的中药主要有苍术等。

(二)固体辅料

固体辅料指的是在常温下为固体的辅料:主要是稻米、麦麸、河砂、灶心土、滑石粉、蛤粉、朱砂、豆腐、白矾。

1. 稻米　中药炮制用的稻米是大米或糯米,稻米味甘、性平,有补中益气、健脾和胃、止渴止泻的作用,具有增强中药疗效,降低中药的刺激性和毒性的作用。稻米炮制的中药有红娘子、青娘子、斑蝥、党参等。

2. 麦麸　中药炮制用的麦麸是小麦的种皮,黄褐色,麦麸味甘、性平,有和中益脾的作用,具有增强中药疗效,祛除中药不良气味,缓和中药的燥性的作用。麦麸炮制的中药有枳壳、枳实、白术、苍术、芡实、木香、僵蚕等。

3. 河砂　中药炮制用的河砂是筛取中等粗细,除去杂质及泥土的河里砂石或油砂。在炮制中河砂起到传热导体作用,使中药受热均匀,使药材质地酥脆,便于粉碎,使有效成分易煎出;降低中药毒性。河砂炮制的中药有山甲、马钱子、骨碎补等。

4. 灶心土　中药炮制用的灶心土是烧木柴或杂草的土灶内底部中心的焦黄土块,又名伏龙肝。味辛、性温,有温经止血、温中止呕、温脾涩肠止泻的功效。在炮制中起到缓和药性,增强中药补脾止泻的作用,灶心土炮制的中药有白术、山药等。

5. 滑石粉 是硅酸盐类矿物滑石经精选净化、粉碎、干燥而得,主要成分为含水硅酸镁,味甘、性寒,有利尿、清热、解暑之效。炮制中起到均匀传热的作用,使药材质地酥脆,便于粉碎,使有效成分易煎出,降低药材毒副作用,滑石粉炮制的中药有肉豆蔻、鱼鳔、刺猬皮、水蛭等。

6. 蛤粉 中药炮制用的蛤粉是文蛤或青蛤的贝壳经煅制粉碎后的灰白色粉末,主要成分是氧化钙。蛤粉味咸,性寒。具有增强清热化痰、养阴润肺,利湿软坚,降低药材腻滞性的作用。蛤粉炮制的中药有阿胶、鹿角胶、黄明胶。

此外,白矾、朱砂,豆腐这些固体辅料使用较少。中药炮制用的白矾是明矾矿石提炼而成的不规则的无色、有光泽、质脆易碎的结晶体。白矾味微酸涩,性寒,具有解毒、祛痰杀虫,收敛燥湿、防腐的作用。白矾炮制的中药有半夏、天南星等;朱砂的主要成分是硫化汞,味甘、性微寒,具有增强中药镇惊、安神的作用,朱砂炮制的中药有麦冬、茯苓等;豆腐味甘、性凉,具有益气和中,生津润燥,清热解毒,清洁中药,降低中药毒性的作用,豆腐炮制的中药有藤黄、硫磺、珍珠等。

三、中药炮制的常用方法

(一) 炒法

炒法是指经过修制或加工切制的干燥药材,置于锅内用火加热,不断翻动至一定程度称为炒,是常用的一种火制法,又分清炒和加辅料炒两类:

1. 清炒 根据炒的程度不同,分炒黄、炒焦、炒炭。

(1)炒黄:将药材置于锅内,以文火微火短时间加热翻动,炒至表面黄色,内部基本无变化,并能嗅到药材所散发出的固有气味,外部鼓起爆裂。炒黄是使药材膨胀,易于煎出有效成分,能矫臭,能使含苷类药材中的酶被破坏,有利于药材的保存。炒黄的药材有:薏苡仁、杏仁、酸枣仁、王不留行、莱菔子、冬瓜子等。

(2)炒焦:将药材置于锅内以中火加热,炒至外面焦黄或焦褐,内部淡黄并有焦香气味为度。炒焦的药材有山楂、栀子、槟榔、神曲等,此类药材炒焦,可增强健脾消食作用。

(3)炒炭:将药材置于锅中以武火加热,炒至表面枯黑,内部焦黄或褐为度,此谓炒炭存性。为防止炒后全部炭化而失去药性,出锅后及时翻动,促使热量散发,如地榆炭、槐花炭,炒炭可增强止血、收敛作用。

> **课堂活动**
>
> "十灰丸"是由大蓟、小蓟、荷叶、侧柏叶、白茅根、茜根、栀子、大黄、丹皮、棕榈皮十味药物组成,为什么在制备时,需将上列十味药物炒炭呢? 又如何操作呢?

2. 加辅料炒 根据所加辅料不同,分麸炒、土炒、米炒、砂烫、滑石粉炒、蛤粉炒等。

(1)麸炒:用麦麸与药材拌炒的方法称为麸炒。先将锅用中火加热,将干麸皮适量散布于锅内,麸皮遇热即发烟,待起浓烟时,放入药材,不断炒拌,以将药材熏黄为度,炒好立即出锅,倾入铁筛中,筛除炒焦的麸皮及灰末,晾凉即可,如出锅色泽浅者,可将出锅的药材和麸皮一起焖一些时间,如要求色浅些,过筛除去麸皮即可。

所用麦麸的量,一般 10kg 药材用麸皮 1kg,以将药材熏黄为度,如麸炒白术、枳壳、僵蚕、椿白皮等。

(2)土炒:用灶心土与药材同炒,使药材成焦黄色或土黄色的方法。先将灶心土研成细粉,置于锅内拌炒至灵活状态,投入药材,翻炒至挂土色,有土香气时,出锅,筛去灶心土即可。

土炒所用灶心土之量,一般 10kg 药材用土 2.5kg,与药材炒拌后,使之能均匀地挂上一层即可。如土炒白术、山药等。

(3)米炒:将大米与药材置锅中同炒,文火炒至米呈深黄色,药材亦熏至黄色,出锅,筛去米,放凉即得,如米炒党参、山药,斑蝥米炒可去毒(其米有毒应弃去,并深埋之。)

(4)砂炒:又称砂烫,选取颗粒均匀洁净的中等砂粒,置锅内加热至 100℃以上,放入药材翻炒,使药材均匀受热,炒至质地酥脆或鼓起,表面呈黄色倒入铁筛中筛去砂粒。如骨碎补、狗脊、马钱子。需要醋淬者,可趁热倾入醋中,取出晾干使用。如穿山甲、鳖甲、龟板、鸡内金等。

(5)蛤粉烫:蛤粉受热传热较砂慢,烫药不易焦。动物胶类常用蛤粉烫,使内外受热均匀,质坚韧转为松脆。操作方法同砂烫,如阿胶、鹿胶等。

此外,还有用滑石粉炒烫、蒲黄烫炒等。

(二)炙法

炙法是药材拌入定量液体辅料拌炒,使辅料逐渐渗入药材组织内部的一类操作。按所用辅料不同分为蜜炙、酒炙、醋炙、盐炙、姜汁炙、油炙等。

1. 蜜炙 用蜜炙药材时,常用炼蜜。将药材用定量炼蜜拌匀,稍焖,置热锅内文火炒至色黄不粘手为度,然后出锅晾凉。亦可将药材先于锅中炒热,再喷洒定量的炼蜜,使其吸入药材,炒至有药材香气,药色微黄,立即出锅,凉后备用,如百合。蜜炙法适用于止咳平喘及补脾益气的药材。一般为 10kg 药材用 2.5kg 炼蜜,体轻质松,如花、草类用蜜多一些,体质较硬,如种子类药材,用蜜量可少一些。蜜炙的药材有麻黄、甘草、百合、紫菀、枇杷叶、桑白皮、百部等。

2. 酒炙 将药材用定量黄酒适量喷洒拌匀,稍焖,置热锅内文火炒至黄色或深黄色时取出。酒炙法适用于活血祛瘀、祛风通络及寒凉性的药材。用酒量随各药而异,一般为 10kg 药材用 1kg 黄酒。酒炙的药材有白芍、大黄、黄连、桑枝、当归、乌梢蛇、蟾酥(用白酒)等。

3. 醋炙 药材与米醋同拌炒的一种方法。将药材与一定量的米醋拌匀,待醋被吸收后,置热锅内,文火炒至药材微黄、药香逸出,取出摊晾。亦可将药材先于锅中炒热,再喷洒定量的醋,使其吸入药材,炒至有药材香气,药色微黄,立即出锅,凉后备用,如乳香、没药、五灵脂。醋炙法适用于疏肝解郁、散瘀止痛、攻下逐水的药材。一般为 10kg 药材用 2kg 醋。醋炙的药材有延胡索、香附、柴胡、青皮、三棱、莪术、甘遂等。

4. 盐炙(炒) 药材与盐水拌炒的一种方法。将药材与一定量的盐水拌匀,待盐水被吸收后,置热锅内,文火炒至药材微黄、药香逸出,取出摊晾。亦可将药材先于锅中炒热,再喷洒定量的盐水,使其吸入药材,炒至有药材香气,药色微黄,立即出锅,凉后备用,如车前子等。盐炙法适用于补肾固精、利尿、泻火的药材。一般为 10kg 药材用 0.2kg 盐。盐炙的药材有小茴香、知母、车前子、杜仲、黄柏、橘核等。

5. 姜汁炙(炒) 药材加姜汁拌炒的方法。将生姜捣烂,榨取其汁,与药材拌匀焖润,使姜汁吸尽,置锅内文火炒至微黄或黄色,略见焦斑时取出。姜炙法适用于降逆止呕、化湿祛痰及寒凉性药材。姜汁用量,各地略异,一般为 10kg 药材用生姜 1kg。姜炙的药材有厚朴、竹茹、草果、黄连等。

6. 油炙 用油炸或油拌炒药材的方法,常用芝麻油和羊脂油。将油置锅中熬至微沸,投入药材,随时翻动,炙炸至酥脆变黄,取出晾凉。如炙虎骨(使酥脆)、羊脂油炙淫羊藿(可增强补肾壮阳作用),油炸马钱子(去毒,油含毒应弃去,不供食用)。用油量由药材多少而定。

(三) 煅法

煅法是指用武火烧制药材的方法,可使药材松脆,性味、功能改变,有效成分易于煎出,药材易于加工粉碎。煅可分为明煅、煅淬、扣锅煅法三类:

1. 明煅 将药材直接置火上或锅内煅烧。直火煅烧至药材红透为止,如石膏、白矾、龙骨、牡蛎、礞石、石决明、蛤壳等;或将药材置坩埚内煅,使熔化、产生气泡,待完全冷却后取出,如白矾煅后为枯矾,硼砂(月石)煅后为煅月石等。

2. 煅淬 用直火煅红药材后,迅速投入液体辅料(醋、酒、清水、药汁等)中,使其酥脆易碎,可反复煅淬,如煅磁石,煅自然铜,煅炉甘石等。

3. 扣锅煅法(暗煅、焖煅、闭煅) 将药材放于锅中,盖一小锅,合缝处以黄泥封固,扣锅上压一重物,扣锅上放数粒米,以武火烤烧,等米呈深黄,停火后取出药材,本法适于煅炭,如血余炭、艾叶炭、棕榈炭、莲房炭、灯心炭等。

各种煅法要按具体品种来掌握操作过程和煅的时间,如矿石类要煅到红透为度,时间宜长;贝壳类只要煅至微红为度,时间宜短,煅得不透,不能使药疏松,煅得太过,使之灰化,则失去药效。

(四) 烘、焙、烤

烘、焙、烤此三法都是把原生药或半成品,经加热,使药材干燥,便于保存和粉碎制剂。烘焙烤一般在烘房进行或用炉灶之余热来干燥药材,为了不影响药材质量,必须掌握好温度,一般干燥,温度不超过 80℃,烘焙时间在半小时之内,含挥发油及芳香性生药,温度应控制在 50℃以下。

(五) 燎

燎是用炭火将药材的外刺、毛、须根烧去的方法,如金毛狗脊、升麻、刺猬皮等。鹿茸的茸毛,一般用燎法将毛燎焦,再用利刀刮净。

药材疗效的高低,不但取决于药材本身,而且与炮制的好坏有很大关系,正如明代陈嘉谟所说:"凡药制造,贵在适中,不及则功效难求,太过则气味反失"。也就是说炮制一定要适度。中药饮片是所有方剂的原料,被称为"三大支柱"的中间环节,处于重要位置。中药药用部分需要净选、除去药材中的泥沙、夹杂物以及霉败品,分离其不同的药用部位。而有些中药饮片生产商,为了节省人力、物力和财力,都一一省去了这些必要的工序,将皮、茎、根、须混为一团,粗制滥造,甚至以次充好,以劣充优,掺杂使假,不仅严重扰乱了医药市场,更严重的是影响了临床用药安全有效。

学以致用

工作场景

小青是某药店的药士,有一天来了一位大叔,他把一张处方交给了小青,一小时后回来取药,小青接过药方,审方后,发现处方中的黄芪片刚好售完,只有黄芪棒。小青

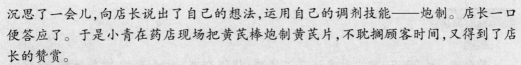

沉思了一会儿,向店长说出了自己的想法,运用自己的调剂技能——炮制。店长一口便答应了。于是小青在药店现场把黄芪棒炮制黄芪片,不耽搁顾客时间,又得到了店长的赞赏。

知识运用

黄芪棒炮制成黄芪片是临方炮制,切片前,必须先软化药材再切片。(如用微波炉稍作加热)

 点滴积累

1. 中药炮制的目的主要是增强药效,降低毒性。
2. 中药炮制常用的辅料一般分液体辅料和固体辅料。
3. 中药炮制常用的炮制火制包含炒(炙)、炮、煅、炼、烘、焙、烤、燎。

第四节 毒性中药的炮制

毒性中药是指毒性剧烈、治疗剂量与中毒剂量相当接近,使用不当会导致人中毒或死亡的中药。国务院发布的《医疗用毒性药品管理办法》中规定的毒性中药品种为 28 种。分别是:砒石(红砒、白砒)、砒霜、水银、生马钱子、生川乌、生草乌、生白附子、生附子、生半夏、生南星、生巴豆、斑蝥、青娘虫、红娘虫、生甘遂、生狼毒、生藤黄、生千金子、生天仙子、闹羊花、雪上一枝蒿、红升丹、白降丹、蟾酥、洋金花、红粉、轻粉、雄黄。(注:中药毒性药品品种是指原药材和饮片,不包含制剂。)

由于毒性中药有独特的疗效,故在临床使用过程中,通常会使用一定的方法来降低药材毒性,常见的方法有:

1. 净制去毒 通过去除药材的一些有毒性成分的非药用部分或毒性杂质来降低药材的毒性。如斑蝥在临床使用前一般都会将其头、足、翅去除,使用药更加安全。

2. 火制去毒 通过炒、炙、煅、煨等加热的方法,使毒性成分破坏。如苍耳子的毒性成分是苍耳苷,主要存在苍耳子的脂肪蛋白中,通过加热炒制后使有毒蛋白凝固,降低药材毒性;马钱子通过砂烫可高温降低毒性成分番木鳖碱。

3. 水制去毒 通过水飞法,让毒性药材的有毒成分部分在水中溶解,降低其毒性。如雄黄主要成分(As_2S_2),同时也含有三价砷,三价砷盐与氧接触转化为三氧化二砷(砒霜)具有剧毒。雄黄在水飞过程中部分可溶性三价砷盐溶解在水中,从而降低毒性。

4. 水火共制去毒 通过延长煎煮时间,破坏药材中的毒性成分。如乌头,久煎后乌头碱分解成毒性较低的次乌头碱,降低药材毒性。

5. 辅料去毒 通过添加辅料进行炮制,让辅料吸附、中和或破坏药材中的毒性成分。如醋制大戟、米炒斑蝥后毒性大量降低。

6. 复制法去毒 通过添加多种辅料,按照规定操作程序,反复炮制使毒性成分溶于水中或其他溶媒中,以降低药品毒性,如半夏、天南星。

案例分析

案例

某患者,女,28岁,初诊时自述胃脘隐痛,得温即减,时吐清水,嗳气泛酸,纳食减少,神疲乏力,手中不温,大便常见稀薄。舌质胖淡,苔白滑而润,脉浮取不应,沉寻显细。属脾胃阳虚,湿聚饮停之胃脘痛。

处方:党参10g 干姜9g 焦白术9g 陈皮9g 云苓12g 制附子12g 法半夏9g 吴茱萸6g 代赭石15 甘草3g 叁剂

用法:水煎服,每日1剂,分2次早晚温服。

当天晚上患者服用药后,自感口舌麻木,进而头痛、头晕、四肢感到麻木,抽搐。急送医院抢救才脱险。经调查,罪魁祸首是制附子没有达到炮制标准,残存很大的毒性。

分析

附子辛、甘,大热;有毒。归心、肾、脾经回阳救逆,补火助阳,散寒止痛。临床上,除外用,均用毒性较低的炮制品,炮制质量不合格,残存的毒性大会引起毒反应。

下面以生附子和生半夏为例,介绍毒性中药的炮制方法。

附　子

采挖后,除去母根、须根及泥沙,习称"泥附子",加工成下列规格:

(1)盐附子:选择个大、均匀的泥附子,洗净,浸入食用胆巴的水溶液中过夜,再加食盐,继续浸泡,每日取出晒晾,并逐渐延长晒晾时间,直至附子表面出现大量结晶盐粒(盐霜)、体质变硬为止,习称"盐附子"。

(2)淡附片:取盐附子,用清水浸漂,每日换水2~3次,至盐分漂尽,与甘草、黑豆加水共煮透心,至切开后口尝无麻舌感时,取出,除去甘草、黑豆,切薄片,晒干。每100kg盐附子,用甘草5kg、黑豆10kg。

(3)黑顺片:取泥附子,按大小分别洗净,浸入食用胆巴的水溶液中数日,连同浸液煮至透心,捞出,水漂,纵切成厚约0.5cm的片,再用水浸漂,用调色液使附片染成浓茶色,取出,蒸至出现油面、光泽后,烘至半干,再晒干或继续烘干,习称"黑顺片"。

(4)白顺片:选择大小均匀的泥附子,洗净,浸入食用胆巴的水溶液中数日,连同浸液煮至透心,捞出,剥去外皮,纵切成厚约0.3cm的片,用水浸漂,取出,蒸透,晒干,习称"白附片"。

(5)炮附片:取附片(黑顺片或白顺片),用砂烫至鼓起并微变色。

附子中含用毒性较高的乌头碱,中毒剂量为0.2mg,致死量为2~4mg。在临床使用过程中,除了炮制之外,需要延长煎煮时间,将乌头碱分解成毒性较低的次乌头碱,确保用药用全。(注意:孕妇慎用,不宜与半夏、瓜蒌、瓜蒌子、瓜蒌皮、天花粉、川贝母、浙贝母、平贝母、伊贝母、湖北贝母、白蔹、白及同用。)

制附子质量控制要求乌头碱限量符合规定。

半　夏

(1)法半夏:取半夏,大小分开,用水浸泡至内无干心,取出;另取甘草适量,加水煎煮二次,合并煎液,倒入用适量水制成的石灰液中,搅匀,加入上述已浸透的半夏,浸泡,每日搅拌1至2次,并保持浸液pH值12以上,至剖面黄色均匀,口尝微有麻舌感时,取出,洗净,阴干或烘干,即得。每100kg净半夏,用甘草15kg、生石灰15kg。

(2)姜半夏:取净半夏,大小分开,用水浸泡至内无干心时,取出;另取生姜切片煎汤,加白矾与半夏共煮透,取出,晾干,或晾至半干,干燥;或切薄片,干燥。每100kg净半夏,用生姜25kg、白矾12.5kg。

(3)清水半夏:取净半夏,大小分开,用8%白矾溶液浸泡至内无干心,口尝微有麻舌感,取出,洗净,切厚片,干燥。每100kg净半夏,用白矾20kg。

半夏在使用过程中,要注意不宜与川乌、制川乌、草乌、制草乌、附子同用。且半夏蛋白对小鼠具有明显的抗早孕作用,因此孕妇应慎用。

部分其他毒性中药的炮制方法见表9-14。

表9-14 部分毒性中药的炮制方法

饮片名称	炮制方法
砒石	去杂质,砸碎,装入砂罐内,用泥封口。置炉火中煅红,取出放凉,研为细末
水银	用辰砂矿石砸碎,置炉中通空气(或加石炭及铁质)加热蒸馏,再经过滤而得
蟾酥	可制粉用,取蟾酥,捣碎,加白酒浸渍,时常搅动至呈稠膏状,干燥,粉碎。每10kg蟾酥,用白酒20kg
制马钱子	用砂烫至鼓起并显棕褐色或深棕色
生川乌	除去杂质。用时捣碎
生南星	除去杂质,洗净,干燥
生甘遂	生用除去杂质,洗净,干燥。制用照醋炙法炒干。每100kg甘遂,用醋30kg
生千金子	除去杂质,筛去泥沙,洗净,捞出,干燥,用时打碎
闹羊花	阴干或晒干
砒霜	回收砷的矿石经破碎,进行氧化焙烧,生成的气体经除尘、冷却、捕集,制得
雄黄	除去杂质。可用水飞法制雄黄粉
斑蝥	生用除去杂质。制用取净斑蝥与米拌炒,至米呈黄棕色,取出,除去头、翅、足。每100kg斑蝥,用米20kg
生巴豆	生用去皮取净仁。内服一般制霜后使用
生草乌	除去杂质。洗净,干燥
生白附子	除去杂质
生狼毒	生用除去杂质,洗净,润透,切片。制用取净狼毒片,照醋炙法炒干。每100kg狼毒片,用醋30~50kg
生天仙子	采摘果实,暴晒,打下种子,筛去果皮、枝梗,晒干
洋金花	晒干或低温干燥

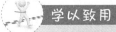

工作场景

小王是某连锁药店药师,早上一位老大爷拿着处方来抓药,处方为:

菝葜30g 生地黄15g 知母15g 赤芍15g 白芍15g 鸡血藤15g 乳香15g 没药15g 地龙5g 蜈蚣2条

小王审方后调配,当调配到蜈蚣时,小王除去竹片,把蜈蚣的头、足去除,老大爷看到了,着急着问为什么要浪费他的药材,小王只得耐心向老大爷解释这是为了降低蜈蚣的毒性,使用药更加安全。

知识运用

蜈蚣味辛,性温,有毒。临床上通过除去其有毒性成分的非药用部分头、足来降低毒性,使用药更安全。这是运用了毒性中药炮制的常用方法——净制去毒法。

 点滴积累

1. 毒性中药饮片是毒性中药材经过正确的中医药理论、中药炮制方法,经过加工炮制后的,可直接用于中医临床的中药。
2. 降低毒性的常见方法有净制去毒、火制去毒、水制去毒、水火共制去毒、辅料去毒和复制去毒。

 目标检测

一、单项选择题

1. 具有"雁脖芦"、"枣核丁""铁线纹"等特征的是(   )
   A. 野山参 　　　　　B. 红参 　　　　　C. 白芷 　　　　　D. 当归

2. 它外形如鸡爪,节有的长、平滑如茎秆(过桥),此药材是(   )
   A. 大戟 　　　　　B. 黄连 　　　　　C. 草乌 　　　　　D. 青木香

3. 下列属于全草类中药饮片的是(   )
   A. 地锦草 　　　　　B. 瓜蒌 　　　　　C. 黄柏 　　　　　D. 红花

4. 川乌是毛茛科植物乌头的干燥(   )
   A. 叶子 　　　　　B. 根 　　　　　C. 花蕾 　　　　　D. 果实

5. 本品为动物类药材,呈类球形、长圆形,直径 1.5~8mm,表面类白色或浅粉红色,半透明,光滑或微有凹凸,具特有的光泽。质坚硬,破碎面显层纹。它是(   )
   A. 海马 　　　　　B. 珍珠 　　　　　C. 石决明 　　　　　D. 海龙

6. 本品为动物的胆结石,功效为清心、豁痰、开窍、息风、解毒,此药是(   )
   A. 牛黄 　　　　　B. 珍珠 　　　　　C. 鹿茸 　　　　　D. 儿茶

7. 桑寄生属于哪类药材(   )
   A. 皮类 　　　　　B. 茎类 　　　　　C. 花类 　　　　　D. 根类

8. 此药材为圆锥形或圆柱形,全体有突起的瘤状物,支根痕及横长的皮孔。外皮为光亮的灰绿色。体重,质坚实,难折断,破碎面角质样。味苦回甜。其为(   )
   A. 麦冬 　　　　　B. 贝母 　　　　　C. 三七 　　　　　D. 当归

9. 人参的横切面为淡黄色,显粉性,具有(   )
   A. 锦纹或星点 　　　B. 车轮纹 　　　　　C. 菊花心 　　　　　D. 树脂道

10. 牛黄的气味描述正确的是(   )
   A. 气清香,味微苦 　　　　　　　　　B. 气清香,味苦而后甜,有清凉感

C. 气微,味苦涩   D. 气微,味苦回甜

11. 下面对天南星性状描述错误的是（   ）

    A. 类扁球形,类白色   B. 顶端有凹陷的茎痕,周围有麻点

    C. 气微辛,味甜   D. 质坚硬,断面白色、粉性

12. 本品为种子,纽扣状圆板形,常一面突起一面凹下,表面密被灰绿或灰棕色茸毛,有丝样光泽,边缘隆起较厚,质坚硬,无臭,味极苦。本品是（   ）

    A. 马钱子   B. 千金子   C. 桃仁   D. 菟丝子

13. 本品为不带子房的管状花,长 1~2cm。表面红色,花冠筒细长,先端 5 裂,质柔软,气微香,味微苦。本品是（   ）

    A. 红花   B. 金银花   C. 玫瑰花   D. 菊花

14. 本品为菌类药材,外形呈伞状,皮壳紫黑色,有漆样光泽。可以补气安神、止咳平喘,它是（   ）

    A. 茯苓   B. 猪苓   C. 灵芝   D. 雷丸

15. 下列药材以功能命名的是（   ）

    A. 人参   B. 金钱草   C. 防风   D. 丹参

16. 宜用明煅法炮制的药材是（   ）

    A. 牡蛎   B. 自然铜   C. 炉甘石   D. 磁石

17. 宜用煅淬法炮制的药材是（   ）

    A. 石决明   B. 代赭石   C. 雄黄   D. 白矾

18. 宜用扣锅煅法炮制的药材是（   ）

    A. 龙骨   B. 干漆   C. 石决明   D. 磁石

19. 宜用煅后水淬法炮制的药材是（   ）

    A. 钟乳石   B. 自然铜   C. 蛤壳   D. 炉甘石

20. 宜用煅后酒淬法炮制的药材是（   ）

    A. 珍珠母   B. 阳起石   C. 磁石   D. 石燕

21. 下列药材中属于毒性药材的是（   ）

    A. 生马钱子   B. 甘草   C. 黄芪   D. 当归

22. 被称作曼陀罗花、风茄的毒性药材是（   ）

    A. 红花   B. 旋覆花   C. 洋金花   D. 菊花

23. 自然铜炮制后增强的作用是（   ）

    A. 收敛生肌   B. 收敛止痒   C. 散瘀止痛   D. 平肝潜阳

24. 石决明炮制的作用是（   ）

    A. 改变药性   B. 降低毒副作用   C. 缓和燥性   D. 使质地疏松

25. 中药细辛当中的毒性成分主要为（   ）

    A. 士的宁   B. 马兜铃酸   C. 乌头碱   D. 砷类化合物

26. 马兜铃酸主要含有以下哪种毒性（   ）

    A. 急性肝毒性   B. 慢性肝毒性   C. 急性肾毒性   D. 慢性肾毒性

27. 以下哪种中药不是附子的炮制品种（   ）

    A. 黑顺片   B. 白顺片   C. 白附子   D. 盐附子

28. 下列中药易挥发的中药品种是（   ）

    A. 薄荷   B. 白前   C. 白术   D. 防风

29. 下列属于吸湿性产生的中药质量变化现象是( )

    A. 潮解   B. 风化   C. 干裂   D. 长霉

30. 加工炮制半夏时用的炮制辅料是( )

    A. 生姜和明矾   B. 生姜和食盐   C. 生姜和豆腐   D. 食盐和明矾

二、是非判断题

1. 对于不易煎出有效成分的矿物、贝壳类药材,应加大其用量。( )

2. 通常用酒蒸法炮制山茱萸。( )

3. 鹿茸中药调剂中须冲服。( )

4. 蟾酥属于毒性中药,其剂量应严格复核,其最高用量为 0.03g。( )

5. 枳实和枳壳为同一药材。( )

                                              (区门秀)

第十章 中药的合理应用

 学习目标

1. 掌握中药的配伍形式、组方原则和临床常见药的配伍禁忌。
2. 熟悉中药的通用名称和应付常规。
3. 学会审阅中药处方。
4. 具有认真细心,工作严谨,实事求是,爱岗敬业的职业操守。

 导学情景

情景描述:

小兰是某药店的药师,一天一位大妈拿着处方到店抓药。

处方:赤白芍 10g 生附子 6g 干姜 6g 生苡仁 30g 补骨脂 10g 淫羊藿 10g 细辛 3g

小兰审方后询问大妈是否有关节痹痛症状,大妈说,"是",小兰解释说该处方中生附子是毒性中药,一般用制附片,请大妈去找医生签名确认,再回来抓药。经医生核查确认,确实是使用制附片。

学前导语:

随着社会的发展,人们对预防、医疗、康复、保健、养生等服务的需求不断增长,中药因其副作用小,近年来备受人们青睐。作为医药工作人员,要熟练掌握合理使用中药的知识和技能,必须掌握中药的性味、功效,这才能更好地为人民服务。本章将带领大家学习相关知识。

第一节 中药的配伍

中药配伍是指有目的地按病情需要和药性特点,有选择地将两味以上药物配合使用。前人把单味药的应用及药物之间的配伍关系概括为七种情况,称为"七情"。"七情"的说法首见于《神农本草经》,其云:"药有阴阳配合……有单行者,有相须者,有相使者,有相畏者,有相恶者,有相反者,有相杀者。凡此七情,合和视之"。

一、配伍形式

(一) 单行

即指用单味药治病。病情不复杂的情况下,选用一味针对性较强的药物即能获得疗效,如清金散单用一味黄芩治轻度的肺热咳血;现代单用鹤草芽驱除绦虫。它符合简便兼验的要求,便于使用和推广。

(二)相须

即性能功效相类似的药物配合应用,可以增强原有疗效。如石膏配知母可以增强清热泻火的功效;全蝎、蜈蚣同是平肝熄风药,二药合用能明显提高止痉定搐的作用;麻黄、桂枝同用,增强了发汗解表的功效;银花、连翘同用,增强了清热解毒、凉散风热的功效。

(三)相使

即在性能功效方面有些共性的药配伍共用,而以一药为主,另一药为辅,辅药能增强主药疗效。如黄芪配茯苓治脾虚水肿,黄芪为健脾利水的主药,茯苓淡渗利湿,可以增强黄芪利尿消肿的作用;又如石膏配牛膝治胃火牙痛,石膏为清胃泄火的主药,牛膝活血消肿、引火下行,可以增强石膏清火止痛的作用。

(四)相畏

即一种药物的毒性反应或副作用,能被另一种药物减轻或消除。如甘遂畏大枣,大枣可以抑制甘遂攻伐脾胃的毒副作用,使其峻下而免伤脾胃。半夏畏生姜,生姜可以抑制生半夏刺激黏膜的毒副作用,更好地发挥半夏降逆止呕的疗效。

(五)相恶

即两药合用,一种药物能使另一种药物原有功效降低,甚至丧失。相恶只是两药的某方面或某几方面的功效减弱或丧失,并非两药的各种功效全部相恶,需注意避免相恶。如人参恶莱菔子,因莱菔子能削弱人参的补气作用;生姜恶黄芩,黄芩能削弱生姜温中散寒的作用。

(六)相反

即两药合用,能产生或增强毒性反应或副作用。如"十八反"。

(七)相杀

即一种药物能减轻或消除另一种药物的毒性或副作用。如防风能缓解消除砒霜所引起的砷中毒反应,即防风杀砒霜毒;又如绿豆杀巴豆毒,麝香杀杏仁毒,生姜杀半夏毒等。

上述七个方面,除单行外,其变化关系可以概括为四项,即在配伍应用的情况下:

1. 有些药物因产生协同作用而增进疗效,临床用药时要充分利用。

2. 有些药物可能互相拮抗而抵消、削弱原有功效,用药时应加以注意。

3. 有些药物则由于相互作用,而能减轻或消除原有的毒性或副作用,在应用毒性药或烈性药时必须考虑选用。

4. 一些药物因相互作用而产生或增强毒副作用,属于配伍禁忌,原则上应避免配用。

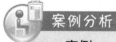

案例

夏天,某户外工作者,男,29岁,因最近大汗淋漓,头晕乏力,胸闷恶心,烦躁不安到某医院就诊,某注册医师开具处方,患者服用三剂后,症状消失。

处方:西洋参5g 西瓜翠衣30g 荷梗15g 麦冬9g 石斛15g 黄连3g
竹叶6g 知母6g 甘草3g

用法:水煎服,3剂。

分析

大汗淋漓,头晕乏力,胸闷恶心,烦躁不安,断症为暑热气津两伤证,方中西洋参益气生津,养阴清热;西瓜翠衣清热解暑,生津止渴;麦冬养阴生津,共为君药起到相须作用而共同增进生津的疗效;荷梗、石斛、竹叶、知母,作为臣药起到相使作用;甘草为使药起到相使调和作用。

二、组方原则

将中药配伍组成一张处方,不是将某些功效类似药物的堆砌相加,而是依据辨证与治法的需要,将药物有原则、有目的地组合在一起,其组方原则就是君臣佐使。此理论最早见于《黄帝内经》,如《素问·至真要大论》曰:"主病之谓君,佐君之谓臣,应臣之谓使"。

(一) 君药

针对主病或主证起主要治疗作用的药物,是处方中的主药。如在麻黄汤中,麻黄为主药,功效为发汗解表,宣肺平喘,主治外感风寒证。

(二) 臣药

有两种意义:一是辅助君药加强治疗主病或主证的药物;二是针对兼病或兼证起治疗作用的药物。如四物汤中的当归,帮助增强熟地黄补血的功效。

(三) 佐药

有三种意义:一是为佐助药,协助君、臣药以加强治疗作用,或直接治疗次要病证的药物;二是为佐制药,即减缓或消除或制约君、臣的毒性或烈性的药物;三是为反佐药,即根据病情需要,配用与君药性味相反又能在治疗中起相成作用的药物。

(四) 使药

有两种意义:一是引经药,引方中诸药到病所的药物;二是调和药,能调和诸药作用的药物。

课堂活动

《麻黄汤》功效:发汗解表,宣肺平喘。主治:外感风寒表实证。

处方:麻黄 9g 桂枝 6g 杏仁 6g 甘草(炙)3g

请问:①此方中的君药、臣药、使药、佐药分别是哪味药?②此方中药物的配伍形式是什么?

点滴积累

1. 中药配伍是指有目的地按病情需要和药性特点,有选择地将两味以上药物配合使用。
2. 中药的配伍形式有七种情况,称为"七情",分别是单行、相须、相使、相畏、相恶、相反和相杀。
3. 中药的组方原则是君、臣、佐、使。

第二节　中药处方常用术语

中药的使用历史悠久,中药处方名称是长期的中医药实践中形成的。由于品种繁多,幅员辽阔,各地使用习惯不同造成的地区差异以及历史文献记载的不同,使得中药饮片名称十分复杂。因此,医药人员正确地理解和运用中药饮片名称,对准确应用和调配有重要的意义。

一、中药处方通用名称

(一) 正名

《中国药典》及国家卫生和计划生育委员会颁布药品标准中收载的中药名称为中药正名。为了防止同名异物、同物异名现象,中药名称应尽量使用正名,尤其是加入世界卫生组织之后,为了使中医药走向全世界,医务工作者要尽量使用正确的专业术语来书写和阅读处方。

(二) 别名

除正名以外的中药名称为别名。由于有些药物别名已经历代相沿成习,至今仍有医生喜欢应用,为了保证用药安全有效,调剂人员应熟记常用的中药别名,保证调剂工作的顺利完成。如大黄别名将军。

课堂活动

趣味中药对联

对联一:

金钗门东广植忘忧草,王孙房苑常开合欢花。

对联二:

白头翁,持大戟,跨海马,与木贼草寇战百合,旋复回朝,不愧将军国老,

红娘子,插金簪,戴银花,比牡丹芍药胜五倍,苁蓉出阁,宛若云母天仙。

同学们能找出藏在对联中的中药吗? 一起试试吧!

(三) 处方全名

在中药正名前加上说明语就构成了中药的处方全名。说明语大多表示医师对中药饮片的产地、基原、采收季节、形状特征、炮制等方面的要求,以确保疗效,如当归尾、云连、酒白芍等。每种药物可以有一个或多个处方全名(表10-1)。

表10-1　常用中药的处方全名与别名

正名	处方全名	别名
三七	田三七　参三七　旱三七	
大黄	生大黄　酒大黄	川军　生军　锦纹　将军
山豆根	广豆根　南豆根	
山药	怀山药　淮山药	
天冬	天门冬	
天花粉		栝楼根
丹参	紫丹参	

续表

正名	处方全名	别名
升麻	绿升麻	
牛膝	怀牛膝	
乌药	台乌药	
北沙参	辽沙参　东沙参	
甘草	粉甘草　皮草	国老
白芍	杭白芍　白芍药　芍药	
白芷	杭白芷　香白芷	
延胡索	元胡　玄胡索	
当归	全当归　秦当归	
百部	百部草	
苍术	茅苍术	
广防己	木防己	
防己	粉防己　汉防己	房苑
羌活	川羌活　西羌活	
麦冬	麦门冬　杭寸冬　杭麦冬	
附子	川附片　淡附片　炮附片	
郁金	黄郁金　黑郁金	
泽泻	建泽泻　福泽泻	
前胡	信前胡	
南沙参	泡沙参　空沙参	
干姜炭	炮姜炭　姜炭	
独活	川独活　香独活	
茜草	红茜草　茜草根	
党参	台党参　潞党参	
香附	香附子	莎草根
重楼		七叶一枝花　蚤休
柴胡	北柴胡　南柴胡　软柴胡	
桔梗	苦桔梗　甜桔梗	
浙贝母	象贝母	
秦艽	左秦艽	
黄芩	条黄芩　枯黄芩　子黄芩	
黄连	川黄连　雅连　云连	
拳参		草河车
续断	川续断	
葛根	粉葛根　甘葛根	
藜芦		山葱
大血藤	红藤	

续表

正名	处方全名	别名
牡丹皮	丹皮　粉丹皮	
肉桂	紫油肉桂	
竹茹	淡竹茹　细竹茹　青竹茹	
杜仲	川杜仲	
忍冬藤	金银藤　银花藤	
松节	油松节	
青皮	四花青皮	
厚朴	川厚朴　紫油厚朴　川朴	
香加皮	北五加皮	
首乌藤		夜交藤
桂枝	桂枝尖　嫩桂枝	
通草	通脱木	
桑白皮	桑皮　桑根白皮	
椿皮	椿根皮　臭椿皮	
丁香	公丁香	
西红花	藏红花　番红花	
红花	草红花　红蓝花	
辛夷	木笔花	
金银花	二花　双花　忍冬花	
功劳叶	十大功劳	
艾叶	蕲艾　祁艾	
桑叶	霜桑叶　冬桑叶	
淫羊藿	仙灵脾	
橘叶	南橘叶　青橘叶	
佩兰	佩兰草	醒头草
细辛	北细辛　辽细辛	
青蒿	嫩青蒿	
茵陈	绵茵陈	
浮萍	紫背浮萍　浮萍草	
益母草		坤草
墨旱莲	旱莲草	
山茱萸	山萸肉　杭山萸	
千金子		续随子
马钱子		番木鳖
五味子	辽五味子　北五味子	
木瓜	宣木瓜	
木蝴蝶	玉蝴蝶	千张纸

续表

正名	处方全名	别名
王不留行		王不留
牛蒡子	鼠粘子	大力子 牛子
龙眼肉		桂圆肉
瓜蒌	全瓜蒌	栝楼
白果		银杏
赤小豆	红小豆	
佛手	川佛手 广佛手 佛手柑	
诃子	诃子肉	诃黎勒
补骨脂		破故纸
沙苑子	沙苑蒺藜 潼蒺藜	
青果	干青果	
枸杞子	枸杞 甘枸杞	
栀子	山栀子	
牵牛子		黑丑 白丑 二丑
砂仁	缩砂仁	
草决明	决明子 马蹄决明	
茺蔚子		益母草子 坤草子
莱菔子		萝卜子
蒺藜	白蒺藜 刺蒺藜	
槟榔	花槟榔	大腹子 海南子
罂粟壳		米壳 御米壳
土鳖虫	地鳖虫	
珍珠		真珠
海螵蛸		乌贼骨
蛇蜕		龙衣
蝉蜕		蝉衣
僵蚕	白僵蚕	
蛤壳	海蛤壳	
芒硝		朴硝 皮硝
朱砂		丹砂 辰砂
浮海石		海浮石
磁石	灵磁石 活磁石	
赭石		代赭石
儿茶		孩儿茶
血余	血余炭	
血竭	麒麟竭	
红粉	红升丹 升药	

（四）并开药名

是指处方中将 2~3 种药物缩写在一起就构成了并开药名。并开药大致有两种：一是疗效基本相同的药物，如焦三仙即指焦神曲、焦山楂、焦麦芽三药，均有消食健胃作用，所以常并开同用。二是配伍时使其产生协同作用，如知柏即指知母和黄柏，其配伍能增强滋阴降火作用。见表 10-2。

表 10-2　处方常用并开药名

并开药名	处方应付	并开药名	处方应付
二丑	黑丑、白丑	二决明	生石决明、决明子
二冬、二门冬	天冬、麦冬	二地丁	蒲公英、紫花地丁
二地、生熟地	生地黄、熟地黄	二乌、川草乌	制川乌、制草乌
二术、苍白术	苍术、白术	生熟麦芽	生麦芽、熟麦芽
知柏	知母、黄柏	生炒蒲黄	生蒲黄、炒蒲黄
炒知柏、盐知柏	盐知母、盐黄柏	酒知柏	酒知母、酒黄柏
二芍、赤白芍	赤芍、白芍	棱术	三棱、莪术
南北沙参	南沙参、北沙参	全藿香	藿香叶、藿香梗
苏梗叶	紫苏梗、紫苏叶	腹皮子	大腹皮、生槟榔
苏子梗	紫苏子、紫苏梗	苏子叶	紫苏子、紫苏叶
乳没	制乳香、制没药	生熟大黄	生大黄、熟大黄
生龙牡	生龙骨、生牡砺	龙牡	煅龙骨、煅牡砺
荆防	荆芥、防风	全紫苏	苏子、苏叶、苏梗
金银花藤、双花藤	金银花、金银花藤	桑枝叶	桑叶、桑枝
青海风藤	青风藤、海风藤	桃杏仁	桃仁、杏仁
猪茯苓	猪苓、茯苓	荷叶梗	荷叶、荷梗
大小蓟	大蓟、小蓟	谷麦芽	炒谷芽、炒麦芽
羌独活	羌活、独活	二蒺藜、潼白蒺藜	白蒺藜、沙苑子
龙齿骨	煅龙齿、煅龙骨	红白豆蔻	红豆蔻、白豆蔻
二母、知贝母	知母、浙贝母	焦曲麦	焦神曲、焦麦芽
炒曲麦	炒神曲、炒麦芽	青陈皮	青皮、陈皮
干良姜	干姜、高良姜	二风藤	青风藤、海风藤
二活	羌活、独活	全荆芥	荆芥、荆芥穗
焦三仙	焦山楂、焦麦芽、焦神曲	生熟薏仁	生薏仁、炒薏仁
冬瓜皮子	冬瓜皮、冬瓜子	炒三仙	炒山楂、炒麦芽、炒神曲
砂蔻仁	砂仁、蔻仁	生熟枣仁	生枣仁、炒枣仁
生熟谷芽	生谷芽、炒谷芽	焦四仙	焦山楂、焦麦芽、焦神曲、焦槟榔

二、中药处方应付常规

中药处方应付常规是指各地区根据历史用药习惯和多年积累的丰富经验形成的给药规律，是调剂人员和医师对处方名称和给付不同炮制达成共识，在处方时不需要注明炮制规格，调剂人员亦可按医师处方用药意图给药。

1. 处方单写药名(或注明炒),应付清炒品,如谷芽、麦芽、稻芽、苏子、莱菔子、苍耳子、牛蒡子、白芥子、决明子、牵牛子、王不留行、酸枣仁、草果、槐花、山楂。

2. 处方单写药名(或注明炒、麸炒),应付麸炒品,如枳壳、白术、僵蚕、薏苡仁、芡实、冬瓜子、半夏曲、六神曲、三棱。

3. 处方单写药名(或注明炒、烫),应付烫制品,如狗脊、骨碎补、穿山甲、龟板、鳖甲。

4. 处方单写药名(或注明炙、炒),应付蜜炙品,紫菀、款冬花、枇杷叶、桑白皮、槐角。

5. 处方单写药名(或注明炙),应付酒炙品,如女贞子、肉苁蓉、山茱萸、大黄、黄精、乌梢蛇、蕲蛇。

6. 处方单写药名(或注明炒、炙),应付醋炙品,如乳香、没药、五灵脂、延胡索、香附、莪术、青皮、大戟、甘遂、芫花、商陆、五味子。

7. 处方单写药名(或注明炒、炙),应付盐炙品,如小茴香、蒺藜、车前子、橘核、葫芦巴、益智仁、补骨脂。

8. 处方单写药名,应付炙品,如吴茱萸、川乌、草乌、天南星、白附子、远志、淫羊藿、厚朴、半夏、巴戟天、马钱子、巴豆、藤黄。

9. 处方单写药名,应付煅制品,如龙骨、瓦楞子、礞石、自然铜、钟乳石、花蕊石、龙齿、牡蛎、磁石、赭石、寒水石、白石英、海浮石。

10. 处方单写药名,应付炭品,如地榆、棕榈、血余、干漆。

三、中药处方脚注

医师在开处方时,某些中药饮片在炮制方法、煎药方法、服用方法、剂量及药引等方面有特殊要求,常在药名的右上角或右下角加以简明的注解,对调剂人员配方提出要求,习称"脚注"。其目的在于充分保证用药质量,增强疗效,所以调剂人员应按照脚注的要求认真调配。

(一)特殊煎煮方法

包括有"先煎"、"后下"、"另煎"、"包煎"等。如生石膏、龟甲等需先煎;薄荷、苦杏仁等宜后下;车前子、蒲黄等包煎;人参、西红花及羚羊角等需另煎。(详见本书第十二章第二节中药煎煮技术)

(二)特殊服法

包括有"生汁兑入"、"冲服"、"烊化"。如三七粉、沉香粉等需冲服,阿胶、鹿角胶等胶类药材需烊化后服用等。

 学以致用

处方

黄芩 9g　连翘 9g　清半夏 6g　桔梗 6g　川军 6g　大黄 6g　二花 6g　延胡索 3g

薄荷 3g(后下)　丹参 6g　甘草 3g

知识运用

1. 处方中大黄重复使用,川军就是大黄。

2. 处方中有别名,二花是金银花的别名。

3. 处方中延胡索应付醋延胡索。

4. 处方中有需特殊处理的药材,薄荷要后下。

点滴积累

1. 中药正名是指《中国药典》及国家卫生和计划生育委员会颁布药品标准中收载的中药名称。
2. 别名是指除正名以外的中药名称。
3. 中药处方全名是指在中药正名前加了相应的说明语。
4. 并开药名是指处方中将2~3种药物缩写在一起。
5. 常见中药处方脚注有"先煎"、"后下"、"另煎"、"包煎"、"生汁兑入"、"冲服"、"烊化"。

第三节 临床常用药的用药禁忌

用药禁忌,是指用药时应当避免的事项,包括配伍禁忌、妊娠用药禁忌、饮食禁忌、病症禁忌等内容。根据对患者造成不良影响程度的不同,又常分为忌用和慎用。

一、配伍禁忌

前文曾提及中药配伍形式共有七种情况,称为"七情",包括有单行、相须、相使、相畏、相恶、相反和相杀,但在《神农本草经》中曾指出:"勿用相恶、相反者",两者所导致的后果是不一样的,相恶配伍可使药物某些方面的功效减弱,但又是一种可以利用的配伍关系,如在治疗脾虚食积气滞之证,单用人参益气则不利于积滞胀满之证,单用莱菔子消积导滞,又会加重气虚,两者合用则效果更佳。而相反为害,可能危害患者的健康,甚至危及生命。目前医药界共同认可的配伍禁忌有"十八反"、"十九畏"。

十八反:乌头(川乌、草乌、附子)反贝母(川贝母、浙贝母)、瓜蒌(全瓜蒌、瓜蒌皮、瓜蒌仁、天花粉)、半夏、白蔹、白及;甘草反甘遂、大戟、海藻、芫花;藜芦反人参、沙参、丹参、玄参、苦参、西洋参、党参、细辛、芍药(赤芍、白芍)。

十九畏:硫黄畏朴硝,水银畏砒霜,狼毒畏密陀僧,巴豆畏牵牛,丁香畏郁金,川乌、草乌畏犀角,牙硝畏三棱,官桂畏石脂,人参畏五灵脂。

 知识链接

"十八反"、"十九畏"药歌

十八反药歌

本草明言十八反,半蒌贝蔹及攻乌。
藻戟遂芫俱战草,诸参辛芍叛藜芦。

——金元·张子和《儒门事亲》

十九畏药歌

硫黄原是火中精,朴硝一见便相争。水银莫与砒霜见,狼毒最怕密陀僧。
巴豆性烈最为上,偏与牵牛不顺情。丁香莫与郁金见,牙硝难合京三棱。
川乌草乌不顺犀,人参最怕五灵脂。官桂善能调冷气,若逢石脂便相欺。
大凡修合看顺逆,炮槛炙煿莫相依。

——明·刘纯《医经小学》

　　"十八反"、"十九畏"是自古以来中医临床用药经验的总结,由于受当时社会发展条件和科学技术水平的限制,这些配伍禁忌是否完全正确,是一直有争议的。有人指出它们并非绝对禁忌,有的还认为相反药同用,能相反相成,运用得当,还可治疗顽疾患者。比如用生草乌、浙贝母合用贴穴止顽呃者,也有用半夏、瓜蒌、附子配伍治疗慢性胃炎者。

　　现代对"十八反"、"十九畏"进行了很多药理实验研究,取得了不少成绩,但由于"十八反"、"十九畏"牵涉问题较多,各地实验条件和方法存在差异,实验结果相差也很大,所以在目前许多情况难以掌握与预料的前提下,应尽可能避免使用"十八反"、"十九畏"配伍,以减少医源性、药源性疾病的发生。

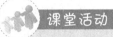

课堂活动

　　同学们,你们知道"十八反","十九畏"中所有的名称是指哪些中药吗?

二、妊娠用药禁忌

　　妊娠禁忌药专指妇女妊娠期除中断妊娠、引产外,禁止使用或须慎重使用的药物。这类中药能在一定程度上影响胎儿生长发育,有致畸作用,甚至能造成堕胎。根据其损害程度的不同,一般分为禁用与慎用两种。禁用药大多系剧毒药,或药性作用峻猛之品,及堕胎作用较强的药,如水银、砒霜、雄黄、轻粉、斑蝥、马钱子、蟾酥、川乌、草乌等;慎用药主要是活血祛瘀药、行气药、攻下药、温里药中的部分药,如牛膝、川芎、红花、桃仁、姜黄、牡丹皮、枳实、枳壳、大黄等。凡属于禁用药的绝对不能使用,慎用药可根据妊娠期妇女患病的情况,酌情使用,但没有特殊必要时,应尽量避免,以免发生事故。

 知识链接

妊娠禁忌药歌诀

蚖斑水蛭及虻虫,乌头附子配天雄,野葛水银并巴豆,
牛膝薏苡与蜈蚣,三棱芫花代赭麝,大戟蛇蜕黄雌雄,
牙硝芒硝牡丹桂,槐花牵牛皂角同,半夏南星与通草,
瞿麦干姜蟹爪甲,硇砂干漆兼桃仁,地胆茅根土鳖虫。

案例分析

案例

　　某女性患者在32岁,怀孕2个月时,因妊娠反应特别厉害,自己服用了半个月活血化瘀、利水渗湿的药物后,水肿逐渐消退。到了产前3个月,又因失眠先后服用了安神定惊的中成药,如朱砂安神丸、磁朱丸等。直至孩子18岁,长得还是像小孩,其心智仍如10岁小孩,生活完全不能自理。

分析

　　该女性患者在怀孕后服用了两种类型的中药,其中活血化瘀类的药物属于妇科慎用药,其次,在产前3个月所服用的安神定惊药中含有朱砂、磁石矿物类药材,朱砂的主要成分是硫化汞,内服易引起神经系统、消化系统和泌尿系统中毒,汞离子也可通过血脑屏障和胎盘屏障,均能对婴儿的发育造成致命的影响。

三、饮食禁忌

饮食禁忌是指服药期间对某些食物的禁忌,又简称食忌,也就是通常所说的忌口。俗话说:"吃药不忌口,坏了大夫手"。忌口是中医治病的一个特点,历来医家对此十分重视,其有关内容也广泛存在于《黄帝内经》《伤寒论》《金匮要略》等医籍中。实践证明,忌口是有一定道理的。因为我们平时食用的鱼、肉、鸡、蛋、蔬菜、瓜果、酱、醋、茶、酒等普通食物,它们本身也都具有各自的性能,对疾病的发展和药物的治疗作用,均产生一定影响。如清代章杏云所著《调疾饮食辨》一书中云:"患者饮食,藉以滋养胃气,宣行药力,故饮食得宜足为药饵之助,失宜则反与药饵为仇。"所以,患者服中药时有些食物应忌口。

如服用清内热的中药时,不宜食用葱、蒜、胡椒、羊肉、狗肉等热性的食物;在服温中类药治疗"寒证"时,应禁食生冷食物。在古代文献中亦有大量记载:甘草、黄连、桔梗、乌梅忌猪肉;薄荷忌鳖肉;茯苓忌醋;鸡肉忌黄鳝;蜂蜜反生葱;天门冬忌鲤鱼;荆芥忌鱼、蟹、河豚、驴肉;白术忌大蒜、桃等。这说明服用某些药物时,不可吃某些食物。如果吃了禁忌的食物,疗效就不满意或起相反作用。另外,由于疾病的关系,在服药期间,凡属生冷、油腻、腥臭等不易消化或有特殊刺激性的食物,都应忌口。如热性病应忌食辛辣、油腻、煎炸类食物;寒性病应忌生冷,脾胃虚弱者应忌食油炸黏腻、固硬、不易消化的食物;伤风感冒或小儿出疹未透时,不宜食用生冷、酸涩、油腻的食物;治疗因气滞而引起的胸闷、腹胀时,不宜食用豆类和白薯,因为这些食物容易引起胀气。其他,诸如水肿患者少食食盐;哮喘、过敏性皮炎患者,少吃"发食",如鸡、羊、猪头肉、鱼、虾、蟹等。

 案例分析

案例

某年某月,何小姐榨了一杯胡萝卜汁喝,之后又再服用了远志酊,凌晨1点左右,何小姐腹部开始疼痛,被送至医院后查之为肝中毒。

分析

远志酊属于酊剂,是一类用一定浓度乙醇溶解制得的液体剂型,而胡萝卜中含有丰富的胡萝卜素,和乙醇一起进入人体,会在肝脏中产生毒素,引起肝病。所以在服用酊剂或其他乙醇制剂的同时不要服用含胡萝卜素的产品,特别是胡萝卜汁。

四、病症禁忌

中药具有防治疾病的作用,是防治疾病的有力武器之一。根据一分为二的观点,药物既能治病,又有一定的偏性,如果应用不当,就会对人体起到危害。因此在用药时要注意它的用药范围和禁忌。例如生大黄性味苦寒,有泻下通便、清除积滞等功效,但必须用于大便燥结之实证,对于老年体衰、津少便秘,就应忌用。

学以致用

处方

川乌 6g　草乌 6g　牛膝 6g　栝楼根 9g　细辛 3g　地龙 6g　杜仲 9g　蜈蚣 10g　醋延胡索 6g　犀牛角 3g

知识运用

1. 处方中有别名,瓜蒌根是天花粉的别名。
2. 处方中有十九畏药对,川乌、草乌畏犀角。
3. 处方中有十八反药对,川乌、草乌反栝楼根。

点滴积累

1. 目前医药界共同认可的配伍禁忌有"十八反"、"十九畏"。
2. 妊娠禁忌药专指妇女妊娠期除中断妊娠、引产外,禁止使用或须慎重使用的药物,一般分为禁用与慎用两种。
3. 饮食禁忌是指服药期间对某些食物的禁忌,又简称食忌,也就是通常所说的忌口。

目标检测

一、单项选择题

1. 下列哪项不是佐药的含义(　　)
   A. 针对兼病或兼证起主要治疗作用　　B. 消除君、臣药的毒性
   C. 直接治疗次要症状　　D. 加强君、臣药的治疗作用
2. 人参与黄芪的配伍关系是(　　)
   A. 相须　　　B. 相使　　　C. 相畏　　　D. 相恶
3. 妊娠禁用药应除外(　　)
   A. 牵牛　　　B. 桃仁　　　C. 巴豆　　　D. 莪术
4. 处方中开人参、园参、红参应付(　　)
   A. 红人参　　B. 白人参　　C. 生晒参　　D. 糖参
5. 妊娠慎用药应除外(　　)
   A. 牛膝　　　B. 白术　　　C. 大黄　　　D. 红花
6. 茯苓与陈皮合用属于何种配伍(　　)
   A. 相须　　　B. 相使　　　C. 相恶　　　D. 相杀
7. 大黄与黄芩合用属于哪种配伍关系(　　)
   A. 相须　　　B. 相畏　　　C. 相使　　　D. 相恶
8. 处方名为破故纸、故纸的是(　　)
   A. 补骨脂　　B. 木蝴蝶　　C. 五灵脂　　D. 商陆
9. 甘草配甘遂属于何种配伍(　　)
   A. 相须　　　B. 相使　　　C. 相恶　　　D. 相反
10. 处方中如开出附子、制附子、黑附子,应付(　　)
    A. 生附子　　B. 黑附片　　C. 白附片　　D. 生川乌
11. "十九畏"配伍与"七情"配伍中的哪种配伍相类(　　)
    A. 相须　　　B. 相使　　　C. 相恶　　　D. 相反
12. 皮肤病患者最应忌食的是(　　)

A. 鱼、虾、蟹等腥膻发物   B. 肥肉、脂肪、动物内脏

C. 二者均是   D. 二者均不是

13. 下列不属于"相使"配伍的有(   )

A. 黄芪、茯苓   B. 黄连、木香   C. 大黄、枳实   D. 山楂、麦芽

14. 不属于用药禁忌的是(   )

A. 配伍禁忌   B. 妊娠禁忌   C. 饮食禁忌   D. 炮制禁忌

二、是非判断题

1. 中药正名是指《中国药典》、国家卫生和计划生育委员会颁布药品标准及各省、自治区、直辖市颁布的地方标准中收载的中药名称。(   )

2. 大黄的别名是将军。(   )

3. 处方名为焦三仙,处方应付焦山楂、焦神曲、焦槟榔。(   )

(欧阳若水)

第十一章　中药饮片调剂

学习目标

1. 掌握中药饮片调剂的程序及毒性药材、贵重药材的调剂管理。
2. 熟悉中药调剂人员的职业道德要求及审方、划价的相关规定。
3. 了解中药饮片调剂的条件与要求及消耗中药的统计报销。
4. 学会中药饮片的调配程序。
5. 具有认真细致、一丝不苟的学习态度和良好的职业道德。

情景描述：

某个体药店工作人员误把 20g"车前子"拿成 20g"马钱子"，顾客陈大妈服药后死亡，法医鉴定为马钱子中毒死亡。马钱子属于毒性中药，按规定常用量为 0.3~0.6g，20g 的马钱子酿成重大的医疗事故。

学前导语：

中药调配工作是一项复杂而细致的工作，它直接关系到患者的生命安危。因此，中药调剂人员必须具有高尚的职业道德和熟练的操作技能，才能更好地为患者服务。本节将带领大家开启学习中药饮片调剂知识的大门。

第一节　中药饮片调剂的条件及要求

一、中药饮片调剂室的条件与要求

1. 应有与调剂工作量相适应的调剂室，其墙壁、顶棚、地面平整光洁，无污染源，门窗结构严密，要有调节室内温湿度的空调、排风扇及避光设备。

2. 药斗为调剂中药饮片的容器，多为木质多格式的组合柜，能存放 400 种以上中药饮片为宜，药斗布局应合理，符合斗谱规律排列。药名为学名（正名正字）。

3. 调剂台为木质结构应宽大坚固。应有盛放不同规格的包装纸、布袋、滤药器及笺方的设置。

4. 供调剂使用的戥秤、天平必须是经质量技术监督部门检定合格才能使用。

5. 用于临时捣碎药味用的铜缸，应配备清洁用的毛巾、毛刷等。用于整理中药饮片用

163

的簸箕、筛子等,要保持干净整洁卫生。

6. 调剂室内所用各种用具,要有固定存放位置,专人管理。

二、从事中药饮片调剂人员的条件与要求

(一) 从事中药饮片调剂工作人员必须具备下列条件之一,才能从事中药饮片调剂工作:

1. 经过中药中专(含)以上学历的学习取得毕业证书或取得中药士及以上技术职称者;

2. 取得执业资格者;

3. 中药饮片调剂复核人员,必须具有中药师及以上技术职称者。

(二) 有下列情况之一者,不得从事中药饮片调剂工作:

1. 未经系统学习过中医药理论和有关知识、技能或没有取得相关任职资格证书者;

2. 患有精神病、严重皮肤病及可能影响药品质量的传染病者;

3. 每年进行健康体检,体检不合格者。

三、中药调剂人员的职业道德要求

(一) 中药调剂人员职业道德的基本原则

中药调剂人员职业道德的基本原则是调整中药调剂人员与患者之间、中药调剂人员与社会之间、中药调剂人员相互之间的关系必须遵循的根本指导原则。中药调剂人员职业道德的基本原则被概括为"提高药品质量,保证药品安全有效,实行社会主义人道主义,全心全意地为人民健康服务"。

1. 提高药品质量,保证药品安全有效 提高药品质量、保证药品安全有效,是维护人民身体健康的重要前提,也是医药事业的根本目的。中药调剂人员虽然不同于医师,但是,也要与患者直接打交道。药学工作是实现医疗救死扶伤的重要组成部分,是医疗活动的重要基础。

2. 实行社会主义的人道主义 人道主义作为伦理道德原则,在医药道德领域内,具有十分重要的意义。社会主义医药人道主义继承了传统医药人道主义的精华,在新的历史条件下,表现为对患者的尊重和关心,预防和治疗疾病,保障人人享有用药的平等权利。

3. 全心全意地为人民健康服务,是中药调剂人员道德的根本宗旨 中药调剂人员在具体的实践过程中要真正做到全心全意为人民的健康服务,必须处理好如下三个方面的关系:

(1) 正确处理中药调剂人员与服务对象的关系。中药调剂人员的直接服务对象是患者,在二者关系中,一般而言中药调剂人员处于主动地位,患者处于被动地位。这就需要中药调剂人员时刻以患者、服务对象的利益为重,以高度负责的精神确保药品质量,保证人民的生命健康。

(2) 正确处理个人利益与集体利益的关系。中药的销售和使用需要依靠集体的力量来完成。因此,中药调剂工作人员之间的密切配合尤为重要。中药调剂工作人员在处理个人利益与集体利益之间的冲突时,应以集体利益为重,以广大人民的生命健康利益为重,不可因个人或小集体利益损害人民群众的利益。

(3) 正确处理德与术的关系。中药调剂人员要做到全心全意为人民的防病治病、健康服务,既需要有良好的道德品质,又要有过硬的技术本领,二者缺一不可。

知识链接

中药调剂人员的道德责任

1. 保证患者在用药过程中的安全、有效、经济是中药调剂人员的基本工作责任。也是中药调剂人员的职业道德责任。为此，必须把好药品质量关，树立质量第一的思想。药品只有合格与不合格之分，不合格一律不准用于临床。

2. 中药调剂人员在工作中，要在保障快速、准确调配的同时，为患者提供合理用药的指导，解答患者用药的疑惑，并注意收集中药不良反应等信息。

（二）中药调剂人员的职业道德

中药调剂人员的职业道德包括中药调剂人员的道德、中药调剂人员与服务对象之间的职业道德、中药调剂人员相互之间的职业道德等。

1. 中药调剂人员的道德

（1）严格审方，一丝不苟。收到处方后应根据处方管理规定，对处方前记、正文和医生签名等逐项审查。要仔细审查药名是否正确，用药剂量是否超剂量，有无配伍禁忌等。

（2）执行政策，合理计价。计价要秉公无私，实事求是，执行政策，不分亲疏恩怨，按章办事，一视同仁，必须坚持国家、集体及患者利益相统一的原则。

（3）准确调配，认真复核。调配中药饮片时要按照药方先后顺序依次称药，分剂量准确，对需先煎、后下等特殊煎法的药物，必须另包注明。调配完毕，应仔细复核，无误后在处方上签字，方可发药。如出现差错，应将损失降低到最小。

（4）发出药品，交代清楚。处方调配完毕后，发药时要语言亲切和蔼，耐心热情向患者说明煎煮方法、服用方法及注意事项。

（5）出现差错，及时补救。在工作中出现差错时，当事人不能计较个人得失，应采取积极的补救措施，把损失降低到最低限度。

课堂活动

假如你是一名中药调剂人员，你打算怎样处理好与服务对象之间的关系？如何处理同事之间的关系？

2. 中药调剂人员与服务对象之间的职业道德　中药调剂人员最终的服务对象是患者，他们的道德行为对患者治疗、康复有直接影响。因此，要求中药调剂人员做到以下几点：

（1）爱岗敬业，尽职尽责。中药调剂人员应当努力学习和工作，扩大知识面，掌握更多更新的中药技术和相关科学知识，指导患者科学用药，为患者解除痛苦，提高其生存质量，这是中药调剂人员的神圣职责，是中药调剂人员与患者之间最基本的道德要求。

（2）关心患者，热忱服务。中药调剂人员的工作是直接或间接为人们健康服务，必须以患者为本。调剂人员一切工作都应始终把患者利益放在首位，时时处处为患者的健康着想。这种高尚的道德观集中体现于保证药品质量，及时满足需要和药品的安全性、有效性、经济性，是真诚地全心全意、热情主动为患者服务。所以，关心患者、热忱服务是中药调剂人员道德准则的重要内容。

（3）一视同仁，平等对待。在调剂工作中，不论患者贫富、职位的高低，还是生人熟人、亲朋好友、同乡同学或是顶头上司,都应一视同仁,平等对待。要千方百计地满足他们的要求,解决他们的困难,解除他们的病痛。对某些不合理的要求,不能简单回绝,而应耐心解释。

（4）尊重人格,保护隐私。患者为尽快治愈、恢复健康,或为了显示诚意,常向中药调剂人员倾吐一些不想公开的秘密等等。中药调剂人员应完全、忠实地尊重患者的人格,尊重服务对象,真情友好相待,严守秘密。这不但是中药调剂人员的基本道德准则,也是社会公德的基本内容。

（5）尊重科学,精益求精。现代社会是高科技时代,科学技术越发展,越要求中药调剂人员有严格的科学态度,在中药调剂活动中坚持实事求是,不隐瞒自己的缺点与错误,不文过饰非、推卸责任,坚持真理,修正错误。要通过学习,吸收新理论、新知识,掌握新技术、新方法,并运用于实际,更好地为患者服务。这是中药调剂人员道德准则的重要内容。

（6）语言亲切,态度和蔼。调剂人员在为患者服务时,必须有道德情感,同情患者的疾苦,提供服务时态度和蔼,严肃认真,语言亲切可信,交代解释细致。人们通常是通过其语言和态度的好坏来评价某人道德修养的高低。所以诚意、亲切、和蔼的态度,美好、善良的语言是思想感情和道德修养的具体反映。

（7）不为名利,廉洁奉公。中药调剂人员不能以权谋私,以药谋利,要坚持原则,不徇私情,光明磊落,办老实事,做老实人,这是中药调剂人员职业道德的最低要求。

3. 中药调剂人员之间的职业道德　做好中药调剂工作,发展中药事业,不但要正确处理中药调剂人员与服务对象的关系,同时要正确处理好中药调剂人员之间的关系。

（1）相互尊重,平等相待。中药调剂人员之间的关系应建立在共同药学事业目标的基础之上,是同志式的关系。因此,其道德准则应该是相互尊重,平等相待,这也是人际关系、待人接物、互相共事的基础,是志同道合的表现。

（2）团结协作,紧密配合。在现代社会,任何一项工作都需要有关人员的共同努力和紧密配合才能完成。在为患者、为服务对象服务中,人们都应在自己的岗位上尽职尽责、互相支持、相互配合、紧密合作,只有这样才能做好工作。为此,必须反对互不买账、互不通气、互相推诿、各自为政的不良风气。

（3）互相关心,维护集体荣誉。中药调剂人员之间应当彼此互相关心,互助互爱,在工作、业务技术、生活、思想政治等方面关心他人,帮助同志,为他人排忧解难。维护集体荣誉是中药调剂人员共同的义务和责任。热爱关心集体,正确处理个人与集体的关系。爱护集体财产,勤俭节约。

（4）共同努力,发展中药。发展我国的中药科学,需要中药学界集体的共同努力,有的甚至需要中药学界几代人的共同艰苦奋斗才能实现。为此,全体中药学人员要从我做起,在各自平凡的岗位上不懈地努力,不计较个人得失,相互合作,为中药科学的发展做出贡献,这是高尚中药学道德的体现,也是中药调剂人员的道德责任。

 点滴积累

1. 中药调剂人员职业道德的基本原则是"提高药品质量,保证药品安全有效,实行社会主义人道主义,全心全意地为人民健康服务"。
2. 中药调剂人员的职业道德包括:中药调剂人员的道德、中药调剂人员与服务对象之间的职业道德、中药调剂人员相互之间的职业道德。

第二节　中药饮片的调剂程序

中药饮片调剂是指中药房（店）的药学专业技术人员根据医师处方要求，按照配方程序和原则，及时、准确将中药饮片调配成供患者使用的药剂的一项操作技术，它是一项负有法律责任的专业操作技术。中药调剂过程主要包括准备、审方、计价、调配、复核、包装、发药、清场。

一、准备

1. 着装　服装清洁，束紧袖口，戴帽前面不漏头发。
2. 个人卫生　双手清洁、修剪指甲等。
3. 调剂物品　戥秤、冲钵、包装纸、纸绳、签字笔、计算器等。
4. 物品清洁　台面、戥秤、冲钵等调剂物品洁净。
5. 检查戥秤　戥砣相符、戥绳不绕、戥盘水平等。

> **课堂活动**
> 如果你是一名药房调剂人员，当你拿到处方时，首先应该做什么？

二、审方

审方是调剂工作的关键一步，是保证用药安全有效、防止差错事故的有效措施。处方经审方无误，方能进行调配。

（一）接收处方

接收处方时应体谅患者心情，态度要和蔼，应耐心解答有关询问，使患者充分信赖。不可生硬冷漠，以免对患者造成刺激。

（二）审方

1. 审项　也叫全面审方。收方后必须认真审查处方各项内容，包括处方的科别、患者姓名、性别、年龄、婚否、住址、日期、处方药味、剂量、剂数、用法、医师签字等，如有缺项应向患者说明，让医师填齐项目，确认无误后方可计价。

2. 审查药物的名称　处方所列药物名称是否清楚，有无短缺、重复、笔误、别名、并开药名、毒麻药物、特殊煎煮等。对于有问题的处方及时和处方医师联系，纠正处方错误，或经处方医师重新签字后方可调配。

3. 审查药物的配伍禁忌和妊娠禁忌　处方中有无配伍禁忌药（如"十八反"、"十九畏"），如有，医师签名后方可进行调配。若是孕妇，应注意有无妊娠忌药，如有应不予调配。如果是孕妇慎用药也不予调配，若因病情需要，应请开方医师在该药旁签字后方可调配。

4. 审查药物的剂量　剂量是否书写清楚、漏写，特殊药物（毒、麻、剧）是否超剂量，如确属需要超常规使用的，应经处方医师在该味药旁重新签字后方可调配。药师有权拒绝不合格的处方调配。

5. 其他审查　住院处方除按门诊处方审查外，还要审查病区、床号是否清楚。处方日期如超过3天，应请处方医师重新开具处方。处方中有需自备"药引"的，如生姜、大枣等应向患者交代清楚其用法用量。看清是自煎还是代煎，以便计价。有需临方炮制的（如阿胶珠）等应交给专门的药学技术人员及时加工。

(三)发现问题的处理

在实际工作中,医师所开处方绝大多数是合格的,处方审查无误,方可计价。如发现问题应立即与医师联系,问明原因,商议解决办法,调剂人员不得主观猜测,不得擅自涂改。

1. 凡处方出现内容不全,字迹模糊,药品名称、剂量及脚注书写不清或使用不当,无医师签名者,不能进行调配。审方要沉着冷静,及时与开方医师联系,由开方医师更正并签字后再行调配。

2. 若处方内发现有配伍禁忌、妊娠禁忌或药物用量超出规定范围时,原则上禁止配方。如果确属特殊病症必需,医生确实有临床用药经验和把握,则要求处方医生在配伍禁忌和超量药物项下再次重新签名确认,否则不可调配。

3. 处方中如有重味可直接划掉。

(四)审方的技能技巧

1. 熟练掌握常用方药组成原则　　中药处方是在中医辨证论治的基础上,常由几种甚至几十种药物组成的方剂,组成比较复杂。决定方剂中药物的"君、臣、佐、使"之构成,是根据药物在方中所起作用的主次、药量的多寡、药力的大小来区分的。如六味地黄丸的组成是熟地、山茱萸、山药、茯苓、泽泻、丹皮。君药熟地:甘温滋补,滋肾填精。臣药山茱萸:酸温收敛,养肝涩精;山药:甘平滋腻,补脾固精。佐药泽泻:利湿泄浊,防熟地滋腻;丹皮:清泻肝火,制山茱萸之温;茯苓:淡渗脾湿,助山药健脾。

2. 了解中药药名一字之差　　药名一字之差是指两种药物的名称仅一字之差异,例如佩兰、泽兰。如调剂人员工作不细心,很容易出现差错。因此,有必要了解常用中药药名一字之差的品种(表 11-1)。

表 11-1　常用中药药名一字之差的品种

药名	药名	药名	药名
泽泻、泽漆	海螵蛸、桑螵蛸	红豆蔻、草豆蔻	通草、通天草
桑寄生、槲寄生	石决明、决明子	龙胆草、龙须草	佩兰、泽兰
忍冬花、冬花	麻黄、麻黄根	草河车、紫河车	制南星、胆南星
川柏、川朴	合欢皮、合欢花	漏芦、藜芦	续随子、续断子
白芍、白菊	川芎、川乌	胡麻仁、火麻仁	杞子、栀子
车前子、车前草	山茱萸、吴茱萸	天龙、天虫	金铃子、金樱子
肉豆蔻、白豆蔻	肉桂子、桂花子	酢酱草、败酱草	天葵子、冬葵子
黄芪、黄芩	牵牛子、牛子	白薇、白蔹	半边莲、半枝莲

3. 区分笔画类似的中药处方　　由于医师在书写处方时,书写不规范,加上一些药笔画类似,调剂人员稍有疏忽,便容易看错药名,出现抓错药;再加上复核人员工作不认真,就影响药品的质量和疗效,甚至有可能危及生命。因此,要求调剂人员在调剂配方时一定要专心致志,认真识别笔画类似的中药,防止出现差错事故。下面是在临床上经常出现错误的处方药名(表 11-2)。

表 11-2　常用中药处方笔画类似对照表

药名	药名	药名	药名
桂枝、桔梗	黄芩、黄芪	桃仁、枣仁	大黄、大枣
杏仁、枣仁	川乌、川芎	白薇、白蔹	杞子、枝子
香薷、香薷	山枝、山棱	红花、红藤	党参、玄参

 案例分析

案例

某女,28 岁,怀孕 4 个多月,因身体不适到医院就诊,医生诊断为虚寒性胎动不安。处方为:党参 10g,白术 9g,当归 12g,白芍 9g,熟地 9g,附子 5g,杜仲 9g,陈皮 10g,炙甘草 6g。患者服药两天后,出现了胎漏下血(即先兆性流产)。

分析

此方是补养气血安胎的方剂,主要用于治疗冲任虚寒,气血不足所致的胎动不安。处方中“附子”属于大热而有大毒之品,方中虽然只用了 5g,但此药是孕妇禁用药。因此,患者服用此方后造成了先兆流产。

通过此案让我们懂得,作为一名调剂人员在审方时一定要严格认真审核每一项内容,妇女在育龄期,如果发现有妊娠禁用药物时,一定要拒绝调配,并应主动与处方医师联系核对,确认后再进行调配。只有这样才能减少医疗事故的发生。

三、计价

计价,又称划价,是计算处方中药物的总价格。当审方无误后就可以计算价格,在计价时要熟悉各种中药饮片的现行价格情况,必须按规定快速准确计算。一般用计算器或电脑计价。

(一) 注意事项

1. 认真执行国家物价政策,不得擅自调价,对药品价格的上涨、下浮应及时调整。做到计价准确无误。避免补费、退费现象发生。

2. 计价中要注意剂量、新调价、自费药品、医保、新农合等。处方中若有自费药品,须经患者同意后计价,并在收据中注明自费字样。

3. 并开药分别计算每味药价格。

4. 计价应准确无误,误差小于 0.05 元 / 剂。

5. 准确计价后,零售药店将单价、剂数、总价、日期、经手人等填入盖有计价图章的相关栏目,医疗单位则将该处方总价记在处方中的药价处。

6. 零售药店开票收款时,必须写明姓名、剂数、单价、总价。金额大小写相符。

7. 填写药价时应用蓝色或黑色钢笔、中性笔、圆珠笔,不得使用红笔或铅笔。

8. 若有临方炮制、代煎、代送或加工其他剂型的情况可按规定另计价格。

9. 旧方重配时,不得随原价,必须重新计算价格。

10. 电脑计价还应注意划完的处方,应认真再和电脑上对照一遍。

（二）计价的操作步骤

1. 每味药的价格（单价以 10g 计）＝ 单价 × 每味药的剂量 ÷10

    每味药的价格（单价以 1g 计）＝ 单价 × 每味药的剂量

    （每味药的价格计算时，金额尾数全部保留，不应进位或舍去）

2. 每剂药的价格 ＝ 处方中各药物的价格相加。

    （每剂药的价格计算时，金额尾数按四舍五入保留到分）

3. 处方总价格 ＝ 每剂药的单价 × 剂数（总金额尾数四舍五入保留到角）

4. 复核　检查有无差错，做到准确无误。

课堂活动

练习计价：

1. 杏仁 12g	0.50 元 /10g	半夏 10g	1.20 元 /10g
紫菀 9g	0.25 元 /10g	芍药 6g	0.65 元 /10g
甘草 3g	0.35 元 /10g		
			三剂
2. 桃仁 9g	0.40 元 /10g	红花 9g	0.25 元 /10g
当归 9g	0.60 元 /10g	生地黄 9g	0.30 元 /10g
川芎 5g	0.15 元 /10g	赤芍 6g	0.45 元 /10g
牛膝 9g	0.50 元 /10g	桔梗 5g	0.80 元 /10g
			五剂

四、调配

调配是调剂中药处方最重要的环节，要求调剂人员具有高尚的职业道德和高度的责任心，需要严肃认真按照医师处方和相关法律法规要求进行调剂，具体操作要求如下：

（一）再次审方

药学专业技术人员接到经过审方、计价、收费后的处方，还需要对处方各项内容进行审核，同时要注意有无临时炮制加工的药品，如有及时通知炮制人员进行加工，以缩短患者的等待时间。临时炮制也要依法炮制，炮制品要符合质量要求。经过复审无问题后，方可调配。

（二）对戥

戥称是调剂工作中的常用称量工具。一般称量中药饮片的戥称有 1~125g、1~250g、1~500g 三种。对戥是检查定盘星的平衡度是否准确，又称齐眉对戥，即左手将戥砣挂线放在定盘星上，右手提起"后毫"将戥秤提至眉齐，检视戥秤的称杆是否平。并根据校戥时的称杆高低，在称药时给以校正，即校戥时秤杆高，称药时也高，校戥时秤杆低，称药时也相应的低。若戥杆不平衡，应尽快修理、调校。一般药物用克戥，贵重药和毒剧药使用毫克戥或调剂天平，才能保证剂量准确。

（三）称量

1. 用左手虎口和食指、中指挟持戥杆，无名指、小指拢住戥绳，戥盘靠近药斗。右手拉斗、抓药，手心向上将药取出，至戥盘上方翻手放药。右手提戥纽使戥盘悬空，左手拇、食指将戥砣绳移至所需的星上,左手稍离开戥杆,提戥不过鼻,通过增减药物至戥杆平衡为准。

2. 拉格斗时不宜用力过猛,以免格斗脱离斗架。拉开格斗称取饮片时,绝对不能用戥盘"铲"取,应用"抓药"的方式,反手入戥盘,以免药物外漏或落地。调剂处方所列药味,要按照规范的处方药味应付称取,不得随意替代,不准生制不分;不准使用不合格药品。称取数量 = 单味药物剂量 × 剂数。

3. 称药顺序:单人调配时,多从处方的第一味药物开始,逐味称取。双人调配时,一人从首味药开始,另一人从末味药开始,要注意避免重复。现在由于医院药房以处方数作为药房调配人员的业绩量,故较少出现双人调配。

4. 对处方中有矿物、贝壳、果实种子类坚硬药物,需要临时捣碎,以利于有效成分的煎出。使用铜缸捣药后,应立即擦拭干净,不得残留粉末。凡捣碎特殊气味或毒性药后,必须洗刷干净。

 知识链接

调剂中临时捣碎的药材

1. 容易走油变质的果实和种子类药材:桃仁、杏仁、牛蒡子、莱菔子、决明子、砂仁、白蔻仁、丁香、川楝子、五味子、白果、白扁豆、瓜蒌仁、红豆蔻、芥子、诃子、青果、使君子、郁李仁、胡椒、荜茇、草豆蔻、草果、荔枝核、益智仁、预知子、猪牙皂、榧子、酸枣仁、蔓荆子、橘核、黑芝麻等。

2. 某些贵重药材:牛黄、川贝母、三七、黄连、沉香等。

3. 某些动物类药材:龟板、鳖甲、穿山甲、海马、鹿角霜等。

4. 某些矿物类药材:白矾、自然铜、磁石、赭石等。

5. 其他药材:儿茶、肉桂等。

(四) 分剂量

剂量的准确与否,直接影响到治疗的效果,国家对调配中药剂量有明确规定,每剂药的误差不得超过 ±5%,毒、剧药及贵重药称量误差不得超过 ±1%。分剂量时应按药物的前后顺序分在包装纸上,不可估量分剂或随意抓配。

1. 对一方多剂同时调剂时,应采取递减分戥法操作,即按每味药剂量乘以剂数等于称取总数量,分出每一剂的量,每减去一剂的药量,剩余在戥盘的部分、不应有余或缺量,最后剩余的一剂药,要与处方一剂药量相等。对并开药应分别称取,不准以一味找齐。对处方中贵重细料药、毒性药要按剂准确称取并分别单包。在进行剂量检查时,每剂药总量的误差率正负不得超过 5%。

2. 分药应按处方所列顺序间隔平摆,药与药之间应有一定的间隔,不得混放一堆,以便于核对,如有错味,便于分出另配。对体积松泡品种应倒在包药纸的中心,以免覆盖其他药造成复核困难。鲜药类品种应另包,以免干湿相混,发霉变质,影响疗效。需要注意的是,一定要注意临时捣碎的药物;要求特殊煎法(先煎、后下、另煎、烊化等)的药物,另包注明用法,再放入群药内。

知识链接

中药配方颗粒剂的调配方法

1. 按处方把每一味药的总量打一个包,并注明药名和每次服用多少包,这样调配速度较快核对也方便,调配差错很少发生。但这种方法调配好的中药配方颗粒剂对患者来说存在很大的弊端。比如调配好了中药配方颗粒剂,药师在窗口发药时对患者交代不清或取药的是患者家属,患者家属未对患者交代服用方法或注意事项,就很容易造成患者服药差错。

2. 参照中药饮片的调配方法,即先数取单味药的总数量,一剂一张纸片,再按处方剂数平均分剂量,按处方先后顺序逐一调配。这种调配方法不利于核对和打包。

3. 参照中药饮片的调配方法,即先数取单味药的总数量,第一剂用纸片摆放(便于核对)剩下一剂一个小篓子,再按处方剂数平均分剂量,按处方先后顺序逐一调配,这种调配方法,每剂之间不会混淆,也大大缩短了调配时间,既利于核对又利于打包。更适合剂数多药味多的处方调剂,值得在药房推广。

五、复核

复核是对所调配药品,按照处方逐项进行全面细致的核对。是减少差错、防止事故、保证调剂准确的重要环节,要严格执行处方复核制度。二级以上医院应当由主管中药师以上药学专业技术人员负责调剂复核工作,复核率应当达到100%。

(一) 复核内容

1. 调配好的药物与处方所开药物是否相符,剂数是否相符,有无多配、漏配、错配或掺混异物等现象。

2. 目测药物剂量与处方剂量是否有悬殊。必要时要复称。

3. 有无配伍禁忌、妊娠禁忌和超剂量等。

4. 药品有无虫蛀、发霉、变质等不符合药用要求的现象。

5. 有无以生代制、生制不分、应捣未捣的情况。临时炮制品是否符合医师处方要求和质量要求。

6. 检查是否将先煎、后下、包煎、烊化、冲服、另煎等特殊处理的饮片单包并注明用法。处方应付、毒麻药、贵细药的调配是否得当。

7. 是否有乱代乱用,不符合国家药品标准规定的现象。如:南、北五加皮不分,防己、广防己不分等。

发现有与调剂要求不符的情况,要及时请调剂人员更改。复核无误后在处方上签字。

(二) 复核方法

复核方法可分双人法和单人法。

复核一般须经第二人,在自我复核的基础上,再经第二人复核,再予发出,称为双人法。双人法能杜绝调配人员的个人感官臆测,从而避免差错发生,是现在复核的主要方法。

单人法即是调配人员自我复核。此种方法一般用于药学专业技术人员单独值班或人员比较少的药店使用。为避免单人复核产生差错,可在分剂量至最后一剂时,将每味药拿出一点,按顺序放在一张小纸上,在完成调配后,核对小纸上的药物,从而完成复核。

六、包装

是将复核过的药物用包药纸或药袋装好的操作过程。各地所使用的包装材料和包装方法不太一致。通常用包药纸包药或用中药袋盛药,也有用塑料袋包装。社会药店多采用一定规格的纸,纸上印有药店的名称及经营范围等。

包装的一般要求:

1. 如果是药袋装药,注意对黏度大的品种可后取放在松泡药之上,防黏附包装纸,再封口严固。

2. 用包药纸包药,要求药包平整美观,规格一致,不散、不破、不漏、不松、不歪;药包捆扎牢固,不松不散。

3. 有特殊处理的药物应单包小包,小包应规矩整齐,以不漏药为宜。小包上注明用法,放入大包内或者放在大包上。

4. 外用药应使用专用包装,并要有外用标志。

5. 如果是社会药店最后将处方捆绑在药包之上。

不管何种包型、何种包装,大小必须适中,捆扎用劲适中,以紧为度,包型不变,力求美观牢固。包顶端留有提系,以便提拎。

七、发药

发药是调配操作的最后的一个步骤。即将包装好的药物准确地发给患者,并指导患者用药的过程。

发药时应注意以下几点:

1. 核对取药凭证,问清患者姓名、住址等。

2. 耐心向患者或家属交待常规煎服方法、服药时的注意事项、忌口食忌等。

3. 说明缺味药物。

4. 告知应该添加的药引。

5. 耐心详细地解释患者及其家属提出的其他问题。

八、清场

清理台面,戥称复原,清洁冲钵。

 学以致用

工作场景

一天,药店的药学专业技术人员小张接到一位大妈拿来的处方,处方:党参 12g 白术 9g 干姜 6g 甘草 9g 川乌 9g 苦杏仁 6g 川贝母 6g 生龙牡 15g(另包)

她认真审查处方,发现川乌属于毒剧药,且与川贝相反,就让患者再问医生。一会大妈又来了,小张发现川乌换成了川芎。小张按照处方要求白术付麸炒白术,苦杏仁付清炒并捣碎。生龙牡各 15g,付生龙骨 15g、生牡蛎 15g。生龙牡另包先煎。

知识运用

1. 审方主要审处方前记、药师签名、药物名称、药物剂量、配伍禁忌、妊娠禁忌及其他等。

2. 处方调配时,要掌握处方应付及中药的特殊处理方面的知识。

点滴积累

1. 中药饮片调剂过程包括准备、审方、计价、调配、复核、包装、发药、清场。

2. 中药饮片调剂中审方的主要内容有:处方前记、药师签名、药物名称、药物剂量、配伍禁忌、妊娠禁忌及其他等。

3. 发药要交代煎服方法、服药时的注意事项、忌口食忌、药引等。

第三节 毒性中药的调剂管理

课堂活动

同学们知道什么是毒性中药?它对人体有哪些危害?

毒性中药是指毒性剧烈,治疗量与中毒量相近,使用不当会致人中毒或死亡的一类中药。

一、毒性中药品种

国务院发布的《医疗用毒性药品管理办法》中规定的毒性中药品种为 28 种。分别是:砒石(红砒、白砒)、砒霜、水银、生马钱子、生川乌、生草乌、生白附子、生附子、生半夏、生南星、生巴豆、斑蝥、青娘虫、红娘虫、生甘遂、生狼毒、生藤黄、生千金子、生天仙子、闹羊花、雪上一枝蒿、红升丹、白降丹、蟾酥、洋金花、红粉、轻粉、雄黄。(注:中药毒性药品品种是指原药材和饮片,不包含制剂)

二、医疗用毒性中药的调剂

根据《医疗用毒性药品管理办法》,有关的调剂具体要求如下:

1. 医疗机构调配毒性中药,需凭本机构执业医师签名的正式处方。药品零售单位调配毒性中药,需凭盖有执业医师所在的执业单位公章的正式处方。每次处方用量不得超过 2 日极量。

2. 调配处方过程中,必须认真负责,计量准确,按医嘱注明的要求调配,并由调配人员及具有药师以上技术职称的复核人员签名盖章后方可发出。对处方未注明"生用"的毒性中药,应付其炮制品。如发现处方有疑问时,须经原处方医生重新审定并签名进行确认后再行调配。处方一次有效,取药后保存二年备查。

3. 科研、教学单位所需的毒性中药,必须持本单位的资质证明(营业执照或者事业法人资格证)和单位的证明信,向单位所在地县以上药监部门申报,经批准后,供应部门方能发售。

如何避免附子中毒?

附子为临床常用药,属于毒性中药。怎样避免附子中毒?

1. 必须用炮制过的附子,禁止生用。

2. 严格掌握适应证,不可随意使用含附子的单验方。

3. 严格超量用药。

4. 大剂量使用附子,必须先煎 1~3 小时以上,再与他药同煎。

5. 附子与干姜、甘草同煎,其生物碱发生化学变化,毒性大大降低。

三、毒性中药的管理规定

毒性中药具有一定的危险性,为了确保用药安全,必须对其从生产、收购、经营、加工、调配、科研和教学等方面进行规范化管理,以防止中毒或死亡事故的发生。因此在全国人民代表大会常务委员会通过的《中华人民共和国药品管理法》第三十五条规定,国家对麻醉药品、精神药品、医疗用毒性药品、放射性药品,实行特殊管理。

1. 毒性中药的收购、经营,由各级医药管理部门指定的药品经营单位负责;零售配方由经过批准的经营药店、医疗单位负责。未经批准,任何单位或者个人均不得从事毒性中药的收购、经营和配方业务。

2. 收购经营、产地加工、使用毒性中药的单位必须建立健全保管、验收、领发、核对等制度,严防收假、发错,严禁与其他药品混杂,做到入库有验收有复核、出库有发药有复核,划定仓间或仓位,专柜加锁保管,并有专人专账管理。

3. 毒性中药的包装容器上必须印有毒性中药的标志。在运输毒性中药的过程中应当采取有效措施,防止发生事故。

4. 凡加工炮制毒性中药,必须按照《中国药典》或者省、自治区、直辖市卫生行政部门制定的炮制规范的规定进行。药材符合药用要求,方可供应、配方和用于中成药生产。

5. 制备含毒性中药的制剂,必须严格执行制剂工艺操作规程,在本单位检验人员的监督下准确投料,并建立完整的制剂记录,保存 5 年备查。制剂过程中的废弃物,必须妥善处理,不得污染环境。

6. 医疗单位供应和调配毒性中药,必须凭医师签名的正式处方,方可发售。

7. 药学专业技术人员在调配毒性中药处方时,必须认真负责,剂量准确,按医嘱注明要求调配,并由配方人员和具备资格的药学技术人员、复核人员签名(盖章)后方可发出。

8. 每剂处方用量不得超过药品标准所规定的常用最高限量,每次处方剂量不得超过 2 日极量。

9. 对处方未注明"生用"的毒性中药,应当付炮制品。如发现处方有疑问时,须经原处方医师审定后再行调配。

10. 含毒性中药的处方一次有效,取药后处方保存 2 年。

11. 特殊管理的毒性中药的用法用量需严格按照相关规定使用。(详见第四章表 4-1)

案例分析

案例

某患者因风湿性关节炎,服用某乡镇个人诊所自制中药散剂(其中川乌、草乌剂量较大),每次 6g,一日 3 次,患者服药 3 天后,开始出现心慌、胸闷、恶心、呕吐、全身及口周围麻木等症状。

分析

该患者服用含川乌、草乌的散剂后出现上述症状,很明显是川乌、草乌中毒。川乌、草乌属毒性中药,其毒性表现为胸闷、气短、呼吸困难、恶心呕吐、腹痛、腹泻、四肢及全身麻木、四肢厥冷等。医师在使用毒性中药时,一定要注意使用剂量。如果超剂量使用,不仅不能治疗疾病,而且还会给患者带来痛苦,甚至危及患者生命。

在临床应用上,毒性中药的误用滥用问题仍然存在。因此,药学专业技术人员需要严格按照《医疗用毒性药品管理办法》(详见附录)及相关的法律法规,加强对毒性中药的生产、流通和使用过程中的管理与监管工作,防止毒性中药的不良反应,让毒性中药可以在临床应用发挥出更大的治疗效果。

点滴积累

1. 若在中药处方中出现毒性中药,且未注明使用生品时,应付其炮制品。
2. 毒性中药的所有操作都应根据《医疗用毒性药品管理办法》。
3. 毒性处方一次有效,取药后处方保存二年备查。
4. 毒性中药的管理要做到:专人管理,专柜加锁,专用账册。

第四节 贵重中药的调剂管理

贵重中药一般是指某些疗效显著,来源特殊或生产年限长、产量稀少、价格昂贵和市场紧缺的药物。

一、贵重中药的划分

在西药和中成药方面各个医院和药房都会有划分贵重药品的界线,当药片单片价格超过某个数值、针剂单支超过某个数值等,以最小包装的单价为界来规定贵重药品的价格。但是在中药饮片上很难以这一套准则去划分贵重药品,因为中药饮片的价格受到来自各方面的影响而起伏不定,就算是同一种药材,也会因比如产量、产地、药材质量、自然灾害、炮制工艺、人为炒作等因素而导致价格不一,因此我们很难给定一个价格去划分贵重药材和非贵重药材。

国务院在 1981 年国发 3 号文件《关于加强市场管理打击投机倒把和走私活动的指示》中,将非法倒卖贵重药材列为投机倒把活动。为了便于管理,将"贵重药材"的品种规定如下:麝香、牛黄、人参、三七、黄连、贝母、鹿茸、虫草、天麻、珍珠、虎骨、豹骨、熊胆、杜仲、厚朴、全蝎、肉桂、沉香、芋肉、蟾酥、银花、巴戟、阿胶、犀角、广角、羚羊角、乳香、没药、血竭、砂仁、檀香、公丁香、西红花。通过对这些药品的观察会发现部分药材的价格并不算特别昂贵。但这些品种,一般资源较少,生长期长,发展缓慢,有的需从国外进口,供应比较紧缺。因此,在贵重药材的划分中,其中一个很重要的因素便是药材资源的多少,如麝香、鹿茸等动物药,其自身动物资源已经相当稀少,野生的麝、梅花鹿和马鹿都是面临灭绝的高度濒危动物,市场上流通的大部分药材均是通过人工饲养获取的。因此,我们在临床上使用贵重药材的时候需要考虑到其稀缺性,最大限度地发挥其临床价值。

二、贵重中药的调剂

1. 开具贵重中药处方使用普通处方,一类贵重中药处方应该单独开具,具体审查贵重中药处方的具体品种,是否非自费开具。

2. 对分等级的贵重中药,计价人员必须在药名上注明单价。对不合法,不合理处方,药剂人员有权拒绝调配。

3. 调配时要先洁净工具,如药盘、天平、戥称等,保证工具洁净,没有混入其他药物和粉尘。

4. 调剂人员必须认真负责,称量准确,反对眼估手抓,以免造成称量误差。调配时要参看处方,不能凭记忆操作,以防出错。

5. 调配人员调配处方时,凡错发或多发出的贵重药,均按差错登记处理。

6. 贵重药一般需另煎,避免其他药物吸附其有效成分。研末冲服或单煎等,包药时需单包。处方单独合订保存,保存期1年。

三、贵重中药的功能主治及经典方剂举例

(一) 人参

1. 功能主治　大补元气,复脉固脱,补脾益肺,生津,安神。用于体虚欲脱,肢冷脉微,脾虚食少,肺虚喘咳,津伤口渴,内热消渴,久病虚羸,惊悸失眠,阳痿宫冷。

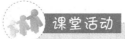

课堂活动

想一想:人参的功能主治有哪些?

2. 临床应用

(1) 生脉散(《医学启源》):人参五分(9~15g),麦冬五分(9~15g),五味子五粒(6~10g),水煎服。主治温热、暑热、伤气耗阴证。久咳肺虚,气阴两虚证。方用人参为君药,大补元气,并能生津止渴。

知识链接

"滥用人参综合征"

　　小李听说人参是大补元气的中药,虽然自己的身体并无大碍,但也想吃点人参进补,让自己更加强壮。而且小李认为,人参这么贵的中药,进补肯定会有良好的效果。但是服用了几次人参以后,并没有使自己更加强壮,反而出现失眠、流鼻血等症状,身体反而变得虚弱了。这类不良反应我们称之为"滥用人参综合征",停止服用人参后不良反应会自行消失。

(2) 八珍汤(《正体类要》):人参、白术、白茯苓、当归、白芍药、熟地黄各一钱(各

10~15g),川芎一钱(3~5g),炙甘草五分(3~5g),加生姜、大枣,水煎服。主治气血两虚证。方中人参补大元气,熟地黄补血滋阴,共为君药。

（3）四君子汤（《太平惠民和济局方》）：人参、白术、茯苓、炙甘草各等分（各9~15g），水煎服。主治脾胃气虚证。方中以人参为君,甘温益气,大补脾胃之气。

（二）西洋参

1. 功能主治　补气养阴,清热生津。用于气虚阴亏,虚热烦倦,咳喘痰血,内热消渴,口燥咽干。

2. 临床应用

清暑益气汤（《温热经纬》）：西洋参5g,麦冬9g,石斛15g,黄连3g,竹叶6g,荷梗15g,知母6g,甘草3g,粳米15g,西瓜翠衣30g（原著本方无用量）,水煎服。主治暑热气津两伤证。方中西洋参益气生津、养阴清热,西瓜翠衣清热解暑、生津止渴,共为君药。

（三）麝香

1. 功能主治　开窍醒神,活血通经,消肿止痛。用于热病神昏,中风痰厥,气郁暴厥,中恶昏迷,经闭,癥瘕,难产死胎,心腹暴痛,痈肿瘰疬,咽喉肿痛,跌扑伤痛,痹痛麻木。

2. 临床应用

（1）安宫牛黄丸（《温病条辨》）：牛黄、郁金、犀角（水牛角代）、黄连、朱砂各一两,梅片二钱五分,麝香二钱五分,真珠五钱,山栀一两,雄黄一两,黄芩一两,上为极细末,炼老蜜为丸,每丸一钱,金箔为衣,蜡护。主治邪热内陷心包证。方中麝香芳香走窜,通达十二经,善通周身诸窍,为开窍醒神之要药,与牛黄共为君药。

（2）苏合香丸（《外台秘要》引自《广济方》）：白术、光明砂、麝香、诃梨勒皮、香附子、沉香、青木香、丁子香、安息香、白檀香、荜茇、犀角（水牛角代）各一两,熏陆香、苏合香、龙脑香各半两,加适量炼蜜制成大蜜丸。主治寒闭证。麝香开窍辟秽,通络散瘀,为君药之一。

（3）至宝丹（《灵苑方》引郑感方,录自《苏沈良方》）：生乌犀（水牛角代）、生玳瑁、琥珀、朱砂、雄黄各一两,牛黄一分,龙脑一分,麝香一分,安息香一两半（酒浸,重汤煮令化,滤过滓,约取一两净）,金银箔各五十片,加适量炼蜜成大蜜丸。主治热闭心包证。麝香芳香走窜,通达十二经,为芳香开窍之要药,与犀角（水牛角）相配,清心开窍,共为君药。

贵重药材在临床使用上,除了药材自身的一些注意事项,还应该坚持"合理用药,因病施治"的原则,除了要考虑其功效外,从经济方面,我们尽量不要过于加重患者的负担,而从可持续发展方面,贵重药材是珍贵资源,在使用时一定要合理,才能在临床上发挥其最大作用。

四、贵重中药的调剂管理

贵重药材因价格相对昂贵,如果未能妥善保管而导致变质,不仅在经济方面会造成较大的损失,还是药材资源的严重浪费,因此应根据其实际用药情况来制定相应的管理制度。

1. 确定贵重药材的种类：根据所处的单位或企业药材使用情况进行划分,确定贵重药材的种类,划分方法可以价格为参考。

2. 贵重药品,须建立明细收支台账,实行专人专锁管理,换人时应有交班记录。

3. 根据药材性质进行保管,控制好保管处的温度、湿度,并保持清洁。

4. 相关管理人员应每日根据门诊用药消耗数量,及时补充药品,以保证临床用药。当日消耗的贵重药品应及时登记入账,并应账物相符,贵重药处方应集中存放。

5. 贵重药品应定期检查,严防过期霉变的现象发生,易变质的药品应存放于带锁的冷柜中。

6. 应建立账本,并保留贵重药品处方。在交接班的过程中检查,核对并准确填写账本。交接班时要填上负责人姓名。

7. 执行贵重药品逐日消耗,日清月结制度,贵重药品每月盘点一次,并认真填写盘点明细表。

8. 贵重药品一律由调剂室,按医师处方发放,库房与临床科室均无权发放。

贵重药材一般都是来源特殊或生长年限长、产量稀少的中药资源,因此在保管和使用过程都应做到避免浪费,让其在临床上发挥最大的疗效。

 知识链接

西洋参的禁忌证、毒副作用有哪些?

西洋参虽然具有很好的滋补作用,但并非人人都适合服用,如果药不对症,很可能会起到反作用。对于面色苍白、脸肢浮肿、畏寒怕冷、心跳缓慢、食欲不振、恶心呕吐、腹痛腹胀、大便溏薄者,男性阳痿、早泄、滑精者,女性性欲低下、痛经闭经、带多如水者,小儿发育迟缓、消化不良者,感冒咳嗽或患急性感染有湿热者等,均应忌服西洋参。

西洋参的副作用主要表现在有些体质过于虚弱的人群服用后,会出现畏寒、体温下降、心跳变慢、食欲不振、腹痛腹泻;有的会发生痛经和经期延迟;还有的会发生过敏反应等。这就是俗称的虚不受补,所以,服用西洋一定要在医师指导下,适量对症服用。

 点滴积累

1. 贵重药品一般是指某些疗效显著,来源特殊或生产年限长,产量稀少、价格昂贵和市场紧缺的药物。
2. 开具贵重中药使用普通处方,处方保存一年。

第五节 消耗中药的统计报销

药品管理在医院药剂科及药店工作中占据头等重要的位置,直接影响到医院及药店的经济效益,同时也关系到医院及药店的社会效益。其中,药品定期盘点是药品管理的重要一环,对促进药品的质量管理与经济管理起着重要的作用,同时也是衡量药剂科及药店管理好坏的一个重要手段,也是检验药品在流通环节中相关工作人员工作好坏的重要指标。中药饮片被领取进入调剂室或购入药店后,有两种消耗情况:报损性消耗和使用性消耗。

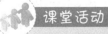 **课堂活动**

中药在调剂、暂贮、发放使用等过程中发现虫蛀、霉败、变质等现象,该如何处理?需要走哪些程序?

一、报损性消耗中药的统计报销

报损性消耗中药是指中药经正常手续领入药房或药店后,在暂贮、发放使用等过程中发现虫蛀、霉败、变质、过期失效以及配方过程中的称量误差、抛洒、破碎等而报废消耗的中药。此类中药的统计报销,一般可采取平时零星累积,盘点时集中清理,按品种进行分类统计,由医院药剂科主任或社会药房经理审核签字。一般三个月盘点一次,盘点的数据结果要进行分析总结,寻找引起误差的因素,以便进一步改进措施,提高药品管理质量。

进行报损处理的中药,其损耗原因分两方面:一是指正常情况下,由于调剂处方过程中,饮片的破碎、水分挥发、称量误差或其他原因造成的自然损耗;二是由于保管不善,造成饮片虫蛀、霉烂、变质、过期失效等产生损耗。损耗率是衡量药品保管工作质量的重要指标。一般情况下,库存中成药及中药饮片的损耗率应控制在5%以内。但不同的品种的周期内损耗率的标准不完全一致。药房或药店的定额损耗率可参照库存药品损耗率确定,考虑到药房或药店的药品周转较快,故正常情况下应低于库存损耗率。

$$使用损耗率统计公式:损耗率 = \frac{领进饮片数量 - 处方使用量}{领进饮片数量} \times 100\%$$

知识链接

易虫蛀的中药

1. 质地疏松的药材,如前胡、独活、羌活、泽泻、板蓝根、川乌、草乌等。

2. 含淀粉较高的药材,如山药、天花粉、白芷、防己、白蔹、天南星、附子、甘遂、狼毒、贝母、山慈菇、灵芝、薏苡仁、芡实、莲子等。

3. 含糖油类药材,如黄芪、人参、党参、北沙参、当归、川芎、百合、枸杞等。

4. 含蛋白质较多的动物类药材,如斑蝥、红娘虫、青娘子、蛀虫、刺猬皮、水蛭、蛤蚧、蜈蚣、土元、狗肾、乌梢蛇、蕲蛇、白花蛇等。

5. 子仁类药材,如川楝子、肉豆蔻、柏子仁、酸枣仁、赤小豆、白扁豆等。

6. 各种曲类药材,如六神曲、半夏曲、建曲等。

二、使用性消耗中药的统计报销

使用性消耗中药是经医生处方或其他特定医疗文件方式,适用于临床的正常业务性消耗。消耗可分为一般管理类药物和重点统计类药物。

重点统计类药物的品种一般应包括:

1. **毒性、麻醉中药类** 如马钱子、朱砂、雄黄、斑蝥、洋金花、巴豆、罂粟壳等。医院药房及药店对毒、麻性药品必须进行严格的管理和统计。禁止非法使用、储存、转让或借用毒性药品。严格执行专人管理、专用账册、专柜加锁、专册登记的管理制度。

2. **贵重细料类** 如人参、冬虫夏草、阿胶、鹿茸、麝香、三七、穿山甲、牛黄、犀牛角等。严格执行贵重药品逐日消耗,日清月结制度,贵重药品每月盘点一次,并认真填写盘点明细表,上报财务科。贵重中药应定期检查,严防过期霉变的现象发生,易潮解和霉变的中药应存放于干燥、阴凉、通风处。

3. **其他中药类** 如胎盘、枸杞、蛤蚧等。

对于重点统计类药物必须根据每日处方,逐一登记,每月累计,定期盘点,报表。做到出入账目平衡,实物与账目相平。

除重点统计类之外的药物,均属于一般管理药物类,此类只作定期(如每月一次)整领整销,每季盘点一次,实行金额管理。

 点滴积累

1. 中药饮片消耗情况主要有报损性消耗和使用性消耗。
2. 使用性消耗的中药可分为一般管理类药物和重点统计类药物。重点统计类药物包括:毒性中药类、贵重细料类、其他药物类。

 目标检测

一、单项选择题

1. 天南星的常用量是( )
   A. 1~3g   B. 3~6g   C. 3~9g   D. 9~12g

2. 入汤剂应另煎的是( )
   A. 石膏   B. 知母   C. 红参   D. 菊花

3. 常用的药引是( )
   A. 姜炭   B. 干姜   C. 炮姜   D. 生姜

4. 一方多剂,每一剂的重量误差应控制在( )
   A. ±10%   B. ±5%   C. ±3%   D. ±1%

5. 中药处方调配分剂量的操作应是( )
   A. 逐药分剂   B. 估量分剂   C. 等量递减   D. 手抓分剂

6. 配方时需捣碎的药物( )
   A. 枸杞子   B. 葶苈子   C. 车前子   D. 莱菔子

7. 调配中药饮片的过程称为( )
   A. 中药调剂   B. 中药方剂   C. 中药药剂   D. 处方

8. 下列哪项不是重点统计类药物( )
   A. 贵重细料类   B. 毒性中药类   C. 一般管理类   D. 其他类

9. 钩藤入汤剂应( )
   A. 先煎   B. 后下   C. 包煎   D. 另煎

10. 审方时哪种情况不需要请处方医师重新签字( )
    A. 有配伍禁忌   B. 超剂量用药   C. 使用毒麻药   D. 未写剂量

11. 不属于发药交代的主要内容有( )
    A. 煎煮方法   B. 药物禁忌   C. 饮食禁忌   D. 服用方法

12. 毒性中药处方应保存( )
    A. 二年   B. 三年   C. 一年   D. 五年

13. 贵重中药处方应保存( )
    A. 二年   B. 三年   C. 一年   D. 五年

14. 一般购买毒性药材是,按规定一次购用量不超过( )极量。

A. 四日　　　　　　　B. 二日　　　　　　C. 三日　　　　　　D. 五日

15. 下列哪味药不需要另包(　　　)

A. 砂仁　　　　　　　B. 蒲黄　　　　　　C. 莱菔子　　　　　D. 龟板

二、是非判断题

1. 番木鳖是指木鳖子。(　　　)

2. 牛子是指牵牛子。(　　　)

3. 马钱子的常用量是 0.3~0.6g。(　　　)

4. 附子的常用量是 3~9g。(　　　)

5. 枳实与枳壳为同一药材。(　　　)

（丁　丽）

第十二章 中药煎煮技术

 学习目标

1. 掌握汤剂煎煮操作常规、特殊中药的煎煮操作。
2. 熟悉中药煎煮室的工作制度和中药煎煮设备的操作要求。
3. 学会汤剂煎煮的方法与注意事项。
4. 具有认真细心、工作严谨、实事求是、爱岗敬业的职业操守。

 导学情景

情景描述：

女生小王例假长期不正常，到中医妇科就诊，中医师诊治为"血淤型青春期闭经"，中医师根据病症开具中药处方3剂，有一味主药是蒲黄。小王喝了一剂好转，喝了第三剂后，出现烦燥、乳胀、月经停止。再找中医师诊治并告诉医师药方中的"包煎"蒲黄由于不注意粘锅炭化了。医师告知原因是活血的蒲黄碳化后性能变化，成了相反的止血功能。

学前导语：

中药煎煮是提高汤剂疗效的重要环节。煎煮不当，直接影响临床疗效甚至危及生命健康。本章将会介绍中药汤剂煎煮的方法及其与疗效之间关系，以及注意事项。

第一节 中药煎煮的基本条件

在医院调剂室以及药店工作的时候，常会涉及代客煎药以及会有患者问及中药的煎煮方法、煎煮时间等问题。很多医院和药店都有建立中药煎药室，因为煎煮中药没有统一的标准操作规程和检测手段，要想真正煎好中药那还真不是件容易的事。而且中药煎煮的好坏，直接关系其应有药效的发挥，对治疗效果起着弥足轻重的作用。历代医家对中药的煎煮非常重视，李时珍曰："凡服汤药，虽品物专精，修治如法，而煎煮者卤莽造次，水火不良，火候失度，则药也无功也"。清代徐灵胎曰："煎药之法，最宜深讲，药之效不效全在此乎"。由此充分说明了中药煎煮对药效的影响。因此，学习中药煎煮的相关内容，掌握中药煎煮技术，是药学专业技术人员必不可少的技能。

为了加强医疗机构中药煎药室规范化、制度化建设，保证中药煎药质量，国家制定了《医疗机构中药煎药室管理规范》。其主要内容如下：

（一）设备及场所要求

1. 中药煎药室（以下称煎药室）应当远离各种污染源，周围的地面、路面、植被等应当避免对煎药造成污染，尽量远离产生绒絮、花粉的花卉和树木。

2. 煎药室的房屋和面积应当根据本医疗机构的规模和煎药量合理配置。工作区和生活区应当分开，工作区内应当设有储藏（药）间、准备间、煎煮室、清洗（清洁）室等功能区域。

3. 煎药室应当宽敞、明亮，地面、墙面、屋顶应平整、洁净、无污染、易清洁；应当有有效的通风、除尘、防积水以及消防等设施，各种管道、灯具、风口以及其他设施应当避免出现不易清洁的部位。

4. 煎药室应当配备完善的煎药仪器、设备和设施，根据实际需要配备储藏（药）设施、冷藏设施以及称量仪器、量取仪器、过滤装置、计时器、贮药容器等。

5. 煎药工作台面应当平整、洁净。

6. 煎药容器应当以砂锅、陶瓷、不锈钢等材料制作的器皿为宜，禁用铁、铝、锡等制的易腐蚀器皿。

7. 储药容器应当做到防尘、防霉、防虫、防鼠、防污染。用前应当严格消毒，用后应当及时清洗。

（二）人员要求

1. 煎药室应当由具备一定理论水平和实际操作经验的药学专业技术人员（药师）具体负责煎药室的业务指导、质量监督及组织管理工作。

2. 煎药技术人员应当经过中药煎药相关知识和技能培训并考核合格后才可以从事中药煎药工作。煎药技术人员还需有计划地接受相关专业知识和操作技能的岗位培训。

3. 煎药人员应当每年至少体检一次。传染病、皮肤病等患者和乙肝病毒携带者、体表有伤口未愈合者不得从事煎药工作。

4. 煎药人员应当注意个人卫生。煎药前要进行手的清洁，工作时应当穿戴专用的工作服并保持工作服清洁。

（三）煎药室管理制度

1. 煎药室由药学部统一管理，药学部专人负责煎药室的组织协调和管理工作，根据本单位的实际情况制定相应的煎药室工作制度和相关设备的标准化操作程序（SOP）；同时把工作制度、操作程序装订后张挂在煎药室的适宜位置。

2. 建立收发记录和中药急煎制度并规范急煎记录，内容要真实、记录要完整、整洁。每方（剂）煎药应当有一份反映煎药各个环节的操作记录；急煎药物应在 2 小时内完成。

3. 领取中药时必须履行交接手续，填写中药代煎单（一式两份，调剂室与煎药室各一份）。认真核对相关信息如：姓名、性别、年龄、床号、剂数等；在煎煮中药时应当认真核对处方（或煎药凭证）有关内容，对于特殊煎法的药物要仔细核实方法；煎后无质量问题包装好，检查无外观质量问题贴好标签，标签上必须有带有"科室、姓名、煎药日期"。重新核对信息，再让相关人员签字后领取。

4. 煎药设备设施、容器使用前应确保清洁，并有清洁规程和每日清洁记录。内服、外用煎煮器要严格分开使用。传染病患者的盛药器具原则上应当使用一次性用品，用后按照医疗废物进行管理和处置。不具备上述条件的，对重复使用的盛药器具应当加强管理，固定专人使用，且严格消毒，防止交叉污染。在使用煎药设备时必须严格按照设备的标准化操作程序操作，确保中药汤剂的质量。

案例分析

案例

　　孙女士在某市中医院就医,在医院代煎中药,服用三天后,病情没丝毫好转。心存疑惑的孙女士突然发现药袋上的标签竟然是别人的名字。于是孙女士向医院讨个说法。医院调查答复是本院某煎药工作人员失误在张先生药袋贴上了别人的标签,医院已开除该煎药工作人员。

分析

　　凡药三分毒,作为煎药人员一定要按照工作制度、操作程序执行,领中药、煎煮、贴标签、交接每一步都认真核对相关信息,确保患者的用药安全。

　　5. 煎药室应当定期消毒。洗涤剂、消毒剂品种应定期更换,并不得对设备和药物产生腐蚀和污染。用于清扫、清洗和消毒的设备、用具应放置在专用场所妥善保管。

　　6. 加强煎药室的水、电、气等安全工作维修和检查,非工作需要不得进入;为加强煎药的质量控制、监测工作,药学部负责人应当定期(每季度至少一次)对煎药工作质量进行评估、检查,征求医护人员和住院患者意见,并建立质量控制、监测档案。

 点滴积累

1. 中药煎煮是药店或医院药房的药学专业技术人员根据医师处方各味药材的特点及药效要求,有效提取中药材中的有效成分,并尽量减少杂质的操作。
2. 国家制定的《医疗机构中药煎药室管理规范》的主要内容包括设备及场所要求、人员要求以及煎药室管理制度。

第二节　中药煎煮技术

　　汤剂是药材加水煎煮一定时间,去渣取汁制成的液体剂型,主要供内服,少数外用,如:洗浴、熏蒸、含漱。汤剂适应中医的辨证施治,随症加减的原则,具有制备简单易行,吸收快,能迅速发挥药效的特点。它是我国应用最早、最广泛的一种剂型,在防治疾病中发挥了很大作用,目前仍为中医临床应用的重要剂型。

　　汤剂主要的优点是:①能适应中医辨证理论治的需要,其中处方组成用量可以根据病情变化,适当加减,灵活应用;②汤剂为复方制剂,有利于充分发挥药物成分的多效性和综合作用;③汤剂为液体制剂,吸收快,能迅速发挥药效;④汤剂以水为溶剂,安全无副作用;⑤制备简单易行。但是中药所含成分十分复杂,既含有多种有效成分,又含有无效成分,而且,很多中药还包含有毒成分,煎煮不当,不但无法发挥药效,反而可能会适得其反。中药煎煮技术就是如何最大限度提取中药有效成分,提高汤剂的内在质量和临床治疗效果,使其药效得以最大限度的发挥的一门技术。

一、中药煎煮的概念

　　中药煎煮是将药材加水煎煮取汁的过程。该法是最早使用的一种简易浸出方法,至今仍是制备浸出制剂最常用的方法。由于浸出溶媒通常用水,故有时也称为"水煮法"或"水提法"。

二、中药煎煮的有关事项

(一) 清洗

药店或者医院销售的中草药大都是中药饮片,根据其药用特点都进行了相应的加工炮制,在煎煮之前一般没有必要淘洗或者用大量清水冲洗。如果确实需要进行清洗,可在浸泡前迅速用水漂洗一下,切勿浸泡冲洗,以防易溶于水的有效成分大量丢失,从而对中药材中的有效成分含量造成影响。

(二) 煎煮器具的选择

在煎煮器具的选择上,煎煮中药器具以砂锅为首选。砂锅的材质稳定,不易与中药的药物成分发生化学反应;而且砂锅传热较金属器具而言,导热均匀,受热缓和,保温性强,水分蒸发小,所以自古沿用,砂锅的使用是最多的。但砂锅中孔隙较多,容易吸附药物成分,清洗不当或频繁使用时,药材易"串味",影响药效,而且易破碎。此外,在煎煮药物时,也可选用搪瓷锅、不锈钢锅和玻璃煎器。搪瓷锅、不锈钢锅和玻璃煎器的化学性质稳定,抗酸耐碱,可以避免与中药成分发生反应,大量制备时多选用不锈钢锅。铜、铁质煎器虽传热快但化学性质不稳定,易氧化,而且在煎煮中药时能与中药中多种成分发生化学反应,从而影响药效。铝、锡锅是很多家庭中常见的加热器具,其传热快、化学性质较稳定。但不耐强酸强碱,而且铝离子的大量摄入对人体危害较大。所以在煎煮中药时不宜使用铜、铁、铝等器具。

(三) 浸泡

浸泡是中药煎煮过程中一个很重要却又往往被忽视的一个程序。中药饮片煎煮之前进行浸泡,使中药材充分润湿,既有利于有效成分的充分溶出,又可缩短煎煮时间,避免因煎煮时间过长,导致药材中的部分有效成分因受热时间过长造成过多的耗损、破坏。

多数药物宜用冷水浸泡,把药物倒入药锅内摊平,然后加水浸泡,轻压药材,加水量高出药材平面约2~3厘米即可。浸泡过程以药材充分浸透为原则。一般以花、叶、茎为主的药材,质地较疏松,可浸泡20~30分钟,而种子、果实及质地较坚实的药材,可适当延长浸泡时间,为一小时左右。夏天气温高,浸泡时间不宜过长,以免腐败变质,冬季可以长些。特别需要注意的是浸泡中药绝对不能用沸水浸泡。

知识链接

不能用沸水浸泡中药的原因

中药所含蛋白质遇沸水泡会因骤然受热而凝固,并使细胞壁硬化,外层形成紧密的胞膜,阻碍内在成分充分溶出;中药所含高分子物质,遇沸水后易形成胶体,亦不利于有效成分渗出;中药切制、粉碎时,表面所留粉末因突然受热而糊化,阻碍药材毛细管通道,使水分难以渗入,成分溶解后又难以向外扩散,最终影响成分煎出;芳香性中药,如薄荷、紫苏、广木香、砂仁、豆蔻等,含挥发油及挥发性物质,遇热易挥发,则不仅禁忌在煎前沸水泡,更应后下。

有关数据显示:中药煎前浸泡的最适水温为40~50℃,可泡30分钟,此条件既使药材湿润充分膨胀,又提高有效成分煎出率。

（四）煎煮用水

煎煮用水应当使用符合国家卫生标准的饮用水,煎药用水必须无异味、洁净澄清,含矿物质及杂质少。一般来说,我们在生活上的饮用水或纯化水都可用来煎煮中药。如果没有特殊要求,一般避免使用泉水、河水及井水。以防止泉水、河水以及井水中所含的矿物质特别是钙、镁等离子与药材中的成分发生反应,从而影响药效。

在煎煮过程中,煎药的加水量是一个很重要的因素,加水量的多少,直接影响到汤剂的质量。药多水少会造成"煮不透煎不尽",有效成分浸出不完全,并且容易干糊、黏锅;而药少水多,虽然能增加有效成分的溶出,但煎煮得到的汤液的量过大,影响患者服用。药物质地不同其吸水量有显著差别,重量相同的药物,质地疏松的,吸水量多;质地坚实的,吸水量少。煎煮花、叶、全草类及其质地疏松的药材,其用水量要略多一些;煎煮矿物、贝壳类及其他质地坚实的药物,其用水量相应略少一些。

在煎煮时,我们要根据中药材的质地、吸水性能、煎煮时间长短、煎煮过程中蒸发量及煎煮后所需药液量计算加水量。按理论推算,加水量应为饮片吸水量、煎煮过程中蒸发量及煎煮后所需药液量的总和。但实际操作时加水很难做到十分精确。一般来说,第一遍煎煮时加水量为药材量的5~8倍,或将药材适当加压后,液面淹没过药材约2~3厘米为宜。第二遍加水量可少一些,第二次煎煮时,加水量为药材量的4~6倍,或将药液滤出后,重新加水至高出药材平面约1厘米左右,待武火煎煮至沸腾后改为文火煎煮即可。很多传统的中药煎煮加水的方法是三碗水煮成大半碗。其实这是笼统的说法而已。碗有大小之分,药物有多少之别,药材质地亦有所不同,不能简单以三碗煎煮成大半碗而论。

（五）煎煮方法

在中药煎煮过程中,能否把中药材中的成分充分有效的提取,有以下几个重要的因素需要我们注意:

1. 煎煮火候与煎煮时间　在中药煎煮过程中,有"武火"和"文火"之说。大火、急火称武火;小火、慢火为文火。一般未沸前用武火煮沸,沸后用文火保持微沸状态,以免药汁溢出或水分蒸发过快导致药液熬干,有利于有效成分的溶出。在煎煮过程中,尽量少开锅盖,以免药味挥发。煎煮时间的长短的控制,则主要取决于不同药物的性质和质地。

2. 煎煮的次数　中药煎煮一般要煎煮2~3次,最少应煎两次。煎煮次数太少,提取不完全,药材损失大;煎煮次数太多,不仅耗工和燃料,而且煎出液中杂质增多,药液量增大,影响患者服用。一般而言,一副中药在煎煮两次后药渣中所含的有效成分已大为降低,故以煎煮两遍为佳。药量较大的处方,在两次煎煮后可能存留的有效成分较多,可再煎第三遍或遵医嘱煎煮。

（六）特殊药材的入药方法

一般来说,在煎煮的过程中,大多数中药材可以同时入煎,但部分药材因其性质、性能及临床用途不同,所需煎煮时间不同,甚至同一药物因煎煮时间不同,其性能与临床应用也存在差异。所以,在煎煮中药时,我们应该注意入药方法。

1. 先煎　先煎的目的是延长药物的煎煮时间,从而增加药物的溶解度,降低药物的毒性,更能有效的提取中药材的有效成分,充分发挥药物疗效。以下三种情况需要先煎:

（1）矿石类药物:如贝壳类、角甲类药物,因为此类药物质地坚硬,有效成分不易煎出,必须先煎。常见的中药材有:生石膏、寒水石、赤石脂、灵磁石、代赭石、海浮石、礞石、自然铜、牡蛎、石决明、珍珠母、海蛤壳、瓦楞子、龟板、鳖甲、穿山甲、龙骨、龙齿、鳖甲、水牛角等等,可在煎煮前粉碎,先煎入药。

（2）含有毒成分药物：如乌头、附子、商陆等等,要先煎 1~2 小时,先煎、久煎能达到减毒或去毒的目的。

（3）某些植物药：如天竺黄、火麻仁、石斛等药材,表皮比较坚硬致密,或者多蜡质,有效成分难以提取,只有先煎,延长煎煮时间才能有效提取。

案例分析

案例

春季,李大爷的腰痛发作,到中医院就诊,医师诊断为寒湿痹阻治性引起腰痛,开具处方：生附子(先煎)10g,茯苓 12g,白芍药 15g,生姜 9g,白术 15g,桂枝 20g,杜仲 20g,狗脊 15g,乌梢蛇 20g,叁剂。用法：水煎服,每日 1 剂,分 2 次早晚温服。

当天晚上患者服用药后,自感口舌麻木,进而头痛、头晕、四肢感到麻木,抽搐。急送医院抢救才脱险。经调查,是附子煎煮时间不够长(低于 1 小时)导致中毒。

分析

1. 生附子属毒性药品,应用到处方时,需先煎、久煎减毒去毒。

2. 含有毒成分药物：如乌头、附子、商陆等等,要先煎 1~2 小时,先煎、久煎能达到减毒或去毒的目的。

2. 后下　一些含有挥发油类有效成分的中药材及有效成分遇热易分解的中药材,例如花、叶类以及部分根茎类等药因其有效成分煎煮时容易挥散或破坏而不耐煎煮的,通常采用后下的入药方式,目的是为了减少挥发油的损耗,有效成分免于分解破坏。

（1）气味芳香,含挥发油多的药物,如薄荷、藿香、木香、豆蔻、砂仁、草豆蔻、檀香、降香、沉香、青蒿、细辛等均应后下,一般在中药汤剂煎好前 5~10 分钟入药即可,以避免有效成分挥发,影响药效。

（2）不宜久煎的药物,如钩藤、杏仁、大黄、番泻叶等药物,其药材有效成分遇热不稳定,长时间煎煮会破坏其有效成分,应后下入药。

3. 包煎　系指将某种中药材用纱布包起来,再和其他药材一起煎煮的入药方式。需要包煎的中药材主要有以下三类：一是细小种子类药物,如车前子、葶苈子、青葙子等,煎药时特别黏腻,如不包煎,容易粘锅,药液也不容易滤出；二是粉末状药物如蒲黄、青黛、海金沙等中药材,质地较轻,煎煮时容易溢出,而灶心土、滑石粉等中药材容易沉淀,所以需要用纱布包起来煎煮；三是有绒毛的药物,如旋覆花、枇杷叶等,如不包煎,煎煮后刺激性异物不易滤除,服用时会刺激咽喉,引起咳嗽、呕吐等不良反应。

4. 另煎　某些贵重药,为了尽量保存其有效成分,减少同煎时被其他药物吸收,则需另煎,如人参、西洋参等。另外,对于某些既贵重又难以煎出有效成分的药物,如羚羊角,则应切成小薄片另煎,亦可用水磨汁或锉成细粉调服,以避免造成浪费。

5. 烊化　是指对某些胶质或黏性较大的药物隔水加温融化,叫烊化。适用于胶类或黏性大而易溶的药物,以免与他药同煎而黏附他药或粘锅煮焦。例如胶质药物鹿角胶、阿胶等,不宜与其他一般药共煎,需要另放入容器内隔水炖化,或以少量水煮化,再兑入其他药物同服。

6. 煎汤代水　是指某些药物可以先行煎煮、去渣,再以此液煎其他药。一般体积庞大吸水量较大的药物如丝瓜络、灶心土、金钱草、糯稻根等宜先与水煎煮,将所得的药汁去渣后再煎他药。

7. 溶化 一些溶解性较大的中药材,特别是一些矿物质药材,如芒硝、玄明粉等亦可溶化冲入汤剂中应用。

8. 生汁兑入 如鲜生地汁、生藕节、梨汁、韭菜汁、姜汁、白茅根汁、竹沥等,不宜入煎,可兑入煮好的汤剂中服用。

9. 合药冲服 某些贵重的药物,其有效成分不溶于水,或加热后某些有效成分易分解,如人参粉、牛黄粉、三七粉、麝香粉、全蝎粉、肉桂粉、甘遂粉等,将药末合于已煎好的煎剂中搅拌后服。

 课堂活动

张大爷患有胃溃疡多年了,医师给他开具处方:太子参 30 克,云苓 12 克,淮山药 12 克,石斛 12 克,小环钗 12 克,麦芽 30 克,丹参 12 克,鳖甲 30 克,甘草 5 克,田七末 3 克。张大爷在药店购买了以上药材,却对如何煎煮犯了愁。通过本次课的学习,你能帮帮张大爷吗?

 点滴积累

在煎煮中药时一定要注意:

1. 正确的清洗和浸泡药材。
2. 选择恰当的煎煮器具。
3. 使用无异味、洁净澄清、含矿物质及杂质少的饮用水作溶媒。
4. 根据药材的性质选择恰当的加水量和煎煮次数,合理的控制煎煮火候和加热时根据药材中有效成分的特点、性质及用途的不同,采用合理的方法。

第三节 中药煎煮的误区

案例分析

案例

陈大爷最近身体不适,医师给开了几剂中药让陈大爷回家煎煮。在煎煮中药的时候,陈大爷和来家里做客的王大爷下起象棋,药罐子一直在煤气炉上,开着大火煮着,陈大爷闻到一股焦味才发现药罐子里的水已经煮干了。陈大爷舍不得浪费,重新加入水,继续煎。服用完这剂中药后,陈大爷发现病情加重了。

分析

1. 中药煎糊了,加水再煎煮,给患者服用,这种做法可能危及到患者的身体健康。因为焦糊的药物发生了变化,有可能变成了毒性物质。

2. 煎煮中药必须讲究火候,煎药火力及煎药时间的长短直接影响到药效的发挥。

汤剂历史悠久,疗效理想,深受百姓的信赖。中药煎煮的目的,是把中药的有效成分,经过物理、化学作用(如溶解、扩散、渗透和脱吸附等),转入到汤液里去。然而在中药煎煮过程中,一些错误的煎煮行为,不但不能有效地提取药物中的有效成分,反而可能会影响中药的疗效,甚至恰得其反。

在中药煎煮过程中,应避免以下行为:

(一)长时间冲洗药材

人们总是习惯将从药店或医院买回来的中药饮片进行长时间冲洗,其实这种行为并不可取。从药店或医院购买回的中药饮片一般都经过炮制加工过,如果需要清洗,简单漂洗既可。如果长时间用水冲洗,会造成药材中有效成分的流失,反而物极其反。

1. 长时间水洗可使药材的水溶性成分丢失,如不少药材中含有糖和甙类,可溶解于水中,经水洗后,将丢失一部分的有效成分,导致药效降低。

2. 长时间水洗可使粉末类药材丢失,中药中有不少药材是粉末类的,也有的在配药时需研碎,如桃仁、龙骨、滑石粉等,如果用水洗,会造成这些药物的流失。

3. 长时间水洗可致部分药材辅料丢失,某些常用的中药饮片,如胆南星、酒制大黄等,在炮制过程中加入蜜、酒、胆汁等辅料,而这些辅料易溶于水中,若用水长时间冲洗,可导致部分辅料丢失。

因此,在煎煮中药之前,不宜用水长时间冲洗药材,以免造成药材有效成分的流失,影响药物的疗效。

(二)开盖煎煮

有人在煎中药时,为了操作方便,常不盖盖子煎煮,这种煎煮行为是不对的。很多植物类中药,如木兰科、芸香科、菊科等植物都含挥发油,挥发油在医学上具有驱风、抗菌、消炎、镇痛等作用。但是,挥发油在水中的溶解度很小,而且绝大部分挥发油的比重都比水轻,很容易随水蒸汽一起蒸发出来。如果煎煮中药过程中开盖煎煮,中药内的有效成分容易随水蒸汽挥发出来,从而降低药物疗效。

(三)煎煮中药越久越好

日常生活中,大多数人都以为中药煎煮越浓效果越好,煎煮时间越长,有效成分提取越充分。其实这种想法并不正确,中药煎煮是中药材中的有效成分不断释放、溶解的过程,当中药材与药液中的有效成分浓度平衡后,这一过程就停止了,中药材中的有效成分就不再释放、溶解到药液中。如果连续不断地加热煎煮,不仅不会使药物内的有效成分继续溶解,反而令药液中的挥发性有效成分不断蒸发而减少,甚至会使药物的有效成分在长时间的高温中遭到破坏,还可能使某些杂质或无效成分被过多浸出,导致药效降低,不良反应增大。

(四)武火快煎

有人会认为,一直用大火煎煮,温度越高,火力越大,药材中的有效成分能更充分的提取。其实,这样并不可取。煎中药很讲究火候,也就是说很注意煎药火力及煎药时间的长短。要根据药物的性质掌握火候。解表类药物气味芳香,含挥发油的有效成分居多。久煎能使之过度挥发而造成损失,一般宜用武火急煎法,煎煮时间要短;头煎药煎沸15分钟即可,二煎药煎沸10分钟即可。补益类药物,因其滋腻质重,需久煎方能出汁,一般用武火煎沸,后改为文火慢熬;头煎药煎沸后,再用文火慢熬20~30分钟,二煎药煎沸后用文火慢熬30~40分钟。而且,长时间煎煮药物,在煎煮过程中需搅拌2~3次,以防底层药物焦糊。

（五）铁锅煎煮

现在一些人喜欢用铁锅煎煮中药，认为金属传热快，而且方便又好洗刷，其实这种做法对药效的影响非常大。很多植物药材是含酸性或碱性的，中性的很少，而这些植物性药物通常含有鞣质、有机酸等，会和铁锅里的铁离子产生化学反应，可能产生副作用。如诃子、苏木，都会和铁锅反应产生不溶于水的鞣酸铁，含有黄酮类的中药，在遇到铁离子时也可以产生化学反应，导致药材成分改变，影响中药的煎煮和吸收，使得疗效降低。而用砂锅以及瓦罐煎煮中药非常好，这是因为砂锅的锅底导热十分均匀，煮起来受热比较和缓，而且砂锅保温性比较强，水分蒸发量比较小，有利于不耐热成分的保存，药材有效成分保留比较全面。

 学以致用

工作场景

小王是某连锁药店的执业药师，小王邻居张大叔近几天总感到大便干燥、不通畅到中医院就诊，中医师根据他的病症开具中药处方3剂。张大叔喝下1剂汤药后，病情非但没有好转，反有加重之势。他拿着处方到药店咨询小王，经了解原来是张大叔在煎药时，将大黄和其他几味药一同煮了60多分钟，才导致病情加重。小王向张大叔说明情况，耐心教张大叔如何煎煮剩余的中药，很快张大叔就药到病除了。

知识运用

1. 大黄致泻的成分是蒽苷，易溶于水，如果煎的时间过久，蒽苷会被破坏，而大黄中所含的收敛止泻成分鞣质便会溶出。所以不但不能通便，反而使便秘加重。

2. 作为药学工作人员，在调配处方时，对于特殊中药一定要交待煎煮方法如：附子、川乌、蒲黄、大黄等，这些特殊中药若煎煮不当，轻者药性改变，影响疗效；重者中药毒性残留过多，危及生命健康。

 点滴积累

在中药煎煮过程中，有以下问题是需要我们特别注意的：避免长时间冲洗中药材，避免开盖煎煮，避免武火快煎，避免使用金属器具煎煮。

 目标检测

一、单项选择题

1. 气味芳香，含挥发性成分的薄荷、砂仁、豆蔻、鱼腥草饮片等，以免其有效成分散失，在煎煮时应采用（　　）的入药方式。

    A. 先煎　　　　　　B. 后下　　　　　　C. 包煎　　　　　　D. 烊化

2. 下列哪个药材宜先煎（　　）

    A. 砂仁　　　　　　B. 龟甲　　　　　　C. 蒲黄　　　　　　D. 鹿茸

3. 下列哪类饮片不用包煎（　　）

    A. 含黏液质较多的饮片　　　　　　B. 富含绒毛的饮片

    C. 花粉等微小的饮片　　　　　　　D. 有毒饮片

4. 姜汁、白茅根汁在中药汤剂煎服时，一般采用（　　）

A. 烊化　　　　　　B. 先煎　　　　　　C. 后下　　　　　　D. 生汁兑入

5. 煎煮中药饮片时,先浸泡饮片,一般水量应高于药面(　　　)

　　A. 1~2cm　　　　B. 3~5cm　　　　C. 6~8cm　　　　D. 9~10cm

6. 煎中药的器皿最好是使用(　　　)

　　A. 砂锅　　　　　　B. 不锈钢锅　　　　C. 铁锅　　　　　　D. 铝锅

7. 煎煮中药时下述说法错误的是(　　　)

　　A. 煎煮中药时间越长越好

　　B. 煎煮中药应该避免铁器、铜器类金属器皿

　　C. 煎煮前应当先浸泡 0.5~1 小时

　　D. 煎煮中药一般先用武火,煮沸后改文火

8. 补血药阿胶在中药汤剂中应用时,应采用以下哪种方法煎服(　　　)

　　A. 先煎　　　　　　B. 后下　　　　　　C. 烊化　　　　　　D. 包煎

二、是非判断题

1. 车前子宜碾碎包煎。(　　　)

2. 玄明粉应溶入煎好的汤液中服用。(　　　)

3. 芒硝一般不入煎剂,待汤剂煎得后,溶入汤液中服用。(　　　)

4. 煎服中药饮片应先用清水浸泡。(　　　)

5. 中药煎煮前需要用热水浸泡半小时。(　　　)

6. 煎中药时,煎煮时间越长越好。(　　　)

7. 煎中药时忌用铁锅、铜锅和铝锅。(　　　)

（孙　玺）

实训指导

实训 2-1 社会药房(店)的布置、药品的分类与定位摆设

一、实训目的

1. 熟悉社会药房(店)的外在布局和内在布置的要求。
2. 熟悉药品的陈列原则。
3. 以适用合理、美观大方为药店内部布局原则,掌握药品定位摆放的方法。

二、实训场地

本校模拟药房。

三、实训用品

1. 准备一间建筑设计、光照、温湿度符合要求、面积约 $40m^2$ 的空置房间。

2. 柜台 5 个;空药架 5 组;自选货架 2 组;中药柜 2 组;西药及中成药空盒若干(相同备用 2 份);实训用中药饮片若干(相同备用 2 份);标价签若干;服务承诺牌、制度牌、岗位职责牌若干个;(模拟)经营许可证 2 份;执业药师复印件 2 份;桌子 2 张;椅子 4 张;体重身高秤 2 台;室内广告用纸多张;办公用品(笔、白纸、彩纸、剪刀等)若干;根据需要自备广告宣传使用道具(气球、灯笼等)。

四、实训内容(操作步骤)

1. 全班分为两大组,每组推选店长 1 名、副店长 2 名(分别负责药店布置和药品的陈列摆放)、设计师 2 名。

2. 每组学生分为两小组,其中一小组学生负责药店布置,另一小组负责药品的陈列摆放。负责药品摆放的小组抽签确定摆放方法(按功效主治和药品剂型陈列二选一)。

3. 课前实地参观知名社会药房(店)的外在布局和店内布置、药品摆放并拍照备用;或从网上查找师生均熟悉的知名药房店内外布局、药品摆设陈列的图片。

4. 参考照片或图片,在分管组长的带领下进行讨论找出布局和药品摆放的特色之处,由店长总结,讨论并拿出店内外布置的设计草图。

5. 负责药品陈列摆放的小组根据抽到的摆放方法,并参考消费者的用药习惯、冷销、热销货情况及相关法规,在负责组长的带领下讨论并设计药品细分定位草图。

6. 检查实训用品和材料是否可用,数量是否齐全。

7. 两大组各占一半空间,负责布置药店的小组组员分工明确,在分管组长的指挥下,按照店内外布置设计图纸要求,有条不紊的对本组负责的区域进行布置工作。布置整齐后,由负责药品陈列的小组入场,在负责组长的指挥下,按照陈列设计图纸要求,对药品的陈列具体进行操作。

五、实训说明

1. 模拟药房的设施设备、各种规章制度、职责、一证一照、标牌等硬件软件都要准备齐全、规范,整个内、外在布局要体现药店的特点,设计布置、功能分区要基本符合《药品经营质量管理规范》要求。

2. 用来陈列的西药成药、中药饮片需事先准备相同的 2 份,其中西药成药包括外用药、内服药、非处方药、处方药等。

3. 课前通知组长要学生熟悉中药斗谱的编排原则,并制定合理编排计划。

4. 教师介绍实训要求和实训内容时要强调 GSP 在药店布置、药品陈列等方面的要求:①营业场所、仓库、办公区、生活区是否"有效隔离";②营业场所宽敞、整洁,营业用货架、柜台齐备,销售柜组标志醒目,注意:经营中药需有中药的调剂台,药品的分类标志需要醒目、悬挂标示牌;③陈列药品的分类规范、科学,药品摆放整齐,药品类别标志字迹清晰,位置合理,定位准确;④检查陈列的药品符合储存的要求(包括温度、湿度、分类等),药品与非药品、内服药与外用药、易串味药品与一般药品分开存放;⑤处方药与非处方药分柜摆放,处方药柜与非处方药柜有明显标志。

5. 实训时间 80 分钟,其中教师课前介绍 10 分钟,各组讨论 10 分钟,药店布置 25 分钟,药品陈列 30 分钟,教师点评、给分、小结 5 分钟。

6. 药品陈列注意突出特点、保持量感。采用合理合法、重点药品陈列、季节药品陈列、节日药品陈列等多种方便实用、符合消费者心理的陈列方法。

六、实训考核

实训考核评估表

考核项目	考核细则	评估
仪容仪表	着装整齐、分工明确、合作默契。(10分)	
物品准备	实训用品准备齐全、完好。(10分)	
实训操作	药店外在装饰突出特色、布局美观,内在布置合理、色调和谐、空间敞亮、实用、功能区划分符合 GSP 的要求。(20分)	
	药品摆放定位迅速准确,陈列美观、实用、方便。符合 GSP 的要求。(20分)	
	按时间完成,收场及时,地面桌面整洁。(10分)	
	整体设计布局陈列效果好。(10分)	
清场、整理	清洁器具、整理台面。(10分)	

实训2-2　药品包装识别和解说药品说明书

一、实训目的

1. 熟悉药品包装标签管理规定。
2. 学会从包装上识别药品与非药品、处方药与非处方药、内服药与外用药。
3. 正确理解并解释说明书中各项目的含义。
4. 准确、耐心、细致指导患者阅读说明书的主要内容。

二、实训场地

模拟药房。

三、实训用品

1. 药品包装盒一批(内附说明书):处方药、非处方药、化学药品、中成药品、内服药、外用药。
2. 特殊药品包装盒若干(内附说明书):精神药品、毒性药品、麻醉药品等。
3. 保健品包装盒一批(内附说明书)。

四、实训内容(操作步骤)

1. 学生分组实训,每4~6人一组,并分配好角色,其中2~3人扮演药店营业员,另外2~3人扮演患者(顾客)。
2. 所有学生按教师讲述的实训要求查看实训用药品的包装和说明书,通过包装盒上的标签内容辨识商品类型及药品的类型。通读说明书的内容,并正确理解。
3. 店员扮演者准备迎接询问顾客(患者),顾客扮演者描述病人情况,店员根据药品说明书向患者推荐对症药品。
4. 店员扮演者指导患者正确阅读药品说明书,教会患者正确使用药品。
5. 以组为单位填写药品包装识别实训报告表。
6. 各组按顺序进行成果展示,把整个实训过程完整做一演示,指导老师进行考评。

五、实训说明

1. 所有设备、实训物品事先必须根据人数、操作项目精心计划准备。
2. 课前实训指导教师要求学生合理分组,复习并掌握包装识别、阅读说明书的内容,熟悉并领会包装、标签、说明书的相关法规。
3. 教师与实验员共同准备一些有代表性的药品保健品包装盒,且均需附有说明书、标签。
4. 整个实训过程80分钟,其中教师讲解实训要求及实训考核标准10分钟,学生对实训知识准备15分钟,实训过程40分钟,教师考核10分钟,总结5分钟。

六、实训考核

实训考核评估表

考核项目	考核细则	评估
仪容仪表	职业素养、服务态度（着装整齐、分工明确、合作默契）。（10分）	
物品准备	实训用品准备齐全、完好。（10分）	
实训操作	沟通能力、表达能力。（10分）	
	仔细查看药品包装、标签内容是否正确、合法。（20分）	
	正确告知患者（顾客）药品名称、适应证、用法用量及注意事项、帮助患者分析药理、毒理、药代动力学，提醒患者注意药物不良反应和相互作用。（30分）	
	顾客满意度。（10分）	
	药品包装识别实训报告表的填写。（10分）	
清场、整理	清洁器具、整理台面。（10分）	

附：包装识别实训报告表

序号	名称	批准文号	标识	储运条件	判断商品类别	
					药品	非药品
1						
2						
3						
4						
5						
6						
7						
8						
9						
10						
11						
12						
13						
14						
15						
16						
17						
18						
19						
20						

实训3　处方的读识练习

一、实训目的

1. 通过处方的读识练习,学会看懂处方。
2. 通过处方的读识练习,能初步审核处方。
3. 通过处方的调配练习,掌握处方调配的一般程序。

二、实训用品

处方单、包装纸、笔、药匙、压方木、药袋、白色纸。

三、实训材料

药品。

四、实训内容(操作步骤)

1. **处方识别**　每位同学准备2张处方单,读懂处方单(尤其要读懂处方单用法用量的缩写符号)。
2. **处方的审核**　审核4张处方单,把不合理的处方筛选出来,并说出不合理的原因。
3. **处方的调剂**　挑出一张合理的处方,进行调配。每三位同学为一组,轮流扮演调剂师、核对付发人员和顾客。由调剂师将药品调配好后交付核对付发人员,由核对付发人员将药品发给患者。患者对调剂师及核对付发人员的整个服务过程进行评价。

五、实训考核

(一)处方的读识小测

将合理处方单编号,打乱放好,每位学生随机选两张,在规定时间内(5分钟)对处方中的正文进行翻译,并将答案写下,统一上交答卷,任课老师评分做实验成绩。

处方读识的测评

班别　　　　　　　　　姓名　　　　　　　　　学号

处方编号	处方翻译

(二)处方的审核测评

将不合理处方单编号,打乱放好,每位学生随机选两张,在规定时间内(5分钟)对处方进行审核,并将审核结果写下,统一上交答卷,任课老师评分做实验成绩。

处方的审核测评

班别   姓名   学号

处方编号	不合理处	不合理原因

实训 4-1 中药的计量工具戥秤的使用练习

一、实训目的

1. 熟练掌握戥秤的正确使用方法及校正方法。
2. 掌握中药调配中的"等量递减、逐剂回戥"(减重称量法)的分剂量方法。

二、实训用品

处方、戥秤、包药纸(袋)、盛放饮片的器物(搪瓷或不锈钢托盘、厚纸板等)、调剂台、药橱。

三、实训材料

饮片斗架并备齐相应的中药饮片(石膏、生地、赤芍、北豆根、前胡、苦杏仁、大力子、桔梗、甘草)。

四、实训内容

(一)戥秤的基本组成

戥秤又称戥子,由戥杆、戥砣、戥盘、戥毫等组成。戥毫(戥钮)共有两枚:后毫(内钮)和前毫(外钮),靠近戥砣一侧的为"后毫",用以称较轻的物品,靠近戥盘一侧的为"前毫",用以称较重的物品。戥杆的上侧和内侧镶嵌的铜钉(或铅钉)称为"戥星",用来指示重量。"后毫"的戥星在戥杆内侧面,从戥毫侧开始,第一个戥星为0g,称"定盘星"。从定盘星开始,每前进1颗星,重量增加1g,直至戥杆梢,多数戥秤为50g。"前毫"的戥星在戥杆上侧,从50g开始,以后每颗星表示2g,至杆梢,多数为250g。

称重在1g以下者需选用厘戥(分厘戥,又称毫克戥),厘戥的制作原理及使用方法与戥秤相同,其体型较小,戥杆长约30cm,多用兽骨或金属制成。一般厘戥"后毫"的起始称量为0.02g,其称重范围在200mg~50g之间,主要用于调配细料、贵重药和毒剧药处方。

(二)实训提示

使用戥秤时应按以下操作步骤进行:

1. 戥秤校对　使用戥秤时首先检查戥盘与戥砣的号码是否相符;然后进行戥秤校对,具体方法如下:

左手移动戥砣挂线,将戥砣定位在定盘星上;用右手拇指与食指提起"后毫",将戥杆提至与双眼平行,距眼一尺左右的位置(这一动作称为"齐眉对戥"),注意提拿戥秤时不宜过远或过近,太高或太低。察看戥杆是否平衡以及灵敏度如何。戥杆平衡且灵敏方可使用,否则应修理、调校。戥秤校准后,方可进行饮片称取操作。

2. 称量操作步骤　①左手持戥杆,稳住砣线;②右手(用前三指)取饮片放入戥盘内;③用右手大拇指与食指提起戥毫;④左手将砣线在戥杆上移至欲称量重量的戥星上,随即放开;⑤"齐眉对戥"检视戥杆是否平衡,当戥杆平衡时,说明戥盘中饮片的重量与欲称取的重量相符,否则需增减饮片至戥杆平衡。

3. 称量动作要领

左手:戥杆放置于中指第一指节和虎口上,拇指按押于戥杆上方,食指与中指夹持戥杆,手形如"佛手"(不能成兰花指状)。移动戥砣时,以中指、食指拉、推砣线,移动戥砣。

右手:大拇指与食指捏拿戥毫,其他三指自然屈曲(不能成兰花指状)。

4. 戥秤用过后,戥盘应擦干净,将戥砣放在戥盘中,挂在适当的位置,防潮防锈,以免影响准确度。分厘戥应放在木盒中保存。

在中药调配处方使用戥秤过程中还应注意以下事项:

1. "前三指抓药"　称量饮片时,不能用戥盘撮药或手掌朝上去撮药,应使用右手"前三指抓药"(拇指、示指与中指)。从斗格中取药时,确保药物不外漏、不落地。

2. "等量递减、逐剂回戥"　在调配"一方多剂"的处方时,将称量完毕的中药饮片,按"等量递减、逐剂回戥"的原则,即减重称量法(每味药一次称完,再按"剂"分剂量):一次将饮片总量称量出来,而后分次用减重法将每剂饮片重量倒出,分放在饮片盛放器物上。每次均应使用戥秤分配剂量,不可凭主观臆测、任意估量分剂或随意抓配。

3. 分剂量时,每味药应按处方的先后顺序及药物的外形、质地、颜色,逐味单列"间隔排放",不可混放一堆。

4. 称量顺序　横向书写药味的处方,应自第一行开始,从左至右依次调配药味;竖向书写药味的处方,应自右手第一行开始,从上至下依次调配药味。

5. 一般每剂重量误差不得超过 ±5%。

(三) 戥秤称重练习

1. 戥秤空盘练习动作要领　重点按照上述实训提示中练习"左手要领"、"右手要领"、"齐眉对戥"等动作。

2. 按下列处方(或其他临床方剂处方)用戥秤进行称量调剂,2 人一组,一人操作,另一人负责检查操作的正确规范性,如有差错及时更正。

处方实例

Rp:石膏 30g　　　　生地 15g　　　　赤芍 20g

　　北豆根 6g　　　　前胡 9g　　　　苦杏仁 9g

　　大力子 10g　　　桔梗 10g　　　甘草 5g

　　　　　　　　　　　　　　　　　叁剂、水煎服

3. 检查每剂重量的误差　不得超出 ±5%。

五、实训考核

实训结果测试

测试项目	测试细则	评估
校正戥秤	调配前正确校对戥秤	
实训操作	1. 动作要领规范正确 左手：戥杆放置于中指和虎口上，拇指按押戥杆上方，食指与中指夹持戥杆，以中指、食指拉、推砣线，移动戥砣。 右手：大拇指与食指捏拿戥毫，其他三指自然屈曲。 2. 抓药方法正确"右手前三指"。 3. 称重时做到"齐眉对戥"。 4. 严格遵守"等量递减、逐剂回戥"的原则分取每剂药量。 5. 每味药间隔排放。 6. 每剂重量的误差未超出 5%。	
清场、整理	清洁戥秤、戥盘，戥砣放在戥盘中，整理台面	

实训 4-2　中药的计量工具天平的使用技术

一、实训目的

1. 熟练掌握架盘天平使用方法及称重操作中的注意事项。
2. 熟悉电子天平的使用方法。
3. 了解架盘天平及电子天平的结构和性能。

二、实训用品

架盘天平、电子天平、普通称药纸、硫酸称药纸等。

三、实训材料

朱砂、冰片、附子、氢氧化钠、煅石膏、三七粉、贝母粉等。

四、实训内容

（一）天平的基本结构和参数

常用的天平种类很多，如架盘天平、扭力天平、分析天平、电子天平等，本节重点介绍架盘天平。

架盘天平又称托盘天平，其工作原理属等臂的杠杆原理，其秤梁多以铝合金铸成，中央与两端各装钢质刀刃一只，秤梁附有连杆，在连杆的两端各有一托盘，一端放砝码，另一端放要称的物体，杠杆中央装有指针，指针在中央平衡时，两端的质量（重量）相等。有的架盘天平秤梁上附有标尺和游码，标尺的刻度一般分为 10 大格，每一大格又分为 10 个小格，可供称量重量在 1~10g 以内的物品。每台天平都有与其相配套的砝码盒。

电子秤主要由承重系统（如秤盘、秤体）、传力转换系统（如杠杆传力系统、传感器）和示

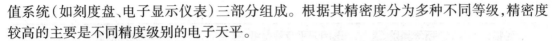

值系统（如刻度盘、电子显示仪表）三部分组成。根据其精密度分为多种不同等级，精密度较高的主要是不同精度级别的电子天平。

凡天平都有固定的"分度值"和"最大称量"。天平的分度值又称感量，是指天平处于平衡时，在其托盘中加入的能使天平倾斜而指针偏移一个最小分度值所需要的质量值。分度值越小，天平越灵敏。天平的最大称量是其所允许负荷的最大称重量。药剂工作中使用的架盘天平分度值一般为 0.1g、0.2g 或 0.5g，最大称量为 100g、200g、500g 等。

（二）实训提示

使用架盘天平时应按以下操作步骤进行：

1. 天平的选择　根据称量的药物质量多少和称重的允许误差，选择分度值适宜的天平。在《医院中药饮片管理规范》规定，中药饮片调配的重量误差，每剂不得超过 ±5%。相对误差的计算，是用分度值和所要称取重量的比值来决定的，其计算公式如下：

$$相对误差 = P \div Q \times 100\%$$

P 为天平的分度值（感量），Q 为所要称取的重量。

所以说，在称量过程中选择感量不同的天平称量的质量是有所差别的。

2. 天平的调平　称量前需将天平放置在平稳的台面上，检验是否正确和灵敏，如不平衡，可旋转横梁两端的螺丝，使指针停止在指针牌中央线上。天平调平后不能再移动。

3. 选择适宜的称药纸　称药前需在秤盘上衬以称药纸（包装纸）或其他适当容器。根据药物性质，如普通固体药物选择普通纸作称药纸，如具挥发性药物、吸湿性药物、半固体药物或腐蚀性药物，可选择硫酸纸作称药纸，也可将药物置于表面皿上称量，液体药物可选择小烧杯称量。

4. 砝码的放置　一般有标尺和游码的架盘天平，由于游码只能向标尺右边移动，称量时药物宜放置在左盘，砝码放置右盘。药物和砝码均应放置于托盘中心，以免产生误差。砝码取用时需用镊子。

5. 天平的复原、休止　称重操作完毕，需将砝码立即放回砝码盒，并将游码归零，天平处于休止状态（托盘置于同一侧），以保护刀口避免磨损。

在天平的使用过程中还应注意以下事项：

（1）称取药物时要求瓶盖不离手，用左手中指与无名指夹瓶颈，以左手拇指与示指拿瓶盖，右手拿药匙（见教材图 4-3）。

（2）加减药物和砝码时动作应当轻缓，操作时药物不能撒落台面或天平上。

（3）过热的药品需冷却后再称重。

（4）保持天平的清洁和干燥，若被污染时，应用柔软的细布擦拭。

（三）称重练习

根据下列药物性质，选取适合的天平（电子秤或电子天平）及称药纸进行称重操作练习，2 人一组，相互检查操作是否规范。

称重操作练习项目表

药物	所称重量	选用天平及称量纸	选择依据
朱砂	0.3g		
冰片	0.7g		
贝母粉	2.0g		

续表

药物	所称重量	选用天平及称量纸	选择依据
三七粉	3.6g		
附子	4.0g		
氢氧化钠	5.0g		
煅石膏	15.0g		

五、实训考核

实训结果测试

测试项目	测试细则	评估
选择仪器	根据称量需要和误差要求,正确选择天平	
实训操作	1. 正确调整衡器零点 2. 正确选用称药纸(或适当器皿) 3. 左物右码 4. 正确使用砝码(用镊子取用) 5. 加减药物适当,无药物撒落台面或天平 6. 天平用完及时回零、复原 (如选用电子天平或电子秤,使用前应进行预热及校准)	
清场、整理	清洁器具、整理台面	

实训 5-1　临床不合理用药案例分析

一、实训目的

1. 通过案例分析,结合药理学知识,掌握和了解常见临床不合理用药现象。
2. 学会分析和辨别不合理用药的方法。

二、实训内容(临床案例)

1. 患者,男,34 岁,上腹部疼痛入院就诊,经胃镜检查,诊断为严重胃溃疡,行胃部分切除术。为防止术后感染,医生开出如下处方:

Rp:

头孢曲松钠　2g

0.9% 氯化钠注射液　100ml

用法用量:静滴,每日 1 次,术前 1 天至术后第七天,连用 8 日。

请分析上述处方是否合理? 请说明原因。

2. 患者,女,28 岁,咳嗽 3 天,咳痰,来院就诊。经查体和实验室检查,诊断为细菌感染引起的咽喉炎。医生开出如下处方:

Rp:

(1)复方新诺明片　1.0g×6 片

用法用量：1.0g/ 次，每日 2 次。

（2）头孢氨苄甲氧苄啶胶囊　0.15g×24 粒

用法用量：0.3g/ 次，每日 4 次。

请分析上述处方是否合理？请说明原因。

3. 患者，女，45 岁，头痛，鼻塞，流涕，全身酸痛，来院就诊。经诊断为上呼吸道感染。医生开出如下处方：

Rp：

（1）白加黑感冒片　1 盒

用法用量：白天：白片，1 片 / 次，每日 2 次；晚上：黑片，1 片 / 次，每晚 1 片。

（2）头孢曲松钠　2.0g

　　　0.9% 氯化钠注射液　100ml

用法用量：静脉注射，每日 1 次，连用 5d。

请分析上述处方是否合理？请说明原因。

4. 患者，男性，38 岁，咳嗽，浓痰，胸痛，发热 38℃，来院就诊。查体，闻及肺部湿啰音；X- 射线提示为大叶性肺炎。医生开出如下处方：

Rp：

（1）青霉素钠　80 万 U×8 支

用法用量：肌注，160 万 U/ 次，每日 2 次。

（2）阿奇霉素软胶囊　0.125g×20 粒

用法用量：0.5g/ 次，每日 1 次。

请分析上述处方是否合理？请说明原因。

5. 患者，女性，56 岁，消瘦，多饮、多尿 2 个月，空腹血糖 11mmol/L。诊断为 2 型糖尿病。医生开出如下处方：

Rp：

二甲双胍

用法用量：口服，0.25g/ 次，每日 3 次。

请分析上述处方是否合理？请说明原因。

6. 患者，男性，65 岁，高血压。选用硝苯地平缓释片控制血压。将 20mg/ 片的缓释片对半分成 10mg，口服，10mg/ 次，每日 3 次。

请分析上述用药是否合理？说明原因。

7. 患者，男性，36 岁，出租司机，因上腹不适，反酸等症状就医。查体，诊断为消化性溃疡，医生开出如下处方：

Rp：

（1）法莫替丁胶囊　20mg×30 粒

用法用量：口服，20mg/ 次，每日 2 次。

（2）硫糖铝咀嚼片　0.25g×60 片

用法用量：口服咀嚼，0.25g/ 次，每日 4 次，饭前半小时服用。

请分析上述用药是否合理？说明原因。

8. 产妇，23 岁，足月待产。晨 1 时出现规律性宫缩，上午 8 时宫口 1 指松，8 时 50 分医生给予静滴缩宫素 3U，用药后产妇宫缩 40s/1~2 分，12 时 30 分娩出一女婴。次日女婴出现呼吸急促,双肺有少量湿啰音及轻微哮鸣音,医生给予青霉素肌注治疗,4 天后母子出院,女婴出现右侧肢体活动不灵,CT 检查,提示缺氧缺血性脑瘫。请结合医生用药,分析女婴出现缺氧缺血性脑瘫的原因。

实训 5-2　药物配伍禁忌案例分析

一、实训目的

1. 通过案例分析,掌握和了解临床药物配伍禁忌相关知识。
2. 学会运用配伍禁忌知识,正确配伍药物和配制药液。

二、实训内容(案例分析)

1. 患者,男性,56 岁,胸闷,气喘,呼吸不畅,有慢性支气管炎病史,来院就诊。查体诊断为慢性支气管炎发作。医生开出以下处方:

Rp:

(1)茶碱缓释片 0.1g×50 片

用法用量:口服,0.2g/ 次,每日 2 次。

(2)罗红霉素 0.125g×12 片

用法用量:口服,0.15g/ 次,每日 2 次。

请分析上述处方是否合理? 说明原因。

2. 患者,女性,38 岁,发热数日,肺部感染,并发代谢性酸中毒。医生为其开出如下处方:

Rp:

青霉素钠粉针剂　800 万单位

5% 碳酸氢钠注射液　100ml×2

10% 葡萄糖注射液　250ml

用法:静脉滴注,每日 1 次。

请分析上述处方是否合理? 说明原因。

3. 患者,男性,42 岁,腹部出现多个长条水泡就诊。经检查诊断为带状疱疹病毒感染。医生开出如下处方:

阿昔洛韦　0.25g

维生素 C　0.2g

5% 葡萄糖溶液　250ml

用法:静脉滴注,每日 1 次。

请分析上述处方是否合理? 说明原因。

4. 患者,女性,46 岁,因感风寒,出现低热、头痛、咳嗽、咽喉疼痛、流涕、鼻塞、全身无力等症状,来院就诊。经查体,初步诊断为严重感冒。医生为其开出如下处方:

Rp:

双黄连粉针剂　2g

氨苄青霉素钠粉针剂　4g

0.9% 氯化钠注射液　500ml

用法:静脉滴注,每日 1 次。

请分析上述处方是否合理? 会出现什么现象?

实训 6　化学药品、中成药处方的调配

一、实训目的

1. 熟悉化学药品、中成药处方调剂的流程和操作步骤。
2. 熟练掌握处方解读、处方审核、处方调配及指导用药。

二、实训用品

处方、药品、包装袋等调剂用具若干。

三、实训内容

1. 分组　根据各班实际情况将学生分为小组,每组 3 人,分别轮流扮演患者、调剂员、核对发药人员。

2. 模拟调配流程　患者将已交费的处方交给调剂员,调剂员将调配后的药品交给核对发药人员,再由核对发药人员向患者发出药品,并进行用药指导。调剂流程如实训图 6-1 所示。

3. 打分　患者认真观察调剂员和核对发药人员的工作,并参照考核标准进行打分。

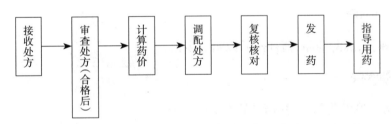

实训图 6-1　调剂流程示意图

四、实训考核

调配操作过程中要求调剂员热情、有耐心、仪表仪容符合要求;动作熟练、规范,操作准确,遇到突发事件能恰当处理。调配结果要求实际调配品种与处方 100% 符合,指导用药正确率达 100%。指导老师根据各组的表现并结合小组自评结果给出最终的考核分数(考核标准见实训表 6-1)。

实训表 6-1　处方调配操作技能考核表

项目	考核内容	标准分 100	评分标准	得分	考核人
职业素养	着装 工作态度 服务用语	10	着装不整洁扣 3 分; 工作态度不礼貌、不热情扣 3 分; 服务用语不规范扣 4 分		
处方解读	处方的组成 常用拉丁文缩写	20	解读处方组成错误扣 5 分; 解读常用拉丁文缩写错误扣 5~15 分		

续表

项目	考核内容	标准分100	评分标准	得分	考核人
审核处方	四查十对 药物配伍	25	"四查十对"错误扣2~10分； 处方分析错误扣5~15分		
调配处方	处方调配程序及操作	30	调配程序错误扣5~15分； 药品包装袋填写错误或漏填扣2~10分； 调配速度慢扣5分		
复核处方	复核调配人员调配药品是否正确		发现调配药品错误，扣调配处方项30分		
指导用药	交代药物用法用量及用药注意事项	15	指导患者用药错误扣10分； 指导患者用药不全面扣5分		

实训 7　特殊药品的调剂练习

一、实训目的

1. 掌握麻醉药品、精神药品的调配流程。
2. 熟悉麻醉药品、精神药品的使用管理及相关管理规定。
3. 认识常用的麻醉药品、精神药品。

二、实训用品

调剂台,座椅,麻醉药品、精神药品说明书多张。

三、实训材料

1. 收集医院麻醉药品、精神药品处方实样若干。
2. 准备一些麻醉药品、精神药品(模拟品)。

四、实训内容

1. 根据实际情况将学生进行分组,分为发药组和取药组,进行模拟调配。
2. 任选 4 张有代表性的处方,严格按照有关管理规定进行调配。
3. 识别麻醉药品、精神药品处方并填写相应记录表(实训表 7-1,7-2,7-3,7-4)。

实训表 7-1　麻醉药品、精一药品交接班记录表

日期	药品名称	如:盐酸哌替啶注射液		交班人	接班人
	规格 × 固定基数	50mg×10 支			
	班次	药品数量	处方数量		

实训表 7-2　麻醉药品、精一药品使用登记表

年　月

日期	患者姓名	性别	年龄	身份证明编号	临床诊断	药品名称	规格	批号	数量（支）	处方医师	审核调配人	核对发药人	科别	领药人姓名	当日处方编号

实训表 7-3　麻醉药品、精一药品空安瓿回收登记表

年　月

日期	科室	药品名称	规格	批号	数量（支）	患者姓名	交回人	回收人

实训表 7-4　麻醉药品、精一药品逐日消耗登记表

药品名称：＿＿＿＿＿＿　　规格：＿＿＿＿＿＿

年　月

日期	批号	消耗数量	结存数	登记人	复核人	交接人

五、实训考核

调配操作过程中要求处方分类正确，操作规范、准确，记录填写规范。调配结果要求实际调配品种与处方 100% 符合。指导老师根据各组的表现给出最终的考核分数。

实训 8-1　问病给药（一）

一、实训目的

1. 掌握问病给药的基本步骤和轻微病症的临床表现，并初步诊断疾病的类型，推荐患者适合的非处方药品进行治疗。

2. 熟悉常用非处方药的正确的使用方法和注意事项。

3. 学会合理的指导患者合理用药。

二、实训用品

常用的非处方药品空盒、用药标签、销售单据,角色扮演卡片。

三、实训材料

1. 角色扮演卡片。
2. 常用的各科 OTC 类药物的药盒、说明书。

四、实训内容(步骤操作)

1. 将学生分成 2 组,一组扮演患者,一组扮演社会药房药师。

2. 1 号"患者"的患者领取病症卡片,与 1 号"药师"进行实践操作。按照"询问—倾听—诊断—推荐药品—指导用药"的步骤进行实践。实践过程中注意文明礼貌用语和仪态礼仪。具体案例如下:

案例一 患者,男 36 岁,销售员。因工作原因,饮食长期不规律且经常饮酒、吸烟。到麻辣火锅店就餐后出现胃痛、胃胀、嗳气的症状。需要购买药物缓解胃痛症状。

提示:

(1)首先询问患者是否有消化道病史。判断引起胃痛的具体原因。

(2)如该患者是单纯性由于食物引起的胃痛可以服用保护胃黏膜的药物缓解症状或者购买养胃的中成药治疗。

(3)服用中成药期间不得食用生冷、辛辣食物,以免再度刺激胃黏膜。

(4)病痛消失后应该注意平时规律饮食,避免过度烟酒,按时作息。

案例二 患者,女,23 岁,平素月经正常,这个月工作压力大导致失眠,面部暗疮、小便赤短、牙齿肿痛,经期过了三天仍然未行经,需要购买调经中成药。

提示:

(1)对于月经推迟的患者,药师必须先确定患者是否怀孕。因调经药物多含有红花、益母草等活血化瘀的药物,宜造成流产。故要查明患者具体情况方可推荐。

(2)药师应推荐患者使用简易的测试方法确定是否怀孕,如人绒毛膜促性腺激素检测试纸(早孕试纸),测试晨尿即可。

(3)如患者确实未怀孕,建议按疗程服用调经类中成药。

(4)服药期间不得食用辛辣、刺激、生冷的食物;注意腹部的保暖;保持情绪平稳;按时作息。

案例三 患者,男,17 岁,高二学生。下午篮球比赛摔倒后发现膝关节有破皮擦伤,有少许水样渗出液。

提示:

(1)皮肤有破损的伤口,要清创消毒,预防感染。因碘酒或医用酒精对创口有较强的刺激性,增加患者的痛苦,故不宜使用。可推荐患者使用生理盐水清洗后用碘伏或汞溴红消毒,待伤口干燥后用莫匹罗星软膏涂抹。

(2)注意伤口不能遇水,不需要覆盖创面,保持创面干燥通风。

案例四 患儿,男,3 岁,近日因天气变化,出现鼻塞、打喷嚏、流涕的症状,家长要求购买儿童感冒药服用。

提示：

（1）药师可以推荐能缓解患儿流涕、鼻塞症状的化学药品进行对症治疗，如小儿氨酚黄那敏颗粒、小儿伪麻美芬滴剂。也可以推荐用中成药进行对因治疗。但是要注意，服用中成药之前，必须判断患儿是风热感冒还是风寒感冒。可以从以下几点判断：

1）看舌苔：舌苔淡薄，色白为风寒感冒；舌体红，舌苔色黄为风热感冒。

2）看咽部：咽部红肿不明显，无明显咽痛症状为风寒感冒；咽干、咽部红肿、疼痛为风热感冒。

3）看痰液或鼻涕：痰液为稀薄泡沫状，或鼻涕为清水样为风寒感冒；鼻涕或痰液为稀薄黄绿色黏稠状为风热感冒。

4）看体表：畏寒，无汗或微微出汗，发热轻为风寒感冒；发热重、有汗为风热感冒。

（2）如服用药物 3 天症状未缓解或体温超过 38.5℃应该及时就医，以免耽误病情。

案例五　患儿，女，5 岁。近日食欲不振、恶心、呕吐，体形消瘦，脐周疼痛，夜间磨牙。

提示：

（1）肚脐周围疼痛、恶心、呕吐是蛔虫病的常见症状，可以推荐使用驱虫药治疗，如阿苯达唑和枸橼酸哌嗪。

（2）服用驱蛔虫药物最佳时间是睡前服用或清晨起床时服用，以保证空腹状态下，药物疗效最佳。必须顿服。

（3）用药期间不宜食用高油脂的食物。

（4）2 岁以下儿童禁用阿苯达唑，可选用哌嗪宝塔糖。

案例六　患者，女 20 岁。三天未排便，虽然有便意但排便困难，伴有下腹胀痛感。需要购买帮助排便的药物。

提示：

（1）可推荐患者使用甘油栓或者开塞露外用治疗。

（2）治疗期间宜清淡饮食，多饮水，多吃含有丰富纤维的食物，如水果、蔬菜及燕麦等。

（3）杜绝不良排便习惯，切勿久坐不动。

案例七　患者，女，32 岁。近日大便干燥，排便后手纸带有少量鲜红色血迹，到店内寻求帮助。

提示：

（1）无痛性、间歇性便血是常见的内痔症状，出血量小，颜色呈鲜红色。值得注意的是，如果便后出血是暗红色应当考虑是上消化道出血，需及时就医。

（2）痔疮栓正确用法，早晚排便后使用，采用侧卧位或蹲位，清洁双手，戴上一次性指套，将栓剂纳入肛门 2cm 处。排便后使用是为了利于药物的吸收。

（3）治疗期间宜清淡饮食，多饮水，多吃含有丰富纤维的食物。

（4）杜绝不良排便习惯。

3. 学生互相点评。

评分标准可参照如下：

（1）待客态度（20 分）

（2）正确诊断（25 分）

（3）合理推荐药品（30 分）

（4）正确指导用药（25 分）

五、实训考核

病例号	初步诊断	推荐药品	用法用量	用药注意事项
1				
2				
3				
4				
5				
6				
7				

实训 8-2　问病给药（二）

一、实训目的

1. 掌握问病给药的基本步骤和轻微病症的临床表现，并初步诊断疾病的类型，推荐患者适合的非处方药品进行治疗。

2. 熟悉常用非处方药的正确的使用方法和注意事项。

3. 学会合理的指导患者合理用药。

二、实训用品

常用的非处方药品空盒、用药标签、销售单据，角色扮演卡片。

三、实训材料

1. 角色扮演卡片。

2. 常用的各科 OTC 类药物的药盒、说明书。

四、实训内容（操作步骤）

1. 将学生分成 2 组，一组扮演患者，一组扮演社会药房药师。

2. 1 号"患者"的病人领取病症卡片，与 1 号"药师"进行实践操作。按照"询问—倾听—诊断—推荐药品—指导用药"的步骤进行实践。实践过程中注意文明礼貌用语和仪态礼仪。具体案例如下：

案例一　患者，女，18 岁。今年需参加高考，近期学习压力大，出现入睡困难、多梦、半夜醒来难以入眠等症状，导致精神不振、困倦乏力，头晕头痛、注意力不集中，严重影响学习和生活。希望给予药物治疗。

提示：

（1）该患者是由于精神压力过大导致的失眠。推荐选用益气补血的中成药进行治疗。

（2）服药期间尽量放松心情、保持愉快的情绪，睡前喝一杯牛奶助眠。

（3）如用药 7 天症状未缓解请及时就医，明确诊断。

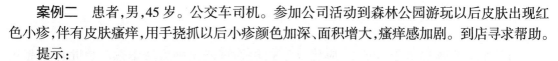

　　案例二　患者,男,45 岁。公交车司机。参加公司活动到森林公园游玩以后皮肤出现红色小疹,伴有皮肤瘙痒,用手挠抓以后小疹颜色加深、面积增大,瘙痒感加剧。到店寻求帮助。

　　提示:

　　(1)该患者是皮肤过敏引起的荨麻疹。可推荐他服用抗过敏药物;同时使用可以缓解皮肤瘙痒症状的皮肤外用药。

　　(2)需要注意的是,该患者是驾驶员,服用抗过敏药物应选择西替利嗪或者氯雷他定等没有中枢抑制作用的药品,不能选择马来酸氯苯那敏、异丙嗪、苯海拉明等有中枢抑制作用的药品,以免工作中发生意外。

　　案例三　患者,女,35 岁。即将参加旅行团旅游,每次出行均有晕车、晕船的经历。希望这次出行可以免受晕车的困扰。

　　提示:

　　(1)晕车、晕船、晕机可以推荐使用治疗晕动症的药物。

　　(2)治疗晕动症的药物多有中枢抑制作用,故有嗜睡的副作用,停药后可自行消失。

　　(3)旅行之前不宜食用油腻食物,在临行前 30 分钟服用治疗晕动症的药物。

　　案例四　患者,男,33 岁。近日感觉上腹不适,食欲不振,恶心,呕吐,餐后症状加重。需要购买药物予以治疗。

　　提示:

　　(1)该患者的餐后加重恶心、呕吐的症状提示属于胃动力障碍型消化不良。应推荐促胃动力药物治疗

　　(2)促胃动力药物应该在餐前半小时服用。

　　(3)促胃动力药物不宜与其他药物同时服用,因其会加速胃排空,减少其他药物的吸收。

　　案例五　患者,女,29 岁。怀孕 5 个月,近一周来感觉腰酸背痛、每晚都会因小腿抽筋醒来,严重影响睡眠质量。寻求解决问题的方法。

　　提示:

　　(1)小腿抽筋是缺钙的典型症状。妊娠期妇女及儿童对钙的需求较大,从食物中不能摄取到足量的钙,就需要通过药物补充。

　　(2)可推荐其服用的药物有:维 D 钙咀嚼片、碳酸钙 D_3 片、苹果酸钙片等等。

　　(3)服用钙制剂应该早晚饭后一小时左右服用效果最佳。补钙同时一定要注意维生素 D 的补充。适当到户外晒太阳利于钙剂吸收。

　　(4)服用钙剂前后不宜食用富含草酸的食物,如菠菜、韭菜、竹笋、巧克力等等,也不宜用可乐、咖啡送服,以免影响钙离子的吸收。

　　案例六　患者,女,28 岁。近日来出现外阴瘙痒,白带异常增多,质地黏稠,呈豆腐渣样。严重影响其工作,寻求药师帮助。

　　提示:

　　(1)根据患者的症状可以判断其患霉菌性阴道炎的可能性极大,局部使用治疗白色念珠菌感染的栓剂比口服药物疗效好。可以避免对胃肠道的刺激及首过效应。

　　(2)使用栓剂前还应当对外阴进行冲洗、消毒,冲洗完毕后进行阴道给药。冲洗和阴道给药的时间建议安排在睡前,因为仰卧位可以让栓剂在阴道停留的时间更长,疗效最佳。

　　(3)治疗期间避免同房,必要时应该夫妻同治,以防再次感染。

　　案例七　患儿,男,2 岁 8 个月。今日发热达 38.8℃,无其他症状。家长要求购买退热

药物。

提示：

（1）如患儿体温低于 38.5℃，应建议家长用物理降温的方法退热。患儿体温超过 38.5℃，可以使用药物干预。必须交代患儿家长按照说明书剂量服用。若持续发热，则至少间隔 4~6 小时才能重复用药一次，且一天不得超过 4 次。

（2）服用退热药物期间，不应再服用含其他解热镇痛类药物的制剂如小儿氨酚黄那敏颗粒、酚麻美敏颗粒等。以免造成幼儿肝损害。

（3）若患儿用药超过 3 天，症状未缓解或病情加重，应及时送医院就诊，以免耽误病情。

（4）切勿给熟睡或者哭闹的患儿强行喂药，以免药物进入呼吸道引起吸入性肺炎。喂药时将患儿抱于怀中，托起头部成半卧位，用左手拇、食二指轻轻按压小儿双侧颊部，迫使病儿张嘴，然后将药物慢慢倒入小儿嘴里。

（5）如患儿不肯口服药物可以使用对乙酰氨基酚栓。家长洗净双手，戴上一次性指套，用小指轻轻地将栓剂推入患儿肛门 2cm 处（可避免首关消除），让患儿保持卧位休息。

3. 学生互相点评。

评分标准可参照如下：

（1）待客态度（20 分）

（2）正确诊断（25 分）

（3）合理推荐药品（30 分）

（4）正确指导用药（25 分）

五、实训考核

病例号	初步诊断	推荐药品	用法用量	用药注意事项
1				
2				
3				
4				
5				
6				
7				

实训 9-1 中药识别

一、实训目的

1. 通过性状识别法，掌握大黄、附子等 20 种中药的性状特征以及识别要点。

2. 能在规定时间内（10 分钟）准确识别 20 种中药。

二、实训用品

镊子，解剖针，放大镜，烧杯。

三、实训材料

中药及饮片标本:大黄、附子、黄连、何首乌、甘草、白芍、板蓝根、黄芪、三七、当归、柴胡、地黄、党参、川贝、黄柏、山楂和菊花、钩藤、牡丹皮、厚朴。

四、实训内容(操作步骤)

1. 性状识别　根类中药观察其形状、大小、颜色、表面、质地、横切面或折断面、气味等。然后按下列顺序依次观察和描述,破碎的中药用水浸泡后观察。

2. 各药材主要性状特征

(1)大黄:呈类圆柱形、圆锥形或块片状;表面黄棕色至红棕色,有的可见类白色网状纹理——锦纹;断面显颗粒性;横切面根茎髓部较大,有星点环列或散在;气清香,味苦微涩,嚼之粘牙,有砂粒感,唾液染成黄色。

(2)川乌与附子

	川乌	附子
形状	圆锥形,中部多向一侧膨大	圆锥形,较规则
顶端	顶端具茎残基	顶端具凹陷芽痕
大小	较饱满	较饱满
表面颜色	棕褐色	灰黑色
断面	断面具多角形环	断面具多角形环

(3)黄连

1)味连:多集聚成簇,常弯曲,形如鸡爪——鸡爪黄连;单枝根茎有的节间表面平滑如杆,习称"过桥";断面皮部橙红色或暗棕色,木部鲜黄色或橙黄色;味极苦。

2)雅连:多为单枝,略呈圆柱状,微弯曲如蚕形,"过桥"较长。

3)云连:弯曲呈钩状,形如"蝎尾",多为单枝,较细小。

(4)何首乌:呈不规则纺锤形或团块状;表面红棕色或红褐色,皱缩不平,皮孔横长,两端各有一个明显的根痕;质坚实,体重;切断面浅红棕色,有粉性,皮部散列4~11个类圆形异型维管束,形成"云锦花纹";中央形成层环明显。

(5)甘草:呈圆柱形;外皮红棕色、棕色或灰棕色;质坚实而重;断面纤维性,黄白色,有粉性,菊花心;味甜而特殊。

(6)白芍:表面浅红棕色,类白色,具微凹陷横长皮孔样疤痕;质坚实而重;断面类白色或微粉红色,角质样,可见放射纹理,环纹明显;味微苦、酸。

(7)板蓝根:呈圆柱形,根头略膨大,具叶柄残基和疣状突起;表面淡灰色或淡棕黄色;体实,质略软;断面皮部黄白色,木部黄色。

(8)黄芪:呈长条形圆柱形,单枝,间有分枝,顺直,表面灰褐色;质坚实,体较重;断面纤维性并有粉性;皮部稍松,木部较紧结,菊花心明显,习称"皮松肉紧";气香,味甜,嚼之有"豆腥"气。

(9)三七:呈类圆锥形或圆柱形,表面灰褐色(铁皮)或灰黄色(铜皮);顶部有茎痕,周围有瘤状突起;体重,质坚实(铁骨、冬七);断面灰绿色、黄绿色或灰白色,木部微呈放射状排列;味苦回甜。

（10）当归：主根粗短，支根 3~5 条；黄棕色至棕褐色，具横长皮孔；上端膨大，残留叶鞘及茎基；质柔韧，断面黄白色或淡黄棕色，皮部厚具棕色油点，木部色淡；香气浓郁的，味甜、辛、微苦。

（11）柴胡

1）北柴胡：根头膨大，顶端残留 3~15 个茎基或短纤维状叶基，下部分枝；表面黑褐色或浅棕色（黑柴胡）；质硬而韧（硬柴胡），断面显片状纤维性；气微香，味微苦。

2）南柴胡：根下部多不分枝或稍分枝表面；红棕色（红柴胡）或黑棕色，靠近根头处多具紧密环纹；质稍软（软柴胡），断面略平坦，具败油气。

（12）地黄

1）鲜地黄：呈纺锤形或圆条状；表面浅红黄色，具弯曲的横曲纹、横长皮孔及不规则的疤痕；肉质、断面淡黄白色，可见橘红色油点，中部有放射状纹理；味微甜、微苦。

2）干生地：多呈不规则的团块或长圆形；表面灰黑色或灰棕色，极皱缩，具不规则的皱纹；体重，质较软；断面灰黑色、棕黑色或乌黑色，有光泽，具黏性；味微甜。

3）熟地黄：表面乌黑色，有光泽，黏性大；质柔软而带韧性，不易折断；断面乌黑色，有光泽；味甜。

（13）党参：呈长圆柱形，稍弯曲；表面黄棕色至灰棕色，根头部有多数疣状突起的茎痕及芽，每个茎痕的顶端呈凹下的圆点状（狮子盘头）。

栽培品横纹少或无；全体有纵皱纹及横长皮孔；支根断落处常有黑褐色胶状物；有特殊香气，味微甜。

野生品狮子盘头大；根头下有致密的横环纹，几达全长的 1/2。

（14）川贝母——松贝：呈圆锥形或近心脏形，先端钝圆或稍尖；表面类白色；外层鳞叶 2 瓣，大小悬殊，大瓣紧抱小瓣，未抱部分呈新月形，习称"怀中抱月"；顶部闭合，内有顶端稍尖的心芽和小鳞叶 1~2 枚；底部平，微凹入，偶有残存须根（观音坐莲）。质硬而脆，断面白色，富粉性。

（15）黄柏

	川黄柏	关黄柏
形状	老皮平板状；嫩皮槽状	较薄，形同左
表面	外表黄棕~黄褐色，平坦，皮孔明显；内表面暗黄色	外表淡黄棕色，残留栓皮厚且富弹性；皮孔小而少。内表黄绿或黄棕色
质地	体轻质硬实	质略松
断面	断面深黄纤维明显。呈裂片状分层	断面黄绿或鲜黄。略显分层
气味	味苦，唾液黄色，嚼之显黏性	同左

（16）山楂

	北山楂	南山楂
形状	球形，多切圆片	较小，类球形，多压成饼
表面	鲜红、棕红，具灰白色小点，顶有凹陷的宿萼，基有果柄	表面灰白色小点不明显，具细密皱纹；果柄多脱落
剖面	切片边缘内卷，果肉棕黄，占 1/2；子房5，种子硬	肉薄，占 1/3
气味	清香，酸、微甘	味酸，微涩

（17）菊花

1）亳菊：呈倒圆锥形、圆筒形、扇形，离散总苞碟状，3~4层，卵形或椭圆形，外面被柔毛。花托半球形。外舌状花数层，雌性，散生金黄色腺点；中央管状花多数，两性，黄色体轻，质柔润，干时松脆。气清香，味甘、微苦。

2）滁菊：呈不规则球形或扁球形。舌状花类白色，可见淡褐色腺点；管状花大多隐藏。

3）贡菊：呈扁球形或不规则球形。舌状花白色或类白色，通常无腺点；管状花少，外露。

4）杭菊：呈碟形或扁球形，常数个相连成片。舌状花类白色或黄色，通常无腺点，管状花多数，外露。

（18）钩藤：茎略方形；表面红棕，节上对生或单生扁圆弯钩，形如船锚；体轻质坚，断面髓部如海绵状。

（19）牡丹皮：呈筒状或块片；外表灰褐至淡灰黄、粉红色内表面有结晶（片状、针状或柱状牡丹酚结晶）；质硬脆，断面灰白至粉红色，粉性；特殊香气。

（20）厚朴：单卷或双卷筒状靴筒朴；近根干皮，一端敞开如喇叭状；外表灰棕～灰褐，皮孔椭圆，内表平滑，紫褐，质坚硬；断面外层颗粒状，内层纤维性，指甲划显油痕，偶见闪亮结晶（厚朴酚）；气香浓，味辛辣、苦。

五、实训考核

中药识别考评：将20种药材编号，打乱放好，将学生分组，5人一组，每组学生需在规定时间内（5min）对编号中药进行鉴定，并将答案写下，统一上交答卷，任课老师评分做实验成绩（5分/空）。（可分三组学生同时进行）

中药性状识别考评

班别　　　　　　姓名　　　　　　学号

序号	药材名称	序号	药材名称
1		11	
2		12	
3		13	
4		14	
5		15	
6		16	
7		17	
8		18	
9		19	
10		20	

实训9-2 中药真伪识别

一、实训目的

1. 通过对常见中药的真假识别,掌握对常用中药真假的识别方法。
2. 能在规定时间内(10分钟)准确识别相关中药的真假。

二、实训用品

放大镜,烧杯。

三、实训材料

中药、伪药及饮片标本:制首乌、白附片、羌活、当归、白及、茯苓、菟丝子、威灵仙、桃仁、龙胆草、砂仁、黄芩、羚羊角或犀角、红花。

四、实训内容(操作步骤)

1. 伪制首乌:切成小方块的,多为红薯切成丁后,加工而成;圆片型的,用大黄加黑豆煮后晒干而成。
鉴别:口嚼时有焦糖味,此为红薯干。
2. 伪白附片:用红薯或土豆加工成形状相似的片形,晒干熏漂而成。
鉴别:一看,伪白附片周边有明显的刀切及加工的痕迹。二尝,伪白附片无麻口味。
3. 伪羌活片:用东北产的马尾独活,切片加工而成。
鉴别:有菊花心,油性足为真品。
4. 伪当归片:当归片,容易掺独活片。
鉴别:凡片形大,色白,味苦、辛,略有麻舌感为独活。
5. 劣白及片:用发芽长苗后剩下的母体,质地疏松的,药力达不到,为劣药。
鉴别:口嚼后有无粘牙感。(真的非常粘牙,假的不粘。)
6. 伪茯苓:用米粉加工后切片而成。
鉴别:用开水煮。(很快呈糊汤者为假。真茯苓很难煎透。)
7. 伪菟丝子:用苏子代替菟丝子。
鉴别:(1)用放大镜观察,每粒菟丝子上均有肚脐状的凹陷,假的没有。
(2)用水煮,可以观察到菟丝子吐丝发黏。
8. 威灵仙:真品铁骨铮铮,伪品根系发软。
鉴别:找到根头部,仔细观察根系,根系坚硬为真品,根系柔软为伪品。
9. 伪桃仁:用杏仁当桃仁。
鉴别:杏仁一头大一头小,形如心;桃仁两头相差不大。
10. 伪龙胆草:用牛膝须切成段加入。
鉴别:龙胆草是四大苦药之一,尝一尝:苦的为真品,甜者为伪品。
11. 伪阳春砂:用其他劣质的砂仁掺假。
鉴别:阳春砂呈圆球形,其他砂仁长条形的,劣质的砂仁含量很低。

12. 伪黄芩:将野外的树根(细的)切成段,染色后充野生黄芩。

鉴别:真黄芩用水揉搓后,其色不退,假的揉搓时水变成淡黄色,最后药材发白,成树棍。

13. 伪羚羊角:造假者用塑料铸成正品样式,外观与正品无异。

鉴别:火烧后冒黑烟,释放较浓的塑料味。

伪犀角:同上。

14. (1)伪红花:用木头制成木纤维后染成红色,掺入红花中。

鉴别:用手抓药材,质地扎手,有很多碎末者,为伪品。

(2)劣红花:将红花用红糖水浸泡后晒干。

鉴别:此类红花容易吸潮,抓药时有粘手的感觉,为劣品。

五、实训考核

中药真伪识别考评:将预先准备好的 14 种药材,编号,打乱放好,将学生分组,5 人一组,每组学生需在规定时间内(5分钟)对编号中药进行真伪识别,并将答案写下,统一上交答卷,任课老师评分做实验成绩(7 分 / 每药,卷面整洁 2 分)。(可分三组学生同时进行)

中药真伪识别考评

班别　　　　　　　姓名　　　　　　　学号

序号	药材名称	真品	伪品	序号	药材名称	真品	伪品
1				8			
2				9			
3				10			
4				11			
5				12			
6				13			
7				14			

实训 9-3　清 炒 法

一、实训目的

1. 了解清炒法的目的和意义。

2. 掌握炒黄、炒焦和炒炭的基本方法和质量标准。

3. 掌握三种炒法的不同火候、炒后药性的变化及炒炭"存性"的含义。

二、实训用品

电磁炉(或液化气灶)、铁锅、铁铲、瓷盘、筛子、天平、炊帚等。

三、实训内容

1. 炒黄　薏苡仁
2. 炒焦　山楂
3. 炒炭　荆芥

四、实训操作

1. 炒黄(薏苡仁)　取净薏苡仁,称重,置热锅内,用文火加热,炒至微黄色,鼓起,微有香气时,取出放凉。称重。

成品性状:本品呈淡黄色,略具焦斑,有香气。

2. 炒焦(山楂)　取净山楂,称重,分档置热锅内,先用中火后用武火加热,不断翻炒至表面焦褐色,内部焦黄色,有焦香气溢出时,取出放凉。筛去碎屑,称重。

成品性状;本品表面呈焦褐色,具焦斑,内部焦黄色。具焦香气,酸味减弱。

3. 炒炭(荆芥)　取净荆芥段,称重,置热锅内,用中火加热,不断翻炒至黑褐色,喷淋少许清水,灭尽火星,略炒干,取出,摊晾,干燥,称重。

成品性状:本品呈黑褐色,香气减弱。

五、注意事项

1. 依据各法炮制程度及各药特点控制适宜的温度、时间,并注意药材外观变化。炒黄温度一般控制在 160~170℃,炒焦一般控制在 190~200℃,炒炭一般控制在 220~300℃。

2. 在操作过程中,要勤翻动,避免生熟不匀的现象。炭化药要注意防火,一定要待冷透后入库。

六、思考题

炒黄、炒焦、炒炭的质量要求各是什么? 三者炒后对药性各有什么影响?

七、中药炮制考评

将 3 种药材编号,让学生抽签或抓阄,在规定时间内(10 分钟)对编号中药进行炮制,统一上交产品,任课老师评分做实训成绩(可分 6 组学生同时进行)。

中药炮制考评

班别　　　　　　　　姓名　　　　　　　　学号

学号	姓名	序号	考核内容	规定时间完成(50分)	质量分(50分)	考核成绩100%
		1	炒黄－薏苡仁			
		2	炒焦－山楂			
		3	炒炭－荆芥			

实训 9-4　加固体辅料炒

一、实训目的

1. 了解加固体辅料炒的目的和意义。
2. 掌握加固体辅料炒的方法及质量标准。
3. 掌握加固体辅料炒的火候及注意事项。

二、实训用品

电磁炉(液化气灶)、铁锅、铁铲、炊帚、筛子、台秤、瓷盘、瓷盆等。

三、实训内容

1. 麸炒　苍术
2. 米炒　党参
3. 土炒　山药
4. 砂烫　骨碎补

四、实训操作

1. 麸炒(苍术)　先将麸皮撒于热锅内,用中火加热,至冒烟时,加入苍术片,翻炒至表面深黄色,取出。筛去麸皮,放凉。

每100g苍术片,用麦麸10g。

成品性状:本品表面呈深黄色,有香气。

2. 米炒(党参)　将大米置热锅内,用中火加热,至大米冒烟时,倒入党参片,翻炒至大米呈焦褐色,党参呈老黄色时,取出。筛去米、放凉。

每100g党参片,用大米20g。

成品性状:本品表面呈老黄色,微有褐色斑点。具香气。

3. 土炒(山药)　先将伏龙肝粉(或赤石脂粉)置热锅内,用中火加热,至土粉轻松灵活状态时,倒入山药片,不断翻炒,至山药挂土色,表面显土黄色,并透出山药之固有香气时,取出。筛去土,放凉。

每100g山药,用伏龙肝30g。

成品性状:本品表面轻挂薄土,呈土黄色,无焦黑斑和焦苦味。具土香气。

4. 砂烫(骨碎补)　将净砂置热锅内,用武火加热,至滑利容易翻动时,倒入长短一致的骨碎补,不断翻炒至鼓起,立即取出。筛去砂,放凉。

成品性状:本品膨胀鼓起,质脆。具焦香气。

五、注意事项

1. 需加辅料炒制的药材应为干燥品,且大小分档并经过净选加工处理。
2. 麸炒药物火力可稍大,撒入麦麸应立即冒烟,随即投入药物,借麸皮之烟熏使药物变色,但火力过大,则麸皮迅速焦黑,不产生浓烟而达不到麸炒的目的。操作中做到"四速"、"三均匀",即:①撒麸迅速且均匀;②撒药迅速且均匀;③翻炒动作迅速且均匀;④出锅动作

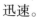

迅速。

3. 米炒火力不宜过大,温度过高会使药材烫焦,影响质量。

4. 土炒必须先将土粉加热呈灵活状态时加入药物,如果温度过低,则药物挂不上土,颜色也不易改变;温度过高,使药物焦化。

5. 炒过毒剧药物的辅料,不能再用于炒制其他药物,也不可乱倒。

六、思考题

1. 实训药物加入固体辅料炮制的目的是什么?
2. 砂烫与土炒有什么区别?

七、中药炮制考评

将4种药材编号,让学生抽签或抓阄,在规定时间内(10分钟)对编号中药进行炮制,统一上交产品,任课老师评分做实训成绩(可分8组学生同时进行)。

中药炮制考评

班别				姓名		学号	
学号	姓名	序号	考核内容	规定时间完成 (50分)	质量分 (50分)	考核成绩 100%	
		1	麸炒 – 苍术				
		2	米炒 – 党参				
		3	土炒 – 山药				
		4	砂烫 – 骨碎补				

实训 10-1 中药处方应付

一、实训目的

1. 通过本次实训,认识和熟悉中药通用名称,掌握中药处方应付常规。
2. 准确完成中药处方应付实践操作表。

二、实训材料

处方一:醒头草、二丑、苍白术、羌独活、猪茯苓、枳壳实、牵牛子、紫苏子、酸枣仁、使君子、千张纸、通脱木、车前子、南北沙参、禹白附、草河车、乌梢蛇、杜仲。

处方二:槐花、草果、代赭石、谷麦芽、黄狗肾、侧柏叶、元胡、艾叶、夜交藤、厚朴、穿山甲、二地丁、牛蒡子、将军、磁石、龙牡、炮姜、朴硝。

处方三:葶苈子、续随子、青陈皮、乌贼骨、五灵脂、大腹子、二地、黄芪、鸡内金、忍冬藤、金毛狗脊、二胡、炙百部、焦四仙、炙麻黄、五味子、商陆、莪术。

处方四:天南星、萝卜子、国老、乳没、女贞子、黄精、川乌、山萸萸、枇杷叶、甘遂、芫花、吴茱萸、二冬、坤草、全虫、蚤休、龟甲、潼白蒺藜。

处方五:棕榈、肉豆蔻、炒党参、瓜蒌根、僵蚕、桑枝叶、苍耳子、小茴香、王不留行、补骨脂、硫黄、莎草根、二母、红藤、蔓荆子、二芍、川怀膝。

三、实训内容(操作步骤)

1. 学生 5 人一组,每组发处方 5 份,分组轮流实践,识别中药别名和并开药名、练习处方应付。

2. 每组填写"中药处方应付实践操作表":

中药处方应付实践操作表

处方药名	调配应付	处方药名	调配应付
醒头草		夜交藤	
二丑		厚朴	
苍白术		穿山甲	
羌独活		二地丁	
猪茯苓		牛蒡子	
枳壳实		将军	
牵牛子		磁石	
紫苏子		龙牡	
酸枣仁		炮姜	
使君子		朴硝	
千张纸		葶苈子	
通脱木		续随子	
车前子		青陈皮	
南北沙参		乌贼骨	
禹白附		五灵脂	
草河车		大腹子	
乌梢蛇		二地	
杜仲		黄芪	
槐花		鸡内金	
草果		忍冬藤	
代赭石		金毛狗脊	
谷麦芽		二胡	
黄狗肾		炙百部	
侧柏叶		焦四仙	
元胡		炙麻黄	
艾叶		五味子	

续表

处方药名	调配应付	处方药名	调配应付
商陆		桑枝叶	
莪术		苍耳子	
天南星		小茴香	
萝卜子		王不留行	
国老		补骨脂	
乳没		硫黄	
女贞子		莎草根	
黄精		二母	
川乌		红藤	
山茱萸		蔓荆子	
枇杷叶		二芍	
甘遂		川怀膝	
芫花		潼白蒺藜	
吴茱萸		棕榈	
二冬		肉豆蔻	
坤草		炒党参	
全虫		瓜蒌根	
蚤休		僵蚕	
龟甲			

中药处方应付考评

班别　　　　　　姓名　　　　　　学号　　　　　　处方编号

中药处方审查项目（100分）		得分
工作态度（10分）	热情、耐心、周到、仪表、	
识别技能（40分）	仔细认真、中药别名、并开药名识别准确	
实训结果（50分）	记录填写规范，中药处方应付正确	

实训 10-2　中药处方审方练习

一、实训目的

1. 通过本次实训,明白审方是确保用药安全有效、防止医疗用药差错事故的有效方法。
2. 能在规定时间内准确指出处方错误之处并改正。

二、实训材料

处方①②③④⑤⑥各 15 张（三种用于实训练习，三种用于实训考核）

三、实训内容（操作步骤）

处方审查的项目：

（一）处方前记

包括医院全称，门诊或住院号，处方编号，科别，患者姓名、年龄、性别、婚否及日期等。

（二）处方概貌

1. 处方字迹是否清晰，有无涂改不清或其他不符合处方规则的情况。

2. 处方正文有无缺项或笔误等现象。主要是药品名称、剂型、规格、数量、剂量单位及用法必须完整齐全。

3. 处方药名书写是否规范。

饮片处方药名书写，有以下常见的错别字或自造简化字：

黄芩（黄苓） 苁蓉（从容） 秦艽（秦九） 钩藤（勾屯） 羌活（姜活） 地榆（地于） 藿香（霍香） 栀子（支子） 薄荷（卜荷） 半夏（半下） 女贞子（女真子） 巴戟天（巴吉天） 地肤子（地夫子）木贼草（木节草） 莱菔子（来服子） 小茴香（小回香） 蒲公英（卜公英） 大腹皮（大伏皮） 牛膝（牛夕，牛七）

（三）药物规格与剂量

同一药品往往有几种规格，要注意医师处方书写的药品规格与调剂室现有药品规格是否一致；药品剂量对儿童及年老体弱者尤需注意；毒、麻药处方是否符合规定。

（四）配伍禁忌及其他不合理用药

有无"十八反"、"十九畏"和妊娠禁忌；需特殊处理药物是否脚注。

1. 十八反　甘草反甘遂、大戟、海藻、芫花；乌头（川乌、草乌、附子）反贝母（川贝母、浙贝母）、瓜蒌（全瓜蒌、瓜蒌皮、瓜蒌仁、天花粉）、半夏、白蔹、白及；藜芦反人参、沙参、丹参、玄参、苦参、西洋参、党参、细辛、芍药（赤芍、白芍）。

2. 十九畏　硫黄畏朴硝，水银畏砒霜，狼毒畏密陀僧，巴豆畏牵牛，丁香畏郁金，川乌、草乌畏犀角，牙硝畏三棱，官桂畏石脂，人参畏五灵脂。

3. 妊娠禁用药　主要是剧毒药，或药性作用峻猛之品，及堕胎作用较强的药如水银、砒霜、雄黄、轻粉、斑蝥、马钱子、蟾酥、川乌、草乌等。

4. 妊娠慎用药　主要是活血祛瘀药、行气药、攻下药、温里药中的部分药，如牛膝、川芎、红花、桃仁、姜黄、牡丹皮、枳实、枳壳、大黄等。

5. 常见脚注　有先煎、后下、包煎、另煎、冲服、烊化、打碎、兑服。

（五）处方后记

主要是指处方医师及配方药师的亲笔签字或印章。

四、实训考核

中药处方审查考评：将已编号的处方按顺序发给每位学生，学生需在规定时间内（6分钟）对处方进行审查，并将答案写下，统一上交答卷，任课老师评分做实验成绩。（可分两组学生同时进行）

中药处方审查考评

班别　　　　　　　姓名　　　　　　　学号　　　　　　　处方编号

中药处方审查项目（100分）		得分
别名改正 （20分）		
毒性药是否超量 （20分）		
有无配伍禁忌 （20分）		
注明并开药物 （10分）		
有无特殊处理药物 （10分）		
处方应付 （10分）		
处方前记和后记 （10分）		

附:

处方 1

<u>×××××××× 学校附属门诊部处方</u>

NO.0015335

姓名 <u>高某</u>　性别 <u>男</u>　年龄 <u>35</u> 岁 <u>3</u> 月　　　　　科别 <u>内科</u>

住址或单位 <u>××市×××路××号</u>

就诊时间 <u>2014</u> 年 <u>1</u> 月 <u>21</u> 日　　　诊断:____

R

白芍 18g　　当归 15g　　芫花 10g

黄连 15g　　焦三仙 10g　　木香 8g

国老 10g

3 剂　每日 1 剂　水煎服

医师: 黄　　　　司药:　　　　收费员:李

西药费	中药费	治疗费	诊查费	检验费	材料费	合计

处方 2

×××××××学校附属门诊部处方

NO.0015335

姓名 高某　性别 女　年龄 45 岁 3 月　　　科别 内科

住址或单位 ××市×××路××号

就诊时间 2014 年 6 月 21 日　　诊断:＿＿

R

桑枝叶 9g　　菊花 6g　　杏仁 6g

桔梗 6g　　连翘 6g　　薄荷 3g

双花 6g　　甘草 3g

3 剂　每日 1 剂　水煎服

医师：黄　　　司药：　　　收费员:李

西药费	中药费	治疗费	诊查费	检验费	材料费	合计

处方 3

×××××××学校附属门诊部处方

NO.0015335

姓名 刘某　性别 男　年龄 40 岁 3 月　　　科别 内科

住址或单位 ××市×××路××号

就诊时间 2014 年 5 月 10 日　　诊断:＿＿

R

石决明 10g　　杜仲 15g　　牛膝 10g

益母草 15g　　黄芩 8g　　首乌藤 15g

附子 30g　　茯神 10g　　天麻 10g

3 剂　每日 1 剂　水煎服

医师：黄　　　司药：　　　收费员:李

西药费	中药费	治疗费	诊查费	检验费	材料费	合计

处方 4

×××××××学校附属门诊部处方

NO.0015335

姓名 张某　性别 女　年龄 25 岁 3 月　　　科别 内科

住址或单位 ××市 ×××路 ××号

就诊时间 2014 年 2 月 11 日　　　诊断：____

R

党参 10g　　　白术 20g　　　茯苓 10g

苏叶 20g　　　山葱 8g　　　陈皮 20g

当归 10g　　　炙甘草 10g　　生姜 10g

3 剂　每日 1 剂　水煎服

医师：黄　　　　司药：　　　　收费员：李

西药费	中药费	治疗费	诊查费	检验费	材料费	合计

处方 5

×××××××学校附属门诊部处方

NO.0015335

姓名 高某　性别 男　年龄 35 岁 3 月　　　科别 内科

住址或单位 ××市 ×××路 ××号

就诊时间 2014 年 6 月 27 日　　　诊断：____

R

旋覆花 10g　　　萝卜子 15g　　黄芪 10g

苏叶 20g　　　山楂 8g　　　陈皮 20g

谷麦芽 10g　　炙甘草 10g

3 剂　每日 1 剂　水煎服

医师：黄　　　　司药：　　　　收费员：李

西药费	中药费	治疗费	诊查费	检验费	材料费	合计

处方 6

×××××××× 学校附属门诊部处方

NO.0015335

姓名 _刘某_　性别 _男_　年龄 _35_ 岁 _3_ 月　　　　科别内科

住址或单位 _×× 市 ××× 路 ×× 号_

就诊时间 _2014_ 年 _3_ 月 _25_ 日　　诊断：___

R

知母 10g　　　玄参 15g　　　枇杷叶 10g

白芥子 15g　　萝卜子 10g　　石膏 20g

麦芽 15g　　　甘草 5g

3 剂　每日 1 剂　水煎服

医师：黄　　　　司药：　　　　收费员：李

西药费	中药费	治疗费	诊查费	检验费	材料费	合计

实训 11-1　中药包药捆扎

一、实训目的

1. 学会常用中药饮片的包药方法：四角包、五角包。
2. 熟练掌握中药的捆扎方法。

二、实训用品

包装纸，纸绳、戥称、捣筒、药柜、调剂台等。

三、实训材料

常用中药饮片。

四、实训内容（操作步骤）

（一）教师讲解示教

1. 四角包

第一种包法：

（1）准备：将包药纸平放操作台上，纸的四个角分别在前后左右。

（2）包装：第一步：先将后边的角沿对角线向前折叠［见实训图 11-1 四角包（一）1］；第

二步:右手将右边的角沿对角线的1/3向左折叠[见实训图11-1 四角包(一)2];第三步:左手将左边的角沿对角线的1/3向右折叠[见实训图11-1 四角包(一)3];第四步:双手将前面的角向后折[见实训图11-1 四角包(一)4];第五步:将多余的纸掖进掖口处[见实训图11-1 四角包(一)5]。完成的包四个角,端正、精美、平整。

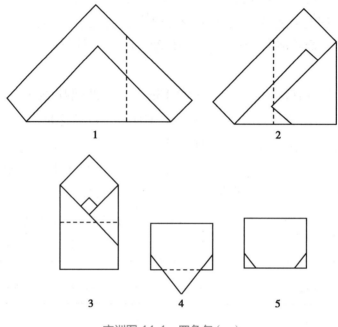

实训图 11-1　四角包(一)

第二种包法:

(1)准备:将大包药纸平放操作台上,纸的四个角分别在前后左右。

(2)包装:第一步:左、右手拇指和食指先将前、后边的角提起并对齐;[见实训图11-2 四角包(二)1];第二步:双手将上面的角向下折[见实训图11-2 四角包(二)2];第三步:双手再将上面的纸再向下折[见实训图11-2 四角包(二)3];第四步:将药包平放,右手拇指在上,其余四指在下,将右角向左折,[见实训图11-2 四角包(二)4];第五步:右手拇指和食指捏住中间,左手拇指在上,其余四指在下,将左角向右折[见实训图11-2 四角包(二)5];第六步:双手将余角掖进掖口处[见实训图11-2 四角包(二)6]。完成的包四个角,形如元宝。

2. 五角包

第一种包法:

(1)准备:将小包药纸平放操作台上,纸的四个角分别在前后左右。

(2)包装:第一步:先将后边的角沿对角线向前折叠[见实训图11-3 五角包(一)1];第二步:右手将右边的角沿对角线向左折叠[见实训图11-3 五角包(一)2];第三步:将叠兜角向后[见实训图11-3 五角包(一)3];第四步:右边向左折,折叠幅度相当且减小,使折过的底边水平呈一条线[见实训图11-3 五角包(一)4];第五步:同样方法,左边向右折[见实训图11-3 五角包(一)5];第六步:双手食指与拇指配合,将前面向后折[见实训图11-3 五角包(一)6];第七步:将多余的纸掖进掖口处[见实训图11-3 五角包(一)6]。完成的包五个角(下边是尖的,上边是方的)端正、精美、平整。

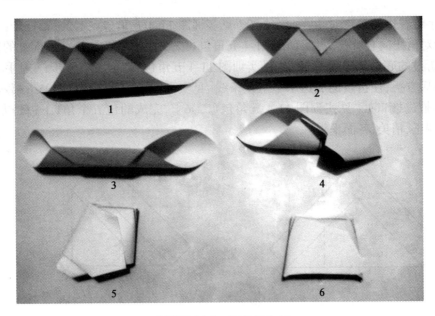

实训图 11-2　四角包（二）

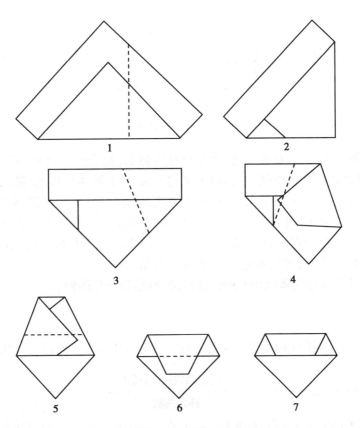

实训图 11-3　五角包（一）

第二种包法：

（1）准备：将小包药纸平放操作台上，纸的四个角分别在前后左右。

（2）包装：第一步：先将后边的角沿对角线向前折叠［见实训图 11-4 五角包（二）1］；第

二步:右手将右边的角沿对角线向左折叠[见实训图11-4 五角包(二)2];第三步:左手将左边的角沿对角线向右折叠[见实训图11-4 五角包(二)3];第四步:右手将右前方的纸向左后方折,使折过的底边水平呈一条线[见实训图11-4 五角包(二)4];第五步::左手将左前方的纸向右后方折,使折过的底边水平呈一条线[见实训图11-4 五角包(二)5];第六步:将中间的余角掖进掖口处[见实训图11-4 五角包(二)6]。完成的包五个角(下边是方的,上边是尖的)端正、精美、各面平整。

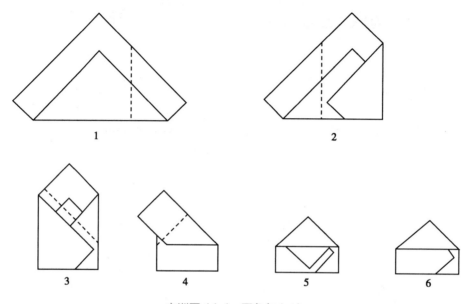

实训图 11-4 五角包(二)

3. 捆扎 第一步:大包放在下边,小包放在大包上,左手拇指放上,其余四指在下,压住纸包,右手将绳横放在纸包中间,左边超出纸包 5cm,左手拇指压住绳;第二步:右手捏住绳的右边,由上向下左右绕一周至大拇指处,切记绕上的绳放在上边的绳前面,大拇指按住两道绳;第三步:右手将绳由中间向后拉;第四步:将绳由上向下前后绕一周至大拇指处;右手按住绕上的绳,左手拉起左边绳头,绕右手按的绳半周,从绳下穿过;第五步:将绳系紧;第六步:手将两根绳的绳拉齐,多余的绳拉断,在绳头打结。

(二)学生分组练习四角包和五角包的包装,并练习捆扎药包。

五、实训考核

要求学生在规定时间(10分钟)内完成两个四角包和一个五角包,并用纸绳捆扎牢固。

中药包药捆扎评分表

项目及分值	评分细则	得分
速度(40分)	在10分钟内完成包装捆扎得40分,提前不加分,每超过1分钟扣10分,超过5分钟停止操作。	
质量(60分)	包装端正、精美、平整,不散不漏,得30分;捆扎熟练,包扎牢固,得20分;台面整洁,无药品洒落,得10分。	
总分(100分)		

实训 11-2 中药饮片调配操作

一、实训目的

1. 熟练掌握中药饮片的调配操作。
2. 学会调配工具如戥称、捣筒等的使用方法。

二、实训用品

包装纸,纸绳、戥称、处方、调剂台、药柜、冲钵、计算器等。

三、实训材料

常用中药饮片 200 种。

四、实训内容(操作步骤)

(一) 审方

主要训练处方正文审查。包括中药的名称、毒药用量、配伍禁忌、药物并开、脚注、处方应付等。

学生练习审方,并填写下表:

处方一:合欢花 6g   山茱萸 20g   白豆蔻 12g   砂仁 6g   旋覆花 8g
       番木鳖 3g   连翘 12g   川连 12g   通草 3g   白及 15g
       降香 10g   附子 12g   赤白芍 30g   葶苈子 10g   芍药 15g
处方二:党参 12g   天花粉 15g   丁香 6g   企边桂 8g   玄明粉 10g
       附子 20g   荆防 12g   赤石脂 10g   雄黄 0.2g   石膏 20g
       滑石粉 20g   金银花藤 20g   甘草 5g

中药调剂处方审查表

中药调剂处方审查项目		处方一	处方二
审查处方	别名改成正名		
	毒性药是否超量		
	有无配伍禁忌		
	注明并开药物		
	有无特殊处理药物		
	处方应付		

(二) 计价

又称划价,是计算处方中药物的总价格。

1. 计价的操作步骤

（1）每味药的价格（单价以 10g 计）＝单价 × 每味药的剂量 ÷10

（每味药的价格计算时，金额尾数全部保留，不应进位或舍去。）

（2）每剂药的价格＝处方中各药物的价格相加。

（每剂药的价格计算时，金额尾数按四舍五入保留到分）

（3）处方总价格＝每剂药的单价 × 剂数

（总金额尾数四舍五入保留到分）

（4）复核：检查有无差错，做到准确无误。

2. 学生使用计算器练习划价，并填写下表

处方一

黄芪 18g	0.30 元 /10g	党参 10g	1.20 元 /10g
当归 6g	1.10 元 /10g	炒白术 10g	0.50 元 /10g
升麻 12g	0.30 元 /10g	柴胡 5g	0.20 元 /10g
陈皮 3g	0.45 元 /10g	炙甘草 9g	0.90 元 /10g
		三剂	

处方二

陈皮 10g	0.45 元 /10g	苦杏仁 6g	0.60 元 /10g
枳实 12g	0.30 元 /10g	黄芩 9g	0.15 元 /10g
瓜蒌 15g	0.20 元 /10g	茯苓 20g	0.80 元 /10g
胆南星 9g	1.50 元 /10g	半夏 9g	1.20 元 /10g
		五剂	

处方三

生地 10g	0.30 元 /10g	赤芍 20g	0.45 元 /10g
当归 12g	1.10 元 /10g	川芎 15g	0.15 元 /10g
柴胡 15g	0.20 元 /10g	枳壳 10g	0.25 元 /10g
甘草 6g	0.35 元 /10g	牛膝 20g	0.50 元 /10g
		七剂	

处方计价统计表

项目	处方一	处方二	处方三
单价			
总价			

（三）调配复核

1. 调配　是根据一定的程序与原则称取饮片并分剂量的过程，是中药调剂操作中的重要环节。因此在调配处方时应注意以下问题：

（1）精神集中，严肃认真、一丝不苟，以免抓错药或称错量。

（2）配方时应参看处方，不能靠记忆操作，以防记错。

（3）配方时应坚持"三三制"，即药名与标签、实物三次核对；用量与戥称刻度、砝码三次核对（即称药时看一次药物与用量，称好看一次，倒药时再看一次），以防称错。

（4）称量药物后应立即关好药斗,以免其他药物撒入。

（5）配方时应看清脚注,照注执行,凡处方中注明特殊煎法的药物,必须单药另包,注明用法。

（6）一张处方未调剂完时,不许调配第二张处方,以免混淆。

（7）调配的台面、用具等应保持整齐清洁。

（8）急诊处方应优先调配。

2. 调配包括对戥、称取和分剂量(分戥)三个过程

（1）对戥:每次使用前要对戥,正确的对戥方法是:左手握住戥杆,将戥砣挂线放在定盘星上,右手提起"后毫"将戥秤提至眉齐,检视戥秤的是否平衡。

（2）称取:称量时应按处方所列顺序间隔平摆,不得混放一堆,以利核对。一次性称取药物的量,一般应为总剂量,总剂量 = 单剂量 × 剂数。

（3）分剂量:应按"等量递减法"、"逐级复戥"的原则将称好的饮片分放在包装纸上。根据不同的饮片,可使用不同的手法。如块片、种子类饮片,可直接用戥盘倒取;全草类饮片,可用拇指、食指掐取;粉末类饮片,可用药匙分取。

3. 一方一剂的调配

处方一:熟地 18g	山药 15g	山茱萸 10g	丹皮 9g
泽泻 6g	茯苓 12g	枸杞子 10g	菊花 6g
处方二:桑叶 9g	菊花 15g	杏仁 10g	桔梗 6g
连翘 10g	薄荷 5g	芦根 12g	甘草 3g

要求:

（1）练习戥称使用及重量刻度的识别。

（2）练习中药调配的规范操作。

（3）分剂量(分戥)。

（4）自行核对。

4. 一方多剂调配

处方一:柴胡 12g	黄芩 9g	半夏 6g	大黄(后下)6g
党参 15g	甘草 5g	生姜 10g	大枣 5 枚
		三剂	
处方二:茯苓 20g	苍白术各 9g	薏苡仁 10g	萹蓄 12g
瞿麦 12g	甘草 6g	车前子(包煎)15g	
		五剂	

要求:

（1）称量、分剂量标准,每剂重量误差 ±5%。

（2）相互复核。以药名对实物,也有实物对药名的。

（四）包装

要求:①大包包成四角包,小包包成五角包。②药包平整美观,不散不漏,捆扎牢固。另包药放在大包的上边。

（五）发药

学生两两结合,相互发药。

要求:交代煎煮方法、服药时的注意事项、忌口食忌等。

五、实训考核

中药饮片调剂全过程

处方一：麻黄 6g　　　苦杏仁 9g　　　甘草 5g　　　　石膏（先煎）15g
　　　　川贝 3g　　　　半夏 12g　　　　青陈皮各 6g　　附子 20g
处方二：当归 12g　　　红花 6g　　　　赤白芍各 9g　　大黄（后下）9g
　　　　桃仁 6g　　　　柴胡 10g　　　　枳壳 6g　　　　甘草 6g
处方三：藿香 10g　　　紫苏 9g　　　　半夏 15g　　　　青陈皮各 6g
　　　　丁香 6g　　　　厚朴 6g　　　　郁金 6g　　　　旋覆花（包煎）9g

中药饮片调剂操作要求

项目及分值	操作要求
审查处方（30分）	上面三个处方，其中两个为不合格有问题处方，并且每个处方内有两处问题，内容包括十八反，十九畏及毒剧药物用量等。要求参试者找出问题所在，并说出问题类型
调配（40分）	合格处方调配三付，内容涉及脚注（特殊煎法）1个。并开内容 1 个 （1）对戥（5分） （2）使用戥称的手法方法（10分） （3）调剂操作 ①药物逐一放置（10分） ②分量误差应在 ±5% 以内（10分） ③特殊煎法按要求（5分）
复核（10分）	按顺序药名对药材，或药材对药名
包药（10分）	注意另包
发药（10分）	交待特殊煎法及注意事项

中药饮片调剂操作评分标准

项目分值	操作要求	得分
审查处方（30分）	两个问题处方内共 4 个要点，平均每个 7.5 分； 完全正确即找出问题并说出原因每个得满分 7.5 分； 只找出问题，说不出原因每个扣 2.5 分，得 5 分； 找不出问题每个扣 7.5 分，得 0 分	
调配（40分）	（1）对戥准确无误得 5 分 （2）使用戥称的手法方法，满分 10 分　　左手手法 5 分 　　　　　　　　　　　　　　　　　　右手手法 5 分 （3）调剂操作，满分 25 分 药物放置位置，逐一摆放，满分 10 分 分量误差，误差≤5%10 分；10%≤误差 >5% 得 5 分；误差 >10% 不得分 看懂脚注（另包药物另放），满 5 分，否则全扣	
复核（10分）	满分 10 分，酌扣	
包药（10分）	另包位置不正确扣 3 分	
发药（10分）	交待特殊煎法及注意事项。少交待 1 项扣 5 分	
总分（100分）		

实训 12　汤剂煎煮实训操作

一、实训目的

1. 通过对汤剂的煎煮操作,掌握中药煎煮的操作要点。
2. 能够正确的选择煎煮器具。
3. 能够根据汤剂处方中药材的性质,选择正确的煎煮方法

二、实训用品

砂锅、铁锅、铜锅、铝锅、可调节煤气炉、纱布等。

三、实训材料

中药材及饮片:大黄、附子、生石膏、鳖甲、自然铜、番泻叶、丝瓜络、灶心土、金钱草、姜汁、白茅根汁、竹沥、西洋参、牛黄粉、阿胶、薄荷、藿香、木香、三七粉。

四、实训内容

1. 正确识别特殊药材的入药方法　根据上述中药材及中药饮片的特点,选择正确的入药方法。

入药方法	中药材及中药饮片
先煎	
后下	
包煎	
另煎	
烊化	
生汁兑入	
合药冲服	

2. 根据中药材及中药饮片的特点,选择正确的浸泡时间。以花、叶、茎为主的药材可浸泡 20~30 分钟,以种子、果实为主的药材,可适当延长浸泡时间,为一小时左右。

花、叶、茎类的中药材及中药饮片	种子、果实类的药材材及中药饮片
浸泡时间:　时　分~　时　分	浸泡时间:　时　分~　时　分

3. 分析处方,根据所提供处方,正确完成该处方的煎煮过程。

235

处方一:

×××中医院门诊处方

费别:公费　自费　　　　　　　　　　　　　　　　　　　　　　　　NO.00001

科室:儿科　　　　　　　　　　　　　　　　　　　　　××××年××月××日

姓名	××	性别	女	年龄	4 岁
		门诊病历号		××××××	
单位或家庭住址					
临床诊断及症状		风热咳嗽			

RP:

钩藤 8g	天竺黄 8g	龙利叶 6g	防风 6g	蝉蜕 4g	紫苑 6g
荆芥 6g	浙贝母 6g	甘草 3g	薄荷 3g		
			叁剂　水煎服		

医师			药品金额及收讫章		
审核		调配		核对		发药	

处方二:

×××中医院门诊处方

费别:公费　自费　　　　　　　　　　　　　　　　　　　　　　　　NO.00002

科室:内科　　　　　　　　　　　　　　　　　　　　　××××年××月××日

姓名	××	性别	男	年龄	29
		门诊病历号		××××××	
单位或家庭住址					
临床诊断及症状		脑力疲劳,轻微神经衰弱			

RP:

熟地黄 20g	制何首乌 20g	山药 20g	牛骨髓 20g	桑椹子 10g	茯神 10g
枸杞子 10g	炙远志 15g	鹿角胶 10g	菟丝子 10g		
			肆剂　水煎服		

医师			药品金额及收讫章		
审核		调配		核对		发药	

处方三：

×××中医院门诊处方

费别:公费　自费　　　　　　　　　　　　　　　　　　　　　NO.00002

科室:内科　　　　　　　　　　　　　　　　　　　　×××× 年 ×× 月 ×× 日

姓名	××	性别	男	年龄	55
		门诊病历号		××××××	
单位或家庭住址					
临床诊断及症状		高血压			

RP:

石决明 30g　生牡蛎 30g　　白芍 15g　　牛膝 15g　　钩藤 12g

莲子心 3g　莲须 10g

伍剂　水煎服

医师			药品金额及收讫章		
审核		调配	核对	发药	.

五、实训考核

汤剂煎煮操作考评标准

班别:　　　　　　　　　　姓名:　　　　　　　　学号:

考核环节	考核内容和要求	配分	得分
人员要求	1. 着装要求;2.手部清洗。	5	
选择正确煎煮器具	能够正确选择砂锅。	5	
选择正确的入药方法	能够根据中药材及中药饮片的特点,选择正确的入药方法,每错一味中药材,扣5分。扣完30分为止。	30	
选择正确的浸泡时间	以花、叶、茎为主的药材可浸泡 20~30 分钟,以种子、果实为主的药材,可适当延长浸泡时间,为一小时左右。每错一味中药材,扣5分。扣完30分为止。	30	
选择控制煎煮火候	未沸前用武火煮沸,沸后用文火保持微沸状态。	25	
卫生清理	能正确的完成清场清洁工作。	5	

参 考 文 献

1. 王新杰.实用药品调剂技术.郑州:郑州大学出版社,2010
2. 韦超.药品调剂技术.北京:中国医药科技出版社,2009
3. 高荣哲.中药调剂与制剂技术.北京:人民卫生出版社,2008
4. 李大魁,张石革.药学综合知识与技能.北京:中国医药科技出版社,2014
5. 高宏.药剂学.北京:人民卫生出版社,2010
6. 佘鲁林.药师岗位辅导教程.北京:中国医药科技出版社,2014
7. 徐德生.中药学综合知识与技能.北京:中国医药科技出版社,2014
8. 杨世民.药事管理与法规.北京:中国医药科技出版社,2014
9. 吴永佩,焦雅辉.临床静脉用药调配与使用指南.北京:人民卫生出版社,2010
10. 徐叔云.临床药理学.北京:人民卫生出版社,1999
11. 张庆.药理学与药物治疗学基础.北京:人民卫生出版社,2008
12. 李端.药理学.第6版.北京:人民卫生出版社,2007
13. 寇建民.药事管理学.第2版.北京:人民卫生出版社,2010
14. 陈文彬,潘祥林,康熙雄,等.诊断学.第7版.北京:人民卫生出版社,2008
15. 彭丽红.医院药学概要.北京:人民卫生出版社,2013
16. 龚千锋.中药炮制学.第2版.北京:中国医药科技出版社,2008
17. 李冀.方剂学.北京:高等教育出版社,2010
18. 张兆旺.中药药剂学.北京:中国中医药出版社,2010
19. 黄兆胜.中药学.北京:人民卫生出版社,2008
20. 孙师家.药品销售技术.北京:中国中医药出版社,2005
21. 卫 超.药品调剂技术.北京:中国医药科技出版社,2009
22. 谭德福.中药调剂学.北京:中国中医药出版社,2011
23. 陈新谦,金有豫,汤光.新编药物学.第17版.北京:人民卫生出版社,2011
24. 国家药典委员会.中华人民共和国药典(2015版一部).北京:中国医药科技出版社,2015

目标检测参考答案

第一章 绪论

一、单项选择题

1. C 2. A 3. C 4. B 5. D

二、是非判断题

1. √ 2. × 3. × 4. × 5. ×

第二章 药房概述

一、单项选择题

1. A 2. D 3. A 4. C 5. D

二、是非判断题

1. × 2. √ 3. √ 4. × 5. × 6. × 7. √ 8. √ 9. √ 10. ×

11. √ 12. √ 13. √ 14. × 15. √

第三章 处方的管理应用

一、单项选择题

1. C 2. A 3. D 4. D 5. C 6. C 7. B 8. A 9. C 10. A

11. B 12. A 13. D 14. D 15. D

二、是非判断题

1. √ 2. √ 3. √ 4. √ 5. √

第四章 药品剂量与用法

一、单项选择题

1. C 2. D 3. A 4. B 5. C 6. A 7. C 8. A 9. B 10. D

二、是非判断题

1. √ 2. √ 3. × 4. √ 5. ×

第五章 化学药品与中成药的合理应用

一、单项选择题

1. A 2. C 3. B 4. D 5. D 6. A 7. C 8. D 9. B 10. B

11. D 12. B 13. C 14. B 15. A

二、是非判断题

1. √ 2. × 3. √ 4. √ 5. √

第六章 化学药品与中成药的调剂

一、单项选择题

1. A 2. B 3. C 4. D 5. D 6. C 7. B 8. B

二、是非判断题

1. ×   2. ×   3. √

第七章 特殊药品的调剂使用

一、单项选择题

1. D   2. D   3. D   4. B   5. D   6. A   7. A

二、是非判断题

1. ×   2. √   3. ×   4. ×   5. ×

第八章 常用非处方药的使用指导

一、单项选择题

1. C	2. B	3. D	4. A	5. B	6. C	7. D	8. C	9. C	10. D
11. B	12. D	13. C	14. B	15. C	16. D	17. C	18. B	19. D	20. D
21. A	22. D	23. D	24. D	25. B					

二、是非判断题

1. ×   2. √   3. ×   4. ×   5. ×

第九章 中药调制的相关基础知识

一、单项选择题

1. A	2. B	3. A	4. B	5. B	6. A	7. B	8. C	9. D	10. B
11. C	12. A	13. A	14. C	15. C	16. A	17. B	18. B	19. D	20. B
21. A	22. C	23. C	24. D	25. B	26. D	27. C	28. A	29. A	30. A

二、是非判断题

1. √   2. √   3. √   4. √   5. ×

第十章 中药的合理应用

一、单项选择题

1. A	2. A	3. B	4. C	5. B	6. B	7. C	8. A	9. D	10. B
11. D	12. A	13. D	14. D						

二、是非判断题

1. √   2. √   3. ×

第十一章 中药饮片调剂

一、单项选择题

1. C	2. C	3. D	4. B	5. C	6. D	7. A	8. C	9. B	10. D
11. B	12. A	13. C	14. B	15. C					

二、是非判断题

1. ×   2. ×   3. √   4. ×   5. ×

第十二章 中药煎煮技术

一、单项选择题

1. B   2. B   3. D   4. D   5. A   6. A   7. A   8. C

二、是非判断题

1. √   2. √   3. √   4. √   5. ×   6. ×   7. √

附 录

附录1 医疗用毒性药品管理办法

第一条 为加强医疗用毒性药品的管理,防止中毒或死亡事故的发生,根据《中华人民共和国药品管理法》的规定,制定本办法。

第二条 医疗用毒性药品(以下简称毒性药品),系指毒性剧烈、治疗剂量与中毒剂量相近,使用不当会致人中毒或死亡的药品。毒性药品的管理品种,由卫生部会同国家医药管理局、国家中医药管理局规定。

第三条 毒性药品年度生产、收购、供应和配制计划,由省、自治区、直辖市医药管理部门根据医疗需要制定,经省、自治区、直辖市卫生行政部门审核后,由医药管理部门下达给指定的毒性药品生产、收购、供应单位,并抄报卫生部、国家医药管理局和国家中医药管理局。生产单位不得擅自改变生产计划,自行销售。

第四条 药厂必须由医药专业人员负责生产、配制和质量检验,并建立严格的管理制度,严防与其他药品混杂。每次配料,必须经2人以上复核无误,并详细记录每次生产所用原料和成品数,经手人要签字备查。所有工具、容器要处理干净,以防污染其他药品。标示量要准确无误,包装容器要有毒药标志。

第五条 毒性药品的收购、经营,由各级医药管理部门指定的药品经营单位负责;配方用药由国营药店、医疗单位负责。其他任何单位或者个人均不得从事毒性药品的收购、经营和配方业务。

第六条 收购、经营、加工、使用毒性药品的单位必须建立健全保管、验收、领发、核对等制度;严防收假、发错,严禁与其他药品混杂,做到划定仓间或仓位,专柜加锁并由专人保管。毒性药品的包装容器上必须印有毒药标志,在运输毒性药品的过程中,应当采取有效措施,防止发生事故。

第七条 凡加工炮制毒性中药,必须按照《中华人民共和国药典》或者省、自治区、直辖市卫生行政部门制定的《炮制规范》的规定进行。药材符合药用要求的,方可供应、配方和用于中成药生产。

第八条 生产毒性药品及其制剂,必须严格执行生产工艺操作规程,在本单位药品检验人员的监督下准确投料,并建立完整的生产记录,保存五年备查。在生产毒性药品过程中产生的废弃物,必须妥善处理,不得污染环境。

第九条 医疗单位供应和调配毒性药品,凭医生签名的正式处方。国营药店供应和调配毒性药品,凭盖有医生所在的医疗单位公章的正式处方。每次处方剂量不得超过二日极量。调配处方时,必须认真负责,计量准确,按医嘱注明要求,并由配方人员及具有药师以上技术职称的复核人员签名盖章后方可发出。对处方未注明"生用"的毒性中药,应当付炮制品。如发现处方有疑问时,须经原处方医生重新审定后再行调配。处方一次有效,取药后处方保存二年备查。

第十条　科研和教学单位所需的毒性药品,必须持本单位的证明信,经单位所在地县以上卫生行政部门批准后,供应部门方能发售。群众自配民间单、秘、验方需用毒性中药,购买时要持有本单位或者城市街道办事处、乡(镇)人民政府的证明信,供应部门方可发售。每次购用量不得超过 2 日极量。

第十一条　对违反本办法的规定,擅自生产、收购、经营毒性药品的单位或者个人,由县以上卫生行政部门没收其全部毒性药品,并处以警告或按非法所得的 5 至 10 倍罚款。情节严重、致人伤残或死亡,构成犯罪的,由司法机关依法追究其刑事责任。

第十二条　当事人对处罚不服的,可在接到处罚通知之日起 15 日内,向作出处理的机关的上级机关申请复议。但申请复议期间仍应执行原处罚决定。上级机关应在接到申请之日起 10 日内作出答复。对答复不服的,可在接到答复之日起 15 日内,向人民法院起诉。

第十三条　本办法由卫生部负责解释。

第十四条　本办法自发布之日起施行。1964 年 4 月 20 日卫生部、商业部、化工部发布的《管理毒药、限制性剧药暂行规定》,1964 年 12 月 7 日卫生部、商业部发布的《管理毒性中药的暂行办法》,1979 年 6 月 30 日卫生部、国家医药管理总局发布的《医疗用毒药、限制性剧药管理规定》,同时废止。

附:毒性药品管理品种

毒性中药品种

一、毒性中药品种

砒石(红砒、白砒)　砒霜　水银　生马钱子　生川乌　生草乌　生白附子　生附子　生半夏　生南星　生巴豆　斑蝥　青娘虫　红娘虫　生甘遂　生狼毒　生藤黄　生千金子　生天仙子　闹羊花　雪上一枝蒿　红升丹　白降丹　蟾酥　洋金花　红粉　轻粉　雄黄

二、西药毒药品种

西药毒药品种:去乙酰毛花苷丙　洋地黄毒苷　阿托品　氢溴酸后马托品　二氧化二砷　毛果芸香碱　升汞　水杨酸毒扁豆碱　亚砷酸钾　氢溴酸东莨菪碱　士的宁

注:西药毒性药品品种仅指原料药,不包含制剂。西药品种士的宁、阿托品、芸香碱等包括盐类化合物。

附录2　抗菌药物临床应用管理办法

第一章　总　则

第一条　为加强医疗机构抗菌药物临床应用管理,规范抗菌药物临床应用行为,提高抗菌药物临床应用水平,促进临床合理应用抗菌药物,控制细菌耐药,保障医疗质量和医疗安全,根据相关卫生法律法规,制定本办法。

第二条　本办法所称抗菌药物是指治疗细菌、支原体、衣原体、立克次体、螺旋体、真菌

等病原微生物所致感染性疾病病原的药物,不包括治疗结核病、寄生虫病和各种病毒所致感染性疾病的药物以及具有抗菌作用的中药制剂。

第三条　卫生部负责全国医疗机构抗菌药物临床应用的监督管理。

县级以上地方卫生行政部门负责本行政区域内医疗机构抗菌药物临床应用的监督管理。

第四条　本办法适用于各级各类医疗机构抗菌药物临床应用管理工作。

第五条　抗菌药物临床应用应当遵循安全、有效、经济的原则。

第六条　抗菌药物临床应用实行分级管理。根据安全性、疗效、细菌耐药性、价格等因素,将抗菌药物分为三级:非限制使用级、限制使用级与特殊使用级。具体划分标准如下:

(一)非限制使用级抗菌药物是指经长期临床应用证明安全、有效,对细菌耐药性影响较小,价格相对较低的抗菌药物;

(二)限制使用级抗菌药物是指经长期临床应用证明安全、有效,对细菌耐药性影响较大,或者价格相对较高的抗菌药物;

(三)特殊使用级抗菌药物是指具有以下情形之一的抗菌药物:

1. 具有明显或者严重不良反应,不宜随意使用的抗菌药物;

2. 需要严格控制使用,避免细菌过快产生耐药的抗菌药物;

3. 疗效、安全性方面的临床资料较少的抗菌药物;

4. 价格昂贵的抗菌药物。

抗菌药物分级管理目录由各省级卫生行政部门制定,报卫生部备案。

第二章　组织机构和职责

第七条　医疗机构主要负责人是本机构抗菌药物临床应用管理的第一责任人。

第八条　医疗机构应当建立本机构抗菌药物管理工作制度。

第九条　医疗机构应当设立抗菌药物管理工作机构或者配备专(兼)职人员负责本机构的抗菌药物管理工作。

二级以上的医院、妇幼保健院及专科疾病防治机构(以下简称二级以上医院)应当在药事管理与药物治疗学委员会下设立抗菌药物管理工作组。抗菌药物管理工作组由医务、药学、感染性疾病、临床微生物、护理、医院感染管理等部门负责人和具有相关专业高级技术职务任职资格的人员组成,医务、药学等部门共同负责日常管理工作。

其他医疗机构设立抗菌药物管理工作小组或者指定专(兼)职人员,负责具体管理工作。

第十条　医疗机构抗菌药物管理工作机构或者专(兼)职人员的主要职责是:

(一)贯彻执行抗菌药物管理相关的法律、法规、规章,制定本机构抗菌药物管理制度并组织实施;

(二)审议本机构抗菌药物供应目录,制定抗菌药物临床应用相关技术性文件,并组织实施;

(三)对本机构抗菌药物临床应用与细菌耐药情况进行监测,定期分析、评估、上报监测数据并发布相关信息,提出干预和改进措施;

(四)对医务人员进行抗菌药物管理相关法律、法规、规章制度和技术规范培训,组织对患者合理使用抗菌药物的宣传教育。

第十一条　二级以上医院应当设置感染性疾病科,配备感染性疾病专业医师。

感染性疾病科和感染性疾病专业医师负责对本机构各临床科室抗菌药物临床应用进行技术指导,参与抗菌药物临床应用管理工作。

第十二条　二级以上医院应当配备抗菌药物等相关专业的临床药师。

临床药师负责对本机构抗菌药物临床应用提供技术支持,指导患者合理使用抗菌药物,参与抗菌药物临床应用管理工作。

第十三条　二级以上医院应当根据实际需要,建立符合实验室生物安全要求的临床微生物室。

临床微生物室开展微生物培养、分离、鉴定和药物敏感试验等工作,提供病原学诊断和细菌耐药技术支持,参与抗菌药物临床应用管理工作。

第十四条　卫生行政部门和医疗机构加强涉及抗菌药物临床应用管理的相关学科建设,建立专业人才培养和考核制度,充分发挥相关专业技术人员在抗菌药物临床应用管理工作中的作用。

第三章　抗菌药物临床应用管理

第十五条　医疗机构应当严格执行《处方管理办法》、《医疗机构药事管理规定》、《抗菌药物临床应用指导原则》、《国家处方集》等相关规定及技术规范,加强对抗菌药物遴选、采购、处方、调剂、临床应用和药物评价的管理。

第十六条　医疗机构应当按照省级卫生行政部门制定的抗菌药物分级管理目录,制定本机构抗菌药物供应目录,并向核发其《医疗机构执业许可证》的卫生行政部门备案。医疗机构抗菌药物供应目录包括采购抗菌药物的品种、品规。未经备案的抗菌药物品种、品规,医疗机构不得采购。

第十七条　医疗机构应当严格控制本机构抗菌药物供应目录的品种数量。同一通用名称抗菌药物品种,注射剂型和口服剂型各不得超过2种。具有相似或者相同药理学特征的抗菌药物不得重复列入供应目录。

第十八条　医疗机构确因临床工作需要,抗菌药物品种和品规数量超过规定的,应当向核发其《医疗机构执业许可证》的卫生行政部门详细说明原因和理由;说明不充分或者理由不成立的,卫生行政部门不得接受其抗菌药物品种和品规数量的备案。

第十九条　医疗机构应当定期调整抗菌药物供应目录品种结构,并于每次调整后15个工作日内向核发其《医疗机构执业许可证》的卫生行政部门备案。调整周期原则上为2年,最短不得少于1年。

第二十条　医疗机构应当按照国家药品监督管理部门批准并公布的药品通用名称购进抗菌药物,优先选用《国家基本药物目录》、《国家处方集》和《国家基本医疗保险、工伤保险和生育保险药品目录》收录的抗菌药物品种。

基层医疗卫生机构只能选用基本药物(包括各省区市增补品种)中的抗菌药物品种。

第二十一条　医疗机构抗菌药物应当由药学部门统一采购供应,其他科室或者部门不得从事抗菌药物的采购、调剂活动。临床上不得使用非药学部门采购供应的抗菌药物。

第二十二条　因特殊治疗需要,医疗机构需使用本机构抗菌药物供应目录以外抗菌药物的,可以启动临时采购程序。临时采购应当由临床科室提出申请,说明申请购入抗菌药物名称、剂型、规格、数量、使用对象和使用理由,经本机构抗菌药物管理工作组审核同意后,由药学部门临时一次性购入使用。

医疗机构应当严格控制临时采购抗菌药物品种和数量,同一通用名抗菌药物品种启动临时采购程序原则上每年不得超过5例次。如果超过5例次,应当讨论是否列入本机构抗菌药物供应目录。调整后的抗菌药物供应目录总品种数不得增加。

医疗机构应当每半年将抗菌药物临时采购情况向核发其《医疗机构执业许可证》的卫生行政部门备案。

第二十三条　医疗机构应当建立抗菌药物遴选和定期评估制度。

医疗机构遴选和新引进抗菌药物品种,应当由临床科室提交申请报告,经药学部门提出意见后,由抗菌药物管理工作组审议。

抗菌药物管理工作组三分之二以上成员审议同意,并经药事管理与药物治疗学委员会三分之二以上委员审核同意后方可列入采购供应目录。

抗菌药物品种或者品规存在安全隐患、疗效不确定、耐药率高、性价比差或者违规使用等情况的,临床科室、药学部门、抗菌药物管理工作组可以提出清退或者更换意见。清退意见经抗菌药物管理工作组二分之一以上成员同意后执行,并报药事管理与药物治疗学委员会备案;更换意见经药事管理与药物治疗学委员会讨论通过后执行。

清退或者更换的抗菌药物品种或者品规原则上12个月内不得重新进入本机构抗菌药物供应目录。

第二十四条　具有高级专业技术职务任职资格的医师,可授予特殊使用级抗菌药物处方权;具有中级以上专业技术职务任职资格的医师,可授予限制使用级抗菌药物处方权;具有初级专业技术职务任职资格的医师,在乡、民族乡、镇、村的医疗机构独立从事一般执业活动的执业助理医师以及乡村医生,可授予非限制使用级抗菌药物处方权。药师经培训并考核合格后,方可获得抗菌药物调剂资格。

二级以上医院应当定期对医师和药师进行抗菌药物临床应用知识和规范化管理的培训。医师经本机构培训并考核合格后,方可获得相应的处方权。

其他医疗机构依法享有处方权的医师、乡村医生和从事处方调剂工作的药师,由县级以上地方卫生行政部门组织相关培训、考核。经考核合格的,授予相应的抗菌药物处方权或者抗菌药物调剂资格。

第二十五条　抗菌药物临床应用知识和规范化管理培训和考核内容应当包括:

（一）《药品管理法》、《执业医师法》、《抗菌药物临床应用管理办法》、《处方管理办法》、《医疗机构药事管理规定》、《抗菌药物临床应用指导原则》、《国家基本药物处方集》、《国家处方集》和《医院处方点评管理规范（试行）》等相关法律、法规、规章和规范性文件;

（二）抗菌药物临床应用及管理制度;

（三）常用抗菌药物的药理学特点与注意事项;

（四）常见细菌的耐药趋势与控制方法;

（五）抗菌药物不良反应的防治。

第二十六条　医疗机构和医务人员应当严格掌握使用抗菌药物预防感染的指证。预防感染、治疗轻度或者局部感染应当首选非限制使用级抗菌药物;严重感染、免疫功能低下合并感染或者病原菌只对限制使用级抗菌药物敏感时,方可选用限制使用级抗菌药物。

第二十七条　严格控制特殊使用级抗菌药物使用。特殊使用级抗菌药物不得在门诊使用。

临床应用特殊使用级抗菌药物应当严格掌握用药指证,经抗菌药物管理工作组指定的专业技术人员会诊同意后,由具有相应处方权医师开具处方。

特殊使用级抗菌药物会诊人员由具有抗菌药物临床应用经验的感染性疾病科、呼吸科、重症医学科、微生物检验科、药学部门等具有高级专业技术职务任职资格的医师、药师或具有高级专业技术职务任职资格的抗菌药物专业临床药师担任。

第二十八条 因抢救生命垂危的患者等紧急情况,医师可以越级使用抗菌药物。越级使用抗菌药物应当详细记录用药指证,并应当于 24 小时内补办越级使用抗菌药物的必要手续。

第二十九条 医疗机构应当制定并严格控制门诊患者静脉输注使用抗菌药物比例。

村卫生室、诊所和社区卫生服务站使用抗菌药物开展静脉输注活动,应当经县级卫生行政部门核准。

第三十条 医疗机构应当开展抗菌药物临床应用监测工作,分析本机构及临床各专业科室抗菌药物使用情况,评估抗菌药物使用适宜性;对抗菌药物使用趋势进行分析,对抗菌药物不合理使用情况应当及时采取有效干预措施。

第三十一条 医疗机构应当根据临床微生物标本检测结果合理选用抗菌药物。临床微生物标本检测结果未出具前,医疗机构可以根据当地和本机构细菌耐药监测情况经验选用抗菌药物,临床微生物标本检测结果出具后根据检测结果进行相应调整。

第三十二条 医疗机构应当开展细菌耐药监测工作,建立细菌耐药预警机制,并采取下列相应措施:

(一)主要目标细菌耐药率超过 30% 的抗菌药物,应当及时将预警信息通报本机构医务人员;

(二)主要目标细菌耐药率超过 40% 的抗菌药物,应当慎重经验用药;

(三)主要目标细菌耐药率超过 50% 的抗菌药物,应当参照药敏试验结果选用;

(四)主要目标细菌耐药率超过 75% 的抗菌药物,应当暂停针对此目标细菌的临床应用,根据追踪细菌耐药监测结果,再决定是否恢复临床应用。

第三十三条 医疗机构应当建立本机构抗菌药物临床应用情况排名、内部公示和报告制度。

医疗机构应当对临床科室和医务人员抗菌药物使用量、使用率和使用强度等情况进行排名并予以内部公示;对排名后位或者发现严重问题的医师进行批评教育,情况严重的予以通报。

医疗机构应当按照要求对临床科室和医务人员抗菌药物临床应用情况进行汇总,并向核发其《医疗机构执业许可证》的卫生行政部门报告。非限制使用级抗菌药物临床应用情况,每年报告一次;限制使用级和特殊使用级抗菌药物临床应用情况,每半年报告一次。

第三十四条 医疗机构应当充分利用信息化手段促进抗菌药物合理应用。

第三十五条 医疗机构应当对以下抗菌药物临床应用异常情况开展调查,并根据不同情况作出处理:

(一)使用量异常增长的抗菌药物;

(二)半年内使用量始终居于前列的抗菌药物;

(三)经常超适应证、超剂量使用的抗菌药物;

(四)企业违规销售的抗菌药物;

(五)频繁发生严重不良事件的抗菌药物。

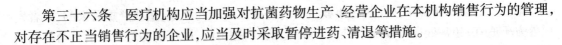

第三十六条　医疗机构应当加强对抗菌药物生产、经营企业在本机构销售行为的管理，对存在不正当销售行为的企业，应当及时采取暂停进药、清退等措施。

第四章　监　督　管　理

第三十七条　县级以上卫生行政部门应当加强对本行政区域内医疗机构抗菌药物临床应用情况的监督检查。

第三十八条　卫生行政部门工作人员依法对医疗机构抗菌药物临床应用情况进行监督检查时，应当出示证件，被检查医疗机构应当予以配合，提供必要的资料，不得拒绝、阻碍和隐瞒。

第三十九条　县级以上地方卫生行政部门应当建立医疗机构抗菌药物临床应用管理评估制度。

第四十条　县级以上地方卫生行政部门应当建立抗菌药物临床应用情况排名、公布和诫勉谈话制度。对本行政区域内医疗机构抗菌药物使用量、使用率和使用强度等情况进行排名，将排名情况向本行政区域内医疗机构公布，并报上级卫生行政部门备案；对发生重大、特大医疗质量安全事件或者存在严重医疗质量安全隐患的各级各类医疗机构的负责人进行诫勉谈话，情况严重的予以通报。

第四十一条　县级卫生行政部门负责对辖区内乡镇卫生院、社区卫生服务中心（站）抗菌药物使用量、使用率等情况进行排名并予以公示。

受县级卫生行政部门委托，乡镇卫生院负责对辖区内村卫生室抗菌药物使用量、使用率等情况进行排名并予以公示，并向县级卫生行政部门报告。

第四十二条　卫生部建立全国抗菌药物临床应用监测网和全国细菌耐药监测网，对全国抗菌药物临床应用和细菌耐药情况进行监测；根据监测情况定期公布抗菌药物临床应用控制指标，开展抗菌药物临床应用质量管理与控制工作。

省级卫生行政部门应当建立本行政区域的抗菌药物临床应用监测网和细菌耐药监测网，对医疗机构抗菌药物临床应用和细菌耐药情况进行监测，开展抗菌药物临床应用质量管理与控制工作。

抗菌药物临床应用和细菌耐药监测技术方案由卫生部另行制定。

第四十三条　卫生行政部门应当将医疗机构抗菌药物临床应用情况纳入医疗机构考核指标体系；将抗菌药物临床应用情况作为医疗机构定级、评审、评价重要指标，考核不合格的，视情况对医疗机构作出降级、降等、评价不合格处理。

第四十四条　医疗机构抗菌药物管理机构应当定期组织相关专业技术人员对抗菌药物处方、医嘱实施点评，并将点评结果作为医师定期考核、临床科室和医务人员绩效考核依据。

第四十五条　医疗机构应当对出现抗菌药物超常处方3次以上且无正当理由的医师提出警告，限制其特殊使用级和限制使用级抗菌药物处方权。

第四十六条　医师出现下列情形之一的，医疗机构应当取消其处方权：

（一）抗菌药物考核不合格的；

（二）限制处方权后，仍出现超常处方且无正当理由的；

（三）未按照规定开具抗菌药物处方，造成严重后果的；

（四）未按照规定使用抗菌药物，造成严重后果的；

（五）开具抗菌药物处方牟取不正当利益的。

第四十七条　药师未按照规定审核抗菌药物处方与用药医嘱,造成严重后果的,或者发现处方不适宜、超常处方等情况未进行干预且无正当理由的,医疗机构应当取消其药物调剂资格。

第四十八条　医师处方权和药师药物调剂资格取消后,在六个月内不得恢复其处方权和药物调剂资格。

第五章　法　律　责　任

第四十九条　医疗机构有下列情形之一的,由县级以上卫生行政部门责令限期改正;逾期不改的,进行通报批评,并给予警告;造成严重后果的,对负有责任的主管人员和其他直接责任人员,给予处分:

(一)未建立抗菌药物管理组织机构或者未指定专(兼)职技术人员负责具体管理工作的;

(二)未建立抗菌药物管理规章制度的;

(三)抗菌药物临床应用管理混乱的;

(四)未按照本办法规定执行抗菌药物分级管理、医师抗菌药物处方权限管理、药师抗菌药物调剂资格管理或者未配备相关专业技术人员的;

(五)其他违反本办法规定行为的。

第五十条　医疗机构有下列情形之一的,由县级以上卫生行政部门责令限期改正,给予警告,并可根据情节轻重处以三万元以下罚款;对负有责任的主管人员和其他直接责任人员,可根据情节给予处分:

(一)使用未取得抗菌药物处方权的医师或者使用被取消抗菌药物处方权的医师开具抗菌药物处方的;

(二)未对抗菌药物处方、医嘱实施适宜性审核,情节严重的;

(三)非药学部门从事抗菌药物购销、调剂活动的;

(四)将抗菌药物购销、临床应用情况与个人或者科室经济利益挂钩的;

(五)在抗菌药物购销、临床应用中牟取不正当利益的。

第五十一条　医疗机构的负责人、药品采购人员、医师等有关人员索取、收受药品生产企业、药品经营企业或者其代理人给予的财物或者通过开具抗菌药物牟取不正当利益的,由县级以上地方卫生行政部门依据国家有关法律法规进行处理。

第五十二条　医师有下列情形之一的,由县级以上卫生行政部门按照《执业医师法》第三十七条的有关规定,给予警告或者责令暂停六个月以上一年以下执业活动;情节严重的,吊销其执业证书;构成犯罪的,依法追究刑事责任:

(一)未按照本办法规定开具抗菌药物处方,造成严重后果的;

(二)使用未经国家药品监督管理部门批准的抗菌药物的;

(三)使用本机构抗菌药物供应目录以外的品种、品规,造成严重后果的;

(四)违反本办法其他规定,造成严重后果的。

乡村医生有前款规定情形之一的,由县级卫生行政部门按照《乡村医师从业管理条例》第三十八条有关规定处理。

第五十三条　药师有下列情形之一的,由县级以上卫生行政部门责令限期改正,给予警告;构成犯罪的,依法追究刑事责任:

（一）未按照规定审核、调剂抗菌药物处方，情节严重的；

（二）未按照规定私自增加抗菌药物品种或者品规的；

（三）违反本办法其他规定的。

第五十四条　未经县级卫生行政部门核准，村卫生室、诊所、社区卫生服务站擅自使用抗菌药物开展静脉输注活动的，由县级以上地方卫生行政部门责令限期改正，给予警告；逾期不改的，可根据情节轻重处以一万元以下罚款。

第五十五条　县级以上地方卫生行政部门未按照本办法规定履行监管职责，造成严重后果的，对直接负责的主管人员和其他直接责任人员依法给予记大过、降级、撤职、开除等行政处分。

第五十六条　医疗机构及其医务人员违反《药品管理法》的，依照《药品管理法》的有关规定处理。

第六章　附　则

第五十七条　国家中医药管理部门在职责范围内负责中医医疗机构抗菌药物临床应用的监督管理。

第五十八条　各省级卫生行政部门应当于本办法发布之日起 3 个月内，制定本行政区域抗菌药物分级管理目录。

第五十九条　本办法自 2012 年 8 月 1 日起施行。

药品调剂技术教学大纲

（供药剂专业用）

一、课程性质

药品调剂技术是中等卫生职业教育药剂专业的一门重要的专业（技能）方向课程。本课程的主要内容是介绍社会药房、医院药房的基本结构与工作规程、处方的管理应用、药品包装与说明书的使用、药品的剂量及用法、药物配伍及处方应对常规、中药调剂技术基础知识、中药的煎煮技术、特殊药品的调剂使用、常见非处方药的使用指导和药品的合理应用等操作技能，由理论模块和实践模块组成。是培养中职药剂专业学生成为药品调剂技能型专门人才的必要环节，其目的是在于培养学生熟练完成药品调剂工作的各项任务；熟悉医院药房、药库药品的常用剂型和摆放以及药品调剂的程序、注意事项；掌握相应操作技能和必备知识。本课程的任务是通过理论教学和实践教学使学生学会临床调剂活动的职业技能，培养学生认真学习，工作细心，处事严谨灵活的作风，培养学生脚踏实地，实事求是，爱岗敬业的职业操守。提高学生的综合素质、增强对职业变化的适应力。本课程的先修课程包括中医药基础、药理学基础、药事法规、临床医学概要、药理学，同步课程是药品储存与养护技术、药店零售与服务。为顶岗实习和日后继续深造学习的基础。

二、课程目标

通过本课程的学习，要求学生能够达到下列要求：

（一）职业素养目标

1. 具有从事临床调剂活动的职业技能，培养学生的动手能力。

2. 具有正确分析处方的能力，以确保用药安全有效，培养学生认真负责的工作作风。

3. 具有针对处方要求进行调配的能力，培养学生的解决实际问题的能力。

4. 具有正确分析顾客病因，具备合理推荐非处方药的能力，培养学生的应对能力。

（二）专业知识和技能目标

1. 掌握处方常用术语、处方类别、处方应付常规、配伍禁忌、处方的应用及处方的管理制度。

2. 掌握药品包装辨别与说明书的使用、常见非处方药的使用指导和药物在临床应用的注意事项。

3. 掌握药品的剂量及用法、药物配伍及处方应对常规和药品的合理应用。

4. 掌握中药的煎煮技术、医院药物制剂的方法、中药饮片调配的基本知识和药品调剂操作。

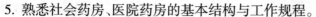

5. 熟悉社会药房、医院药房的基本结构与工作规程。

6. 熟悉医院药房、药库药品的常用剂型和摆放以及药品调剂的程序、注意事项。

7. 了解社会药房、医院药房的相关法律法规。

三、教学时间分配

教学内容	学时数		
	理论学时	实践学时	合计学时
总论			
一、绪论	2		2
二、药房概述	6	6	12
三、处方的管理应用	3	2	5
四、药品剂量与用法	4	6	10
上篇 西药房调剂			
五、化学药品与中成药的合理应用	4	4	8
六、化学药品及中成药的调剂	2	2	4
七、特殊药品的调剂使用	2	2	4
八、常用非处方药的使用指导	12	4	16
下篇 中药房调剂			
九、中药调剂的相关基础知识	12	8	20
十、中药的合理应用	4	4	8
十一、中药饮片的调剂	5	8	13
十二、中药煎煮技术	2	4	6
合计	58	50	108

四、教学内容和要求

单元	教学内容和要求	教学要求	教学活动参考	参考学时	
				理论	实践
总论					
一、绪论	（一）药品调剂的概念、内容与药品常见剂型 （二）药品调剂技术性质、任务和特点 （三）药品调剂的起源与发展	掌握 熟悉 了解	理论讲授 情境教学	2	
二、药房概述	（一）社会药房（店） 1. 社会药房（店）的基本布局和设施 2. 社会药房（店）的基本组织与特点 3. 社会药房（店）的类型 4. 社会药房（店）的中药斗谱排列方法 5. 社会药房（店）的调剂	熟悉 熟悉 熟悉 掌握 了解	理论讲授 情境教学 教学录像 教学见习 社会调研	6	

单元	教学内容和要求	教学要求	教学活动参考	参考学时	
				理论	实践
二、药房概述	(二)医院药房				
	1. 医院药房的性质与任务	熟悉			
	2. 医院药房的基本布局和设施	熟悉			
	3. 医院药房的岗位与工作规程	熟悉			
	4. 医院药房中药斗谱排列方法	掌握			
	(三)药房中药品调剂的有关规定				
	1. 医院临床合理用药的管理办法	了解			
	2. 药品包装的管理规定	了解			
	3. 药品标签的管理规定	了解			
	4. 药品说明书的管理	了解			
	(四)药品调剂前的有关工作				
	1. 药品请领	了解			
	2. 药品核对	了解			
	3. 药品入库	了解			
	4. 药品摆放	了解			
	实训 2-1:社会药房的布置、药品的分类与定位摆设	熟练	技能实践		6
	实训 2-2:药品包装识别和解说药品说明书	学会			
三、处方的管理应用	(一)处方的概述		理论讲授	3	
	1. 处方的概念与类别	掌握	情境教学		
	2. 医师处方	熟悉	教学录像		
	3. 处方的书写与监管保存	熟悉	社会调研		
	(二)差错处方的防范与处理				
	1. 处方差错的原因	了解			
	2. 差错处方防范措施	了解			
	3. 差错处方的处理方法	了解			
	实训 3:处方的读识练习	学会	技能实践		2
四、药品剂量与用法	(一)药品的使用剂量		理论讲授	4	
	1. 药品和用法用量的管理规定	熟悉	情境教学		
	2. 药品的用量	掌握	教学录像		
	3. 中药的用量	熟悉	教学见习		
	4. 药品用量的计算方法	掌握	社会调研		
	(二)药品的给药途径				
	1. 外用给药	熟悉			
	2. 口服给药	熟悉			
	3. 舌下给药	熟悉			
	4. 吸入给药	熟悉			
	5. 注射给药	熟悉			
	6. 直肠给药	熟悉			
	7. 黏膜给药	熟悉			

单元	教学内容和要求	教学要求	教学活动参考	参考学时 理论	参考学时 实践
四、药品剂量与用法	（三）药物的使用方法 1. 中药汤剂的用药方法 2. 中成药的用药方法 3. 化学药品的用药方法 （四）调剂的计量工具 1. 中药计量工具的类别 2. 中药计量工具的使用方法	掌握 熟悉 熟悉 了解 熟悉			
	实训4-1：中药的计量工具戥秤的使用练习 实训4-2：中药的计量工具天平的使用技术	熟练 熟练	技能实践		6
上篇　西药房调剂					
五、化学药品及中成药的合理应用	（一）药品作用 1. 药品作用的特点 2. 不合理用药现象和危害 （二）合理用药 1. 合理用药基本原则 2. 化学药品合理联合应用 3. 中成药的合理应用 （三）个体化给药 1. 不同机体的用药区别 2. 特殊人群用药区别 3. 临床药物监测 （四）药物的配伍变化 1. 药物配伍注意事项 2. 常见药物配伍禁忌	了解 熟悉 熟悉 掌握 掌握 熟悉 熟悉 了解 掌握 掌握	理论讲授 情境教学 教学录像 社会调研	4	
	实训5-1：临床不合理用药案例分析 实训5-2：药物配伍禁忌案例分析	了解 学会	技能实训		4
六、化学药品与中成药的调剂	（一）化学药品与中成药处方的调配 1. 审方与计价 2. 调配操作 3. 复核与发药 （二）化学药品与中成药的调配要点 1. 化学药品调配注意要点 2. 中成药调配注意要点	掌握 掌握 掌握 熟悉 熟悉	理论讲授 情境教学 教学录像 社会调研	2	
	实训6：化学药、中成药处方的调配	熟练	技能实践		2
七、特殊药品的调剂使用	（一）麻醉药品、第一类精神药品的调剂使用 1. 麻醉药品、第一类精神药品的调配 2. 麻醉药品、第一类精神药品的管理规定 （二）第二类精神药品的调剂使用 1. 第二类精神药品的调配 2. 第二类精神药品的管理规定	掌握 熟悉 掌握 熟悉	理论讲授 情境教学 教学录像 社会调研	2	
	实训7：特殊药品的调剂练习	熟练	技能实践		2

单元	教学内容和要求	教学要求	教学活动参考	参考学时	
				理论	实践
八、常用非处方药的使用指导	（一）非处方药的概述		理论讲授 情境教学 教学录像 社会调研	12	
	1. 非处方药的概念	熟悉			
	2. 非处方药的特点	熟悉			
	3. 非处方药的管理规定	了解			
	（二）常用非处方药的使用				
	1. 感冒用药	掌握			
	2. 咳嗽用药	掌握			
	3. 中暑用药	掌握			
	4. 消化不良用药	掌握			
	5. 胃痛用药	掌握			
	6. 泄泻用药	掌握			
	7. 便秘用药	掌握			
	8. 实火证用药	掌握			
	9. 头痛用药	掌握			
	10. 失眠用药	掌握			
	11. 眩晕用药	掌握			
	12. 外用药	掌握			
	13. 妇科用药	掌握			
	14. 儿科用药	掌握			
	15. 五官科用药	掌握			
	16. 骨伤科用药	掌握			
	17. 皮肤科用药	掌握			
	实训 8-1：问病给药（一）	学会	技能实践		4
	实训 8-2：问病给药（二）	熟练			
下篇　中药房调剂					
九、中药调剂的相关基础知识	（一）外形相似中药饮片的识别		理论讲授 情境教学 教学录像 社会调研	12	
	1. 根及根茎类中药	掌握			
	2. 茎（藤）木类中药	掌握			
	3. 皮类中药	掌握			
	4. 叶类中药	掌握			
	5. 花类中药	掌握			
	6. 果实及种子类中药	掌握			
	7. 全草类中药	掌握			
	8. 藻菌类和地衣类中药	掌握			
	9. 树脂类中药	掌握			
	10. 动物类中药	掌握			
	11. 矿物类中药	掌握			
	（二）中药的贮存与养护				
	1. 中药变异的内在因素	了解			
	2. 中药变异的外界因素	了解			
	3. 药房常用养护方法	熟悉			

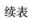

续表

单元	教学内容和要求	教学要求	教学活动参考	参考学时 理论	参考学时 实践
九、中药调剂的相关基础知识	(三)中药炮制 1. 中药炮制的目的 2. 中药炮制的常用辅料 3. 中药炮制的常用方法 (四)毒性中药的炮制方法	熟悉 熟悉 熟悉 熟悉			
	实训9-1:中药识别 实训9-2:中药真伪识别 实训9-3:清炒法 实训9-4:加固体辅料炒	熟练 学会 学会 熟练	技能实践		8
十、中药的合理应用	(一)中药配伍 1. 配伍形式 2. 组方原则 (二)中药处方常用术语 1. 中药处方通用名称 2. 中药处方应付常规 3. 中药处方脚注 (三)临床常用药的用药禁忌 1. 配伍禁忌 2. 妊娠用药禁忌 3. 饮食禁忌 4. 病症禁忌	掌握 掌握 熟悉 熟悉 熟悉 掌握 掌握 掌握 掌握	理论讲授 情境教学 教学录像 社会调研	4	
	实训10-1:中药处方应付 实训10-2:中药处方审方练习	学会 熟练	技能实践		4
十一、中药饮片的调剂	(一)中药饮片调剂的条件及要求 1. 中药饮片调剂室的条件与要求 2. 从事中药饮片调剂人员的条件与要求 3. 中药调剂人员的职业道德要求 (二)中药饮片的调剂程序 1. 准备 2. 审方 3. 计价 4. 调配 5. 复核 6. 包装 7. 发药 8. 清场 (三)毒性中药的调剂管理 1. 毒性中药品种 2. 医疗用毒性中药的调剂 3. 毒性中药的管理规定 (四)贵重中药的调剂管理 1. 贵重中药的划分和调剂 2. 贵重中药的调剂	了解 了解 熟悉 掌握 掌握 掌握 掌握 掌握 掌握 掌握 掌握 熟悉 掌握 熟悉 熟悉 掌握	理论讲授 情境教学 教学录像 社会调研	5	

续表

单元	教学内容和要求	教学要求	教学活动参考	参考学时 理论	参考学时 实践
十一、中药饮片的调剂	3. 贵重中药的功能主治及经典方剂举例 4. 贵重中药的调剂管理 （五）消耗中药的统计报销 1. 报损性消耗中药的统计报销 2. 使用性消耗中药的统计报销	熟悉 熟悉 了解 了解			
	实训11-1：中药包药捆扎 实训11-2：中药饮片调配操作	熟练 学会	技能实践		8
十二、中药煎煮技术	（一）中药煎煮的基本条件 （二）中药煎煮技术 1. 中药煎煮的概念 2. 中药煎煮的有关事项 （三）中药煎煮的误区	了解 熟悉 掌握 掌握	理论讲授 情境教学 教学录像 社会调研	2	
	实训12：汤剂煎煮实训操作	学会	技能实践		4

五、说明

（一）教学安排

本教学大纲主要供中等卫生职业教育药剂专业教学使用，第四学期开设，总学时为108学时，其中理论教学58学时，实践教学50学时。学分为6学分。各学校可根据各自的专业培养目标及学校教学实训条件自行调整学时。

（二）教学要求

1. 本课程对理论部分教学要求分为掌握、熟悉、了解三个层次。掌握：指对基本知识、基本理论有较深刻的认识，并能综合、灵活地运用所学的知识解决实际问题；熟悉：指能够领会概念、原理的基本含义，解释护理现象；了解：指对基本知识、基本理论能有一定的认识，能够记忆所学的知识要点。

2. 本课程重点突出以岗位胜任力为导向的教学理念，在实践技能方面分为熟练掌握和学会两个层次。熟练掌握：指能独立、规范地解决药品调配过程中的所遇问题，完成药品调配操作。学会：指在教师的指导下能初步实施药品调配工作。

（三）教学建议

1. 本课程依据药品调配岗位的工作任务、职业能力要求，强化理论实践一体化，突出"做中学、做中教"的职业教育特色，根据培养目标、教学内容和学生的学习特点以及职业资格考核要求，提倡项目教学、案例教学、任务教学、角色扮演、情境教学等方法，利用校内外实训基地，将学生的自主学习、合作学习与教师引导教学等教学组织形式有机结合。

2. 教学过程中，可通过测验、观察记录、技能考核和理论考试等多种形式对学生的职业素养、专业知识和技能进行综合考评。应体现评价主体的多元化，评价过程的多元化，评价方式的多元化。评价内容不仅关注学生对知识的理解和技能的掌握，更要关注知识在药品调配实践中运用与解决实际问题的能力水平，重视药品调配职业素质的形成。

（区门秀）

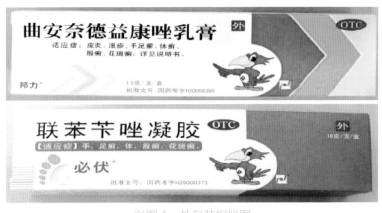

彩图 1　外包装相似图

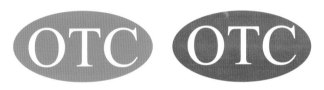

彩图 2　乙类非处方药与甲类非处方药标识

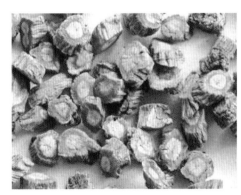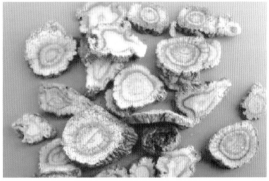

彩图 3　左图为防风　右图为前胡

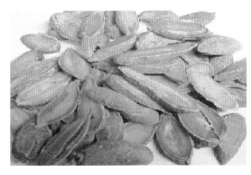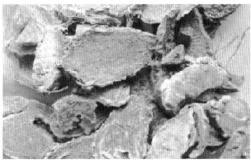

彩图 4　左图为郁金　右图为莪术

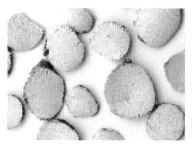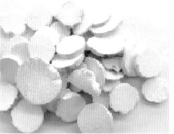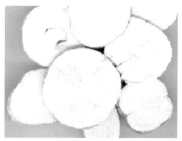

彩图 5　左图为三棱　中图为山药　右图为天花粉

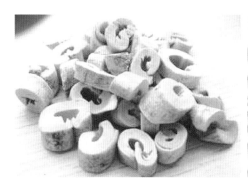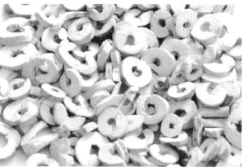

彩图 6　左图为牡丹皮　右图为白鲜皮

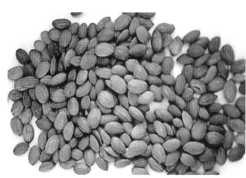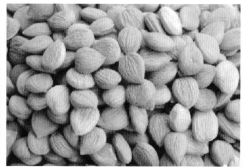

彩图 7　左图为桃仁　右图为苦杏仁

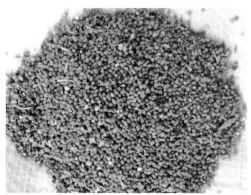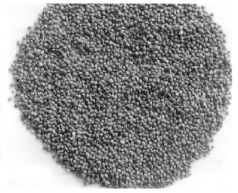

彩图 8　左图为菟丝子　右图为紫苏子

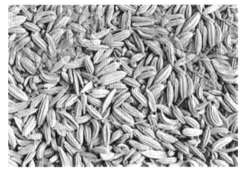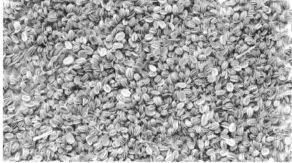

彩图 9　左图为小茴香　右图为蛇床子

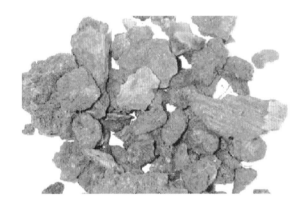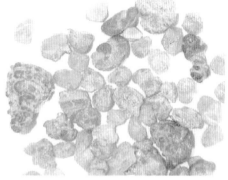

彩图 10　左图为制没药　右图为制乳香